てい鍼テクニック
― 船水隆広の

新刊

著者：船水隆広　定価：3,600円+税
192ページ　オールカラー

臨床を重ねて編み出した鍉鍼術の メソッドとテクニックを完全公開

　船水氏が実践する「TST－Takahiro Style Technique
－」は、思考やイメージ力を重視して考案された、低刺激で
安全な治療法である。TSTのそれぞれのテクニックにはイマ
ジネーションを掻き立てられるオリジナルなネーミングがされて
おり、鍉鍼1本で行える多彩な技を、初学者でも習得しやすい
工夫がされている。本書では、鍉鍼を使って患者に気を注ぎ、
気を流す繊細な技術を豊富な写真とイラストで解説。各テク
ニックの組み合わせによる、こころの病や美容への活用例も
掲載しており、実践的な内容となっている。

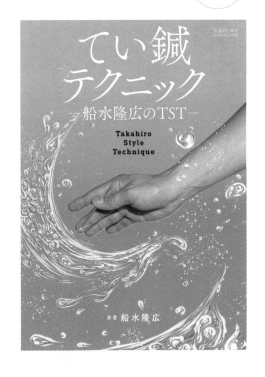

てい鍼
テクニック
―船水隆広のTST―

Takahiro
Style
Technique

著者 船水隆広

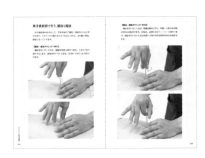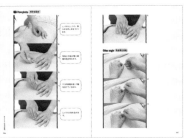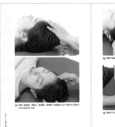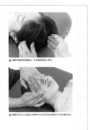

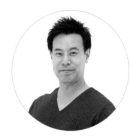

船水隆広

学校法人呉竹学園臨床教育センターManager。はり師・きゅう
師・あん摩マッサージ指圧師として20年の臨床経験をもち、欧米
やアジア各国など国内外で鍼灸の指導にあたっている。ストレス
ケア、こころの病気に対する経絡治療と、鍉鍼術が専門分野。
心身健康科学修士、経絡治療学会評議員、日本伝統鍼灸学
会理事、日本更年期と加齢のヘルスケア学会幹事、多文化間
精神医学会会員、（一社）こころ鍼灸協会理事。

目次

医道の日本社　フリーダイヤル 0120-2161-02　Tel.046-865-2161　ご注文FAX.046-865-2707
1回のご注文 1万円（税込）以上で梱包送料無料〈1万円未満：梱包送料880円（税込）〉

MONTHLY SNAPSHOT
今月のスナップショット

緊急企画

新型コロナウイルス
感染症と鍼灸治療

新型コロナウイルス感染症（COVID-19）に鍼灸は介入できるのか。中国鍼灸学会が2020年3月2日にガイドラインを発表。編集部訳を掲載した（→p.82）

巻頭企画

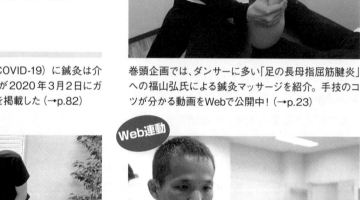

巻頭企画では、ダンサーに多い「足の長母指屈筋腱炎」への福山弘氏による鍼灸マッサージを紹介。手技のコツが分かる動画をWebで公開中！（→p.23）

特集

特集は「多様なダンサーへの鍼灸マッサージ」。ダンサーとしての豊富な経験を持つ岩井隆浩氏よる、ダンサーへのかかわり方と治療も掲載。写真は股関節周囲への肘圧（→p.56）

Web連動

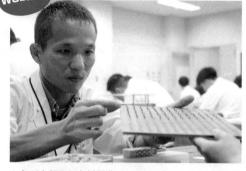

お灸が大好きな木村辰典氏によるお灸のコラムが、医道の日本.comのマガジンページ先行で4月にスタート。7月号まで本誌にも掲載。自宅施灸のすすめも。（→p148）

プレゼント

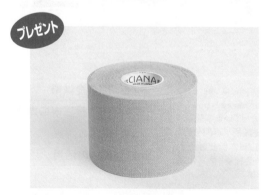

巻頭企画「ダンス！」にあわせて幅7.5cmのCIANAキネシオロジーテープ1巻を4名様にプレゼント。読者はがきか当社Webサイトよりご応募ください（→p.44）

愛読者はがき

本誌巻末の「愛読者はがき」にて
新型コロナウイルス感染症の影響を
読者にお尋ねします。
5月14日（木）必着

7月号も緊急企画「新型コロナウイルス感染症と鍼灸治療」の続報を予定。読者もご参加ください。巻末「愛読者はがき」にご記入のうえご投函を。（→p.194 広告のあと）

鍼を打たれながら「できた！」

澤村伊智

20代の頃は徹夜でデスクワークをしても、会社の床で寝ても平気だったが、35歳を過ぎた頃、肉体労働をした3日後に筋肉痛に襲われ、もう若くないのだなと実感した。以来、時間に余裕があれば鍼灸、整体などいろいろ行くようになった。

現在は東村山市の久米川にある治療院を行きつけにしている。行く度に「大変なことになっているよ」と先生に呆れられてしまい、運動不足を指摘されるが、多忙を言い訳に生活の改善にまで至らないのが心苦しい。

マッサージを施され、鍼を打たれると凝りや痛みが和らぐのは勿論だが、頭もすっきりするし思考もスムーズになる。「脳に直接シャワーを浴びたような」と形容すると些か陳腐だが、実際、施術中に短篇小説の全体図がほぼ完璧に固まり、鍼を打たれながら「できた！」と達成感に浸ったことがある。

今や私にとって鍼は肉体、精神、生活、仕事、あらゆる側面において欠かせないものになっている。

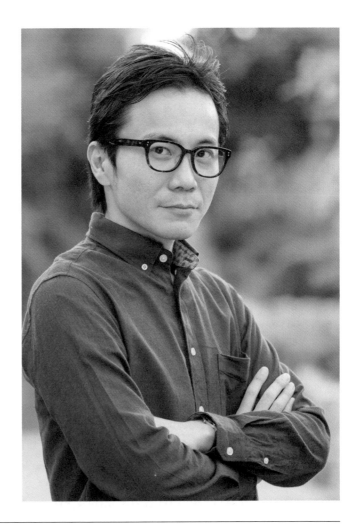

さわむら・いち　小説家。1979年11月14日大阪府生まれ。2015年『ぼぎわんが、来る』で第22回日本ホラー小説大賞〈大賞〉受賞。著作に『ずうのめ人形』『ひとんち 澤村伊智短編集』『予言の島』など。『ファミリーランド』（早川書房）で第2回細谷正充賞、「学校は死の匂い」で第72回日本推理作家協会賞・短編部門受賞。

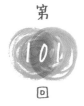

生薬とからだをつなぐ

第

101

回

鹿茸（2）

帝京平成大学 薬学博士 鈴木達彦（すずき たつひこ）

植物画：みやしたはんな
本文イラスト：シュクヤフミコ

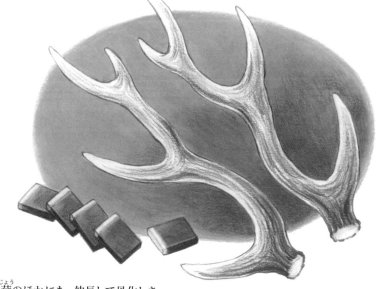

鹿角、鹿茸膠

　シカの成長途中の袋角を用いる鹿茸のほかにも、伸長して骨化しきった角を鹿角（ろっかく）として用いることもある。鹿角は鹿茸よりも劣るとされるが、同様に強壮・強精薬として用いられる。もっとも、シカの角の成長は早いため、かなり骨化していても鹿茸とされていたかもしれない。どの成長段階の角が扱われているかは一様ではないと考えられる。骨化は角の根元の部分からいち早く進むため、角の先端部分のほうが柔らかく、鹿茸として品質がよいとされる。

　鹿茸を煮出したゼラチン質を鹿茸膠（ろくじょうきょう）として、こちらも強壮・強精薬として用いる。鹿茸としてやや品質の落ちるものを利用したり、あるいは、鹿角から採ったものを鹿角膠（ろっかくきょう）として同様に用いることもある。また、牡鹿の生殖器は鹿鞭（ろくべん）として同じく強壮・強精薬とする。

　鹿茸膠や鹿角膠を煮出した後の角を粉末としたもの、あるいは、鹿角を加熱して粉末にしたものは鹿角霜（ろっかくそう）として鹿角などと同様に用いられるが、ヨーロッパの影響を受けてか解毒薬とされることもある。

頭頂に伸びる生薬、動物生薬の調製

　鹿茸や鹿角を用いるときは、薄くスライスした切片として用いることが多い。完全に骨化していない袋角の状態であっても、乾燥させてしまうと非常に硬くなって扱いづらく、虫もつきやすい。その点、鹿茸膠はゼラチンであるので、保存や使用には便利である。鹿茸から得られる鹿茸膠は、角に充満している血や精が漏れ出てきて固まったものとみなせる。精は、津液から精製されてドロドロとした粘性を持つものであり、鹿茸膠のゼラチン質は精の性質と同様である（2019年5月号「阿膠」

参照）。

　動物のペニスや睾丸などを用いて強壮薬にすることがあるが、問題を招くことがある。生殖器がある下焦は、からだの下部にあって陰性で暗く、よどみを生じやすい部分である。その暗さやよどみが、直接的な部位を用いてしまうことで、からだにも影響を及ぼすことがある。一方、鹿茸膠の精は、天に向かって伸びる角に蓄えられている精である。天に近い陽性の性質は、下焦のものより清澄であるため、からだに適応させたときも陰湿な動きに左右されにくく、使いやすい。

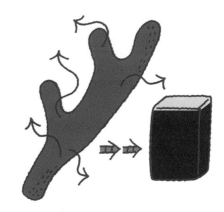

　一般的に、動物生薬は、生薬とする際の乾燥などの工程が植物生薬よりも難しい場合が多い。骨や角などの硬い部分や、頭蓋骨や内臓などの大きな部位や器官をそのまま使ったり、うまく乾燥できたとしても、使用するときに困ることがある。そのときには、密閉した容器に入れて炭化するまで加熱して黒焼としたり、燃やして灰にして用いられる。燃やしてしまうと炭化されて含有成分は壊れてしまうので、成分を重視する見方をすると全く否定される。伝統的に用いられてきたという事実をとらえるにも、燃え残しがあったために効果を示すのだという考えになるが、生薬の薬精に重きを置くならば、黒焼や灰にしてもその生薬の薬精が残されていればよいということになる。

四季の移り変わりと鹿茸

　角を持つ動物はシカ以外にもウシの仲間やサイ、キリンなどがいる。ウシ科サイガの角は羚羊角（れいようかく）、サイの角は犀角（さいかく）として、鎮静、鎮痙、解毒薬とする。これらの角は成長に伴って次第に大きくしていくが、シカの角に特徴的なのは1年に1回生え変わるということである。1匹の動物にずっと生えている角であれば、その動物の精の状態に色濃く影響を受け、場合によっては各々の個体の性質などが宿りやすく、その薬精は人精と大きな隔たりを生じる。シカの角は1年ごとに生え変わるので、長年にわたって動物の精の動きに合わせているわけではなく、春夏秋冬の四季のリズムに従っている。四季のリズムは普遍的な外界の法則性なので、からだにも同調しやすいといえる。

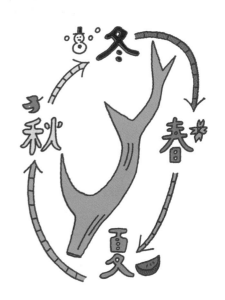

　強壮・強精薬を用いるときは、からだの精がうまくはたらくことを目標に置くべきである。外から摂取した薬精が直接人精として補充されると考えることには危険が伴う。鹿茸や鹿茸膠は、早春から血や精といった流体から硬い角へと成形して、1年ごとに生え変わるという生生流転のなかにある。これらは精が外界の法則性に合わせて、からだの隅々まで行きわたり形体を養って、生命の営みを支えるという人精のはたらきを助けることができる。

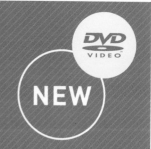
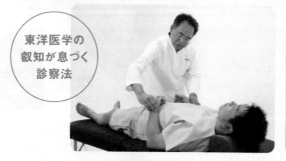
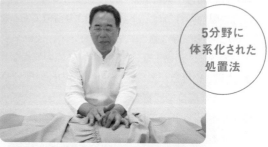
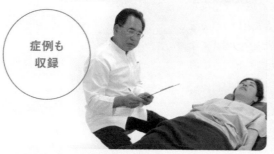
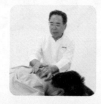

医道の日本 CONTENTS
VOL.79 NO.5 2020年5月

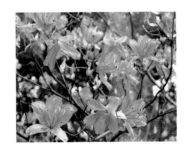

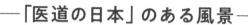

読者を訪ねて
——「医道の日本」のある風景——

第13回　よなみね Life up 治療院（神奈川県横浜市）

HERE

▲院内のシーサー
の置物

▲元球児で甲子園出場経験もある、
柔道整復師、鍼灸あん摩マッサー
ジ指圧師の与那嶺翔太氏

文・写真：編集部

　与那嶺翔太氏は小学校2年生から野球を始め、中学、高校と野球部に所属。高校時代にはケガや不調で思うようにパフォーマンスを上げられない時期を経験し、次第に治療に携わる仕事に興味を持つ。高校3年生のときには夏の甲子園に沖縄代表として出場。その際、神奈川県代表校に帯同していたトレーナーが、偶然にも同級生の両親と旧知の仲だったことがきっかけで、治療家としての道を歩み出した。

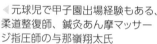 セルフケア指導を組み合わせた治療スタイルに至るまで

　与那嶺氏は高校を卒業後、甲子園出場が縁で知り合ったトレーナーが院長を務める、神奈川県横浜市の整骨院にて修業を開始。同時に柔整専門学校に進学した。

　「初めて勤務した整骨院は、多い日には1日に200人近い患者さんが来院していました。治療を手伝うなかで、急性症状の患者さんに比べ、慢性症状の方は終わりのない通院を続けている印象を受けました。慢性症状の改善には自律神経や免疫系などへのアプローチも必要だと考え、柔整師の免許取得後に、鍼灸マッサージの専門学校にも通うことに決めました。そのあと、同じ横浜市内に新しく開院するという鍼灸院の、立ち上げメンバーとして勤めることになりました」

　2院目の勤務先では、診察、治療計画の立案、治療までを与那嶺氏が担当。特定の治療法や流派にこだわらず、試行錯誤を繰り返して治療スタイルを模索していった。最終的に、なかなか治りづらい慢性症状の改善には、ライフスタイルの改善やセルフケア指導を含めて治療を組み立てる必要があるという結論にたどり着いた。

　合計14年間の治療院勤務を経て、2018年6月によなみね Life up 治療院を開業。

　「患者さんのQOL向上を提供するというコンセプトで治療院をオープンしたいと考え、『平均寿命が長い地域には、健康的な生活に関心がある方が集まるだろう』という仮説を立て、集患しやすい場所をリサーチすることにしました。自分がこれまで働いてきた横浜市内で調べてみたところ、

青葉区や都筑区は平均寿命が高いというデータがありましたので、これらの区に絞って物件を探しました」

🌿 ゴールを設定して患者と二人三脚で取り組む

　治療院には慢性的な肩こりや腰痛、デスクワークによる姿勢の悪化から来る不調を訴える患者が多く来院する。治療では、姿勢、可動域、筋力、各神経の評価を行ったあと、筋肉の伸長を促すストレッチ、筋緊張を緩和するためのマッサージ、強い硬結に対する鍼や灸などの施術を行う。最後に生活のアドバイスや、セルフケア指導をして完了である。

　与那嶺氏は、患者の目的と治療内容の間にギャップを生まないため、治療院のウェブサイトにある「初めての方特典」ページに、根治には3カ月以上の通院期間が必要だと明記している。

　「治療後に『楽になった』という人は多いですが、それはあくまで一時的な変化です。約3カ月の治療計画を提案し、ゴールをイメージしてもらったうえで、自宅でのケアにも取り組んでもらいます。事前に期間を決めてしまうと、いざゴールの期日が来たときに『改善していない！』と指摘を受けるリスクを考えるかもしれません。しかし、もし改善されていないならば、治療なりセルフケアなり、何かが足りないということです」

　目標が達成できていなかったときは、ごまかさず、もう一度評価をしてプランを再構築する。

　「当院の最終的な願いは、患者さんが治療に頼らなくても健康を維持し、よい人生を送れることです。ゴールを設定するからこそ見えてくるものがありますし、患者さんと結束して目指すべきものを模索していきます」

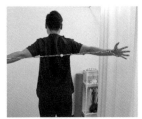

チェック項目を書いた紙をホワイトボードに貼り、初診の患者に通院頻度やセルフケアの必要性などを示し、治療計画を相談する

院内のセルフケア指導スペースには多様なコンディショニンググッズがそろっている

読者の治療院情報

名称　よなみねLife up治療院
住所　横浜市都筑区仲町台5丁目2-11グリーンヒルズ・S-C
アクセス　市営地下鉄ブルーライン「仲町台駅」徒歩6分
受付時間
10：00〜15：00／17：00〜21：00（電話受付20：00まで）
休診日　火・祝日
スタッフの人数　1人（1人産休中）
ベッド数　3台
開業年　2018年

＼　読者が選ぶこの一冊！　／

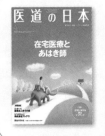

医道の日本

「月刊誌の最新号！」

個人で運営している治療院だと情報が閉鎖的になるので、外から新しい情報を得たいと思い定期購読を始めました。そのため、いつも最新号の情報が役立っています。特に「鍼灸ワールドコラム」や、「海外メディアが伝える『鍼灸』最新動向」など、海外の情報を知れる連載に、注目しています。

医療連携の現場から

第10回　自治医科大学附属病院

自治医科大学附属病院は、学校法人自治医科大学を運営母体とし、1974年に創設された。許可病床数1132床で、1日の平均外来患者数は約2600人にも上る（平成30年統計）。栃木県の災害拠点病院に指定されており、災害派遣医療チーム（DMAT）への派遣も行っている。まさに、地域医療の中核を担っているといえるだろう。

そんな自治医科大学附属病院では2006年、麻酔科に鍼灸外来が開設されて以来、現在まで整形外科や耳鼻咽喉科と連携しながら、鍼灸治療が行われている。どのように医療連携が実践されているのだろうか。医師と鍼灸師に取材して話を聞いた。

研究から臨床へ拡大した 麻酔科での鍼灸外来

JR宇都宮線の自治医大駅で下車して、北東のほうへ約15分歩くと、自治医科大学附属病院が見えてくる。自治医科大学附属病院は1974年に、栃木県の基幹病院として設立。現在は、「患者中心の医療」「安全で質の高い医療」「地域と連携する医療」「地域医療に貢献する医療人の育成」の4つを理念とし、高度急性期・急性期医療を提供している。

設立から医療の専門分化に伴って、診療科が46科まで増加した。現在の許可病床数は1132床。2019年（1月～12月）において、入院患者数は延べ33万7076人、外来受診者数は延べ62万6154人、手術件数は9755件と、栃木県だけではなく、茨城県西部、埼玉県北部を含む医療圏において、地域医療を支え続けている。

46科ある診療科のうち、麻酔科で鍼灸治

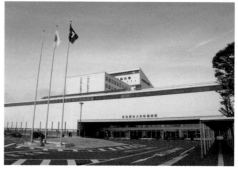

▲自治医科大学附属病院

療の取り組みが開始されたのは、2003年のこと。瀬尾憲正氏（前・同大学麻酔科学・集中治療医学講座主任教授）が、「難治性疼痛や難治性疾患に対する鍼治療の臨床研究」について大学の生命倫理委員会に申請し、承認を得たことが始まりとなる。

2004年には各診療科に呼びかけ、鍼灸治療が隔週で開始されると、その翌年には週2回へ拡大。同時に、院内で兵頭明氏（現・学校法人衛生学園中医学教育臨床支援センターセンター長）による院内の医師やコメディカルスタッフ向けの鍼灸や中医学のセミ

表1 施設情報

名称	自治医科大学附属病院 麻酔科・鍼灸外来	
所在地	〒329-0498 栃木県下野市薬師寺3311-1	
沿革	2003年	瀬尾憲正主任教授が、「難治性疼痛や難治性疾患に対する鍼治療の臨床研究」について大学の生命倫理委員会に申請し承認を得る。
	2004年	鍼灸治療が隔週で開始される。
	2005年	鍼灸治療が週2回の実施となる。現・学校法人衛生学園の兵頭明中医学教育臨床支援センターセンター長による中医学セミナーが開催される(週1回、合計20回)。1年間の患者総数が1000人を超える。
	2006年	自由診療が開始される。
	2011年	竹内護主任教授による新体制のもと継続となる。
所属する鍼灸師の数	3人(玉井秀明氏・中野朋儀氏・石幡絵美子氏)	

ナーが週1回、合計20回、開催されるなど、鍼灸治療への認知向上が図られた。

2005年に年間患者総数が1000人を超えると、2006年からは自由診療による鍼灸外来がスタート。2010年からは竹内護氏（同講座主任教授）による新体制となり、現在は週4回の鍼灸治療が行われている。所属する鍼灸師（臨時職員）の数は3人。各曜日に1人が配置されているかたちとなる。

診察の流れとしては、まず医師が患者を診察し、主訴の詳細や既往歴などを聴取する。血液検査などによって出血傾向や感染のリスクの有無などを踏まえたうえで、安全に鍼灸治療ができると判断されれば、鍼灸外来へ患者がコンサルトされる。

鍼灸外来で治療する疾患として最も多いのはベル麻痺で、全体の約2割を占めている。その次に多いのが三叉神経痛（15%）となり、いずれも麻酔科および耳鼻咽喉科から紹介されることが多い。また、非特異的腰痛（9%）など整形外科から患者がコンサルトされてくることもある。その後は、脳性麻痺（7%）、排尿障害（6%）、びまん性軸索損傷（6%）、腰部脊柱管狭窄症（5%）などが続

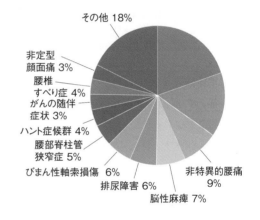

図1 疾患別割合(2019年4月〜12月、初診・再診を含む)

き、麻痺や疼痛の症状を中心にしながらも、幅広い疾患を鍼灸外来で対応していることが分かる（図1）。

自治医科大学附属病院の鍼灸外来は、院内の他科だけではなく、他の医療機関からの紹介患者も受け入れており、医療連携はこれからもますます進みそうだ。

医師側も鍼灸師側も 接点を持ち相互理解を

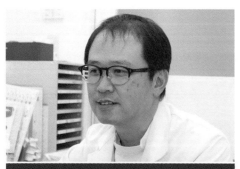

堀田訓久氏 (ほった・くにひさ)
自治医科大学 麻酔科学・集中治療医学講座麻酔
科学部門

Q. 鍼灸治療のメリットは。

堀田　痛みの原因や病態はさまざまで、現代医学的なアプローチで必ずしも改善しない患者さんもいます。特に慢性腰痛には、集学的なアプローチが有用です。いろいろな専門家がそれぞれの角度から、痛みを診ていくのがよいとされています。そんな多様な治療の選択肢のなかで、鍼灸という手段があるのは、非常に心強く感じています。

　鍼灸外来へ紹介する症状で多いのは、顔面神経麻痺や疼痛のある患者さんです。そのなかでも反応性のよくない患者さんを鍼灸外来に紹介することが多いです。

Q. 鍼灸師に求めることは。

堀田　患者さんを丁寧に診てくれて、疾患の病態についての知識をきちんと持っている鍼灸師の先生だと、医師と同じ土俵でディスカッションできるので、連携しやすいですね。特に痛みの治療については、原因が複合的なので、鍼灸が効かないというケースも当然出てくると思います。効果が思うように出ないときに、きちんとそのことも話してくれると、医師側はその後も安心して鍼灸師の先生に紹介できます。

　当院では、最初から鍼灸外来で患者さんを診るケースもありますが、多くは麻酔科の診察を通してから、鍼灸外来で診てもらいます。鍼灸外来の玉井秀明先生とは、同じ麻酔科内でコミュニケーションが密にとれるため、事前に「こういった患者さんには、鍼灸はどうだろうか」と時には相談もしながら、患者さんを鍼灸外来に紹介するといったかたちです。情報の共有がきちんとできているので、連携もうまくいっていると感じます。

Q. 医療連携を広めていくには。

堀田　現在、医療連携をしていない医療機関は、鍼灸のことがよく分からないから、患者さんを紹介しにくいのではないかと思います。どういった疾患に鍼灸が効くのか。また、西洋医学との違いといったところが分からないと、積極的に医療連携は進めにくいのかもしれません。また同じ鍼灸でも施術者によって方法が異なるという点も、連携のハードルになっているように思います。

　一方で、漢方の処方をしている医師は多くいます。私自身も、社会心理的な背景に問題があったり、自律神経系に問題があったりする患者さんに、漢方薬を用いて症状が改善することを経験しています。同じ東洋医学的なアプローチとして、漢方を入り口にして、鍼灸にも関心を持ち「鍼灸師さんに一度お願いしてみよう」ということはあるのではないでしょうか。

　学会や研究会などを通じて医師側も鍼灸師側もお互いに接点を持つようにして、相互理解をしていくのが大事だと思います。

東洋医学的な所見を共有できるのが連携の大きなメリット

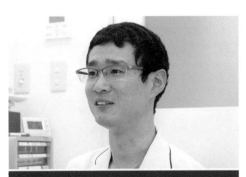

島田宣弘氏（しまだ・のぶひろ）
自治医科大学 麻酔科学・集中治療医学講座麻酔科学部門

Q.鍼灸外来に紹介する疾患は。

島田　私は麻酔科のペインクリニック部門で、腰痛とがん性疼痛を専門としています。さまざまな患者さんがいるなかで、鍼灸師の先生に紹介することが特に多いのは、腰痛の患者さんです。といっても、当科に紹介されてくるのは、単純な腰痛ではなく、脊柱管狭窄症だったり、術後の経過がよくなかったりと、難治性の腰痛の患者さんが多いです。そういった患者さんに対して、私たちは神経ブロックや内視鏡の治療を行いますが、なかなか改善が見られない場合に、鍼灸を受けてもらうことがよくあります。また、顔面神経麻痺や突発性難聴など、耳鼻科や神経内科から麻酔科に紹介されてくる患者さんについては、特に鍼灸は効果が出やすいと感じています。

　そういった鍼灸が効きやすい症状がある一方で、特定の疾患というよりは、治りにくい患者さんについては、どんな疾患であっても、現代医学とは異なる東洋医学的な観点から診てもらいたいです。両面からアプローチする

ことで、有効な治療ができるのではないかと考えています。

Q.鍼灸と連携するメリットは。

島田　現代医学だけでは限界がどうしてもありますから、鍼灸で補完してもらえるのはありがたいです。あとは治療の時間です。麻酔科の外来でも、できるだけ患者さんとの時間をゆっくりとるようにしていますが、十分な時間がとれないことがあります。その点、鍼灸師の先生は患者さんとコミュニケーションをとりながら、時間もしっかりかけて治療してくれています。患者さんの心理的な満足度も上がっているのではないかと思います。

　また、痛みの症状に対して、西洋薬や神経ブロックが効かないときには漢方薬を処方しますが、東洋医学的な診察は、医師にはなかなか難しいのが正直なところです。そんなとき、鍼灸師の先生に相談すれば、東洋医学的な所見をとってくれて、それを共有できるのは、医療連携の大きなメリットですね。「この患者さんはこういう証なんだ。じゃあ、こういう漢方を出してみよう」と、鍼灸師側の診察を、こちらの診察に生かすことができます。

Q.医療連携で鍼灸師が気をつけることは。

島田　難治性の患者さんが多いこともあり、鍼灸治療をやってみたけれども、効果が出ないという患者さんも当然出てくるかと思います。そういった場合も含めて、ありのままの治療結果をしっかりフィードバックしていただくことでしょうか。大々的なカンファレンスでなくてよいので、こまめに報告し合えると、すれ違いが起きにくいと思います。私は鍼灸外来の玉井秀明先生と医局の部屋が同じなんです。こうした環境であれば、「この間の患者さんどうでしたか？」と自然にコミュ

ニケーションが生まれます。

　また、鍼灸師の先生にも現代医学的な所見に着目してもらい、分からないことがあれば聞いてもらえると、より連携がしやすいと思います。

Q.鍼灸の認知を高めるには。

島田　鍼灸が何に効くのかを医師側が理解することが大事です。私も学生時代に東洋医学を勉強する機会がなく、この病院で働くまでは、鍼灸がどんなものかも知りませんでした。実際に連携を進めるなかで、鍼灸治療への理解を深めていったので、まずは実際に連携する機会を増やしていけば、鍼灸をより多くの医師に知ってもらうことになるのではないでしょうか。ただ、こうして連携している今でも、開業鍼灸師の先生方がどのような治療をしているのかは分からないため、実態を知りたいという思いはあります。

　院内の連携は形ができているので、他の医療機関も含めて情報交換しながら、地域ごとにまずは連携していけると、鍼灸の認知度も高まっていくのではないでしょうか。

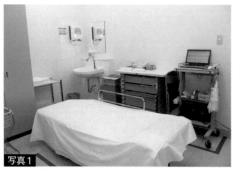
写真1
▲ 鍼灸外来スペース。麻酔科内ですぐに連携がとれる体制となっている

「違和感のない存在」に なることが大切

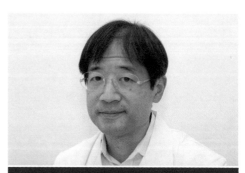

玉井秀明氏（たまい・ひであき）
帝京平成大学 ヒューマンケア学部鍼灸学科
自治医科大学附属病院麻酔科・鍼灸外来

Q.鍼灸の手ごたえを感じるときは。

玉井　鍼灸外来に患者さんが紹介されてくるのは「症状が遷延化している」「投薬治療が難しい状態にある」「患者さんが投薬治療に積極的ではない」といったケースが考えられます。最も多いのはベル麻痺の患者さんです。

　外来がスタートして14年になりますので、症例も集積されてきています。そのなかで効果がみられた症状や国内外の論文で効果が報告されている症状については、紹介される患者さんを受け入れやすいと感じます。顔に歪みが出ると、特に女性の患者さんは悩まれますので、鍼灸治療を2〜3カ月続けて症状が改善すると、非常に喜ばれますね。

　例えば、耳鼻咽喉科で抗ウイルス剤やステロイド剤などの投薬治療を行ったにもかかわらず、十分に麻痺が改善されない場合に、麻酔科に紹介されてくることがあります。麻酔科では、ブロック注射などが行われ、それでも症状が遷延するときに、鍼灸へと紹介していただくことがあります。

Q.鍼灸はどんな治療法を行っているか。

玉井 現在は3人いる鍼灸師のスタッフのそれぞれの個性を生かしたかたちで、中医鍼灸、長野式治療、現代鍼灸などが行われています。私自身も天津へ留学した経験から、中医鍼灸をベースにしながら、長野式治療といった日本鍼灸や、現代鍼灸なども取り入れて治療にあたっています。治療技術はそれぞれでも、診察の段階で医師の先生としっかり連携をとって、症状に対する共通認識を持つことが大事です。

Q.医療連携に向いている鍼灸師は。

玉井 いろいろな医療職の方達と一緒に働くなかで、違和感のない存在になれるかどうかが、重要です。鍼灸師も他の医療職と同じようにふるまい、共通の態度がとれなければなりません。鍼灸師だけが特殊な雰囲気にならないことは、チーム医療において気をつけるべきポイントです。そのためには、まず、現代医学的な共通言語でコミュニケーションがとれなければなりません。さらに、医療安全や感染症対策の基礎知識も必須となるので、当院では、毎年、鍼灸師を含めた全病院職員に対する講習会が行われています。

Q.連携にあたって、どんな点を工夫しているか。

玉井 痛みに対しては、治療の前後でNRS（Numerical Rating Scale）による測定を行い、カルテに記載するようにしています。慢性疼痛は完治させるのは難しいですが、痛みの改善の程度を数値として共有することが大切だからです。また、麻酔科の場合は、漢方薬も処方されているので、東洋医学的な知識を持っている医師の先生も多いですが、東洋医学的な診断名を記載するときには、できるだけ簡単な説明を加えています。経穴名を記載する際も、身体のどのあたりにあるかをカルテに記載することで、治療内容を共有します。

Q.今後さらに医療連携を広げるには。

玉井 今、すでに医療連携を行っている場合は、院内で鍼灸と鍼灸師への認知を高めていくことから始めるとよいと思います。当院では、麻酔科と整形外科とで共通のカンファレスが行われているので、積極的に参加するようにしています。カンファレンスでは、鍼灸によって改善した症例ばかりではなく、改善しなかった症例も報告することで、他の医療職からの信頼度を高めることができます。

また、看護師の方など他の医療職と地道にコミュニケーションを重ねていくと、東洋医学の観点から、冷え症や月経状態の改善へのアドバイスを求められることもあります。そうしたときにツボを用いたセルフケアも伝えるようにしています。鍼灸がどういうものかを理解してもらうには、鍼灸治療を実際に受けてもらうのが一番ですが、まずは、東洋医学的な考え方に触れてもらうことでも、鍼灸への認知につながっていくと思います。

そして、ペインクリニック学会などの専門学会に、鍼灸師が積極的に参加することも、鍼灸の普及につながります。医師の先生にもかかわっていただきながら、学会発表や論文発表を行えば、さまざまな疾患への鍼の効果や作用機序について、知識が共有できるとともに、信頼性も高まります。鍼灸師側の学術的な活動を知ってもらうことが、鍼灸の認知向上につながり、医療連携の土壌にもなると考えています。

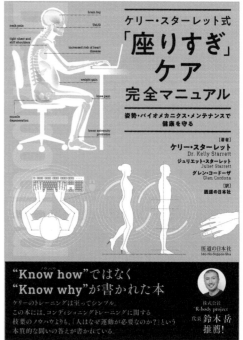
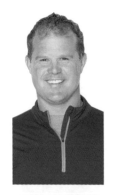
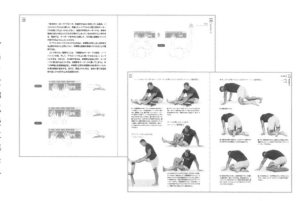

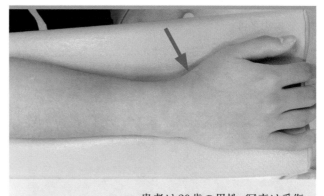

誌上で鑑別トレーニング

外傷整復道場

【第⓵⓪⓵回】

日本体育大学スポーツキュアセンター
横浜・健志台接骨院　施術管理者
若松純哉（わかまつ・じゅんや）

Profile

2015年、帝京科学大学卒業後、東京都練馬区の小間沢接骨院勤務。
2018年、日本体育大学スポーツキュアセンター横浜・健志台接骨院勤務。
2019年より現職。

| 企画協力 | 伊藤譲
日本体育大学保健医療学部
整復医療学科教授 |

🔍 **鑑別してみよう**　患者は20歳の男性。写真は受傷から約1週間後に来院した際に撮影したもの。

ヒント
・手関節橈側に腫脹が見られる。
・スナッフボックス部の圧痛を認める。
・手関節の背屈、橈屈で疼痛が増強する。

CASE　受傷状況や症状

　患者は大学のサッカー部に所属しており、ポジションはキーパーである。練習中にシュートを受けた際に負傷した。受傷直後、自宅近くの整形外科を受診したところ、単純X線写真にて骨傷が認められなかったため、手関節の捻挫と診断された。その後、疼痛が軽減しないので当院に来所した。主訴は手関節部の疼痛である。受診時、手関節橈側に腫脹、スナッフボックス部に著明な圧痛を認めた。また、手関節の自動背屈、橈屈時に運動痛がみられ、scaphoid shift test（図1）にて疼痛が増強した。

鑑別のポイント

POINT 1　必ず健側と患側を比較する。

POINT 3　scaphoid shift testにて疼痛の有無を確認する。

POINT 2　スナッフボックス部の圧痛を確認する。

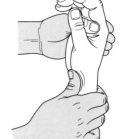

図1　scaphoid shift test（Watson test）
（母指で舟状骨結節部を圧迫しつつ手関節を尺屈位から橈屈させる。舟状骨骨折、舟状骨周囲の靭帯損傷などがあれば有痛性クリックを生じる）

（平澤泰介, 北條達也, 橋本俊彦監修, 伊藤譲編著. 柔道整復外傷学ハンドブック 上肢の骨折・脱臼. 医道の日本社, 2011. p.162より転載）

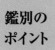

舟状骨骨折

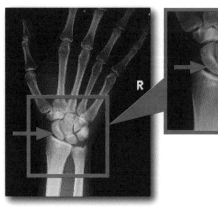
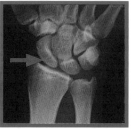
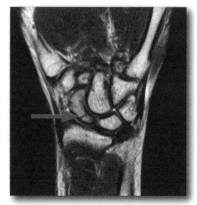

（左：単純X線手関節正面像、右：MRI〈T1強調〉）
単純X線写真でわずかに骨折線が確認でき、MRI（T1強調）により舟状骨の骨折を認める。

疾患の特徴

　　　舟状骨骨折は、手根骨骨折のなかで最も発生頻度が高い。舟状骨は手根骨のなかでも大きく、可動性も大きい。舟状骨には、手関節の撓屈時に屈曲力、尺屈時には伸展力などの外力が加わりその影響を受けやすい。舟状骨骨折は、骨折部位により、結節部骨折、遠位1/3部の骨折、中央1/3部（腰部）の骨折、近位1/3部の骨折に分類され、中央1/3部（腰部）の骨折が約70％を占め、最も多い。

　　　舟状骨への栄養血管は遠位部より近位部に侵入するので、骨折により栄養血管が遮断されると偽関節や阻血性壊死を起こす可能性がある（図2）。また、受傷直後には単純X線写真では骨折線が明瞭でないことが多く、手関節の捻挫と見誤り、偽関節になることもある。単純X線写真の正面像、側面像だけでは骨折線の判明は難しいことから、斜位像の撮影も有用である。MRIは初期から骨折の確認ができるため有用である。

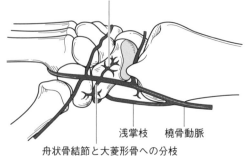

舟状骨背側隆起への分枝

浅掌枝　　撓骨動脈

舟状骨結節と大菱形骨への分枝

図2　舟状骨への血行
（平澤泰介, 北條達也, 橋本俊彦監修, 伊藤譲編著. 柔道整復外傷学ハンドブック 上肢の骨折・脱臼. 医道の日本社, 2011. p.157より転載）

治療法・整復法・治療の注意点など

　今回の症例では、受傷直後に整形外科を受診し、単純Ｘ線写真で
は骨傷なしと診断された。しかし、当院受診時に手関節橈側に腫脹、
スナッフボックスの圧痛が著明であり、scaphoid shift testにて疼
痛が増強したことから、舟状骨骨折を疑った。より詳細な評価を行
うため医師に紹介し、MRI検査の結果、舟状骨骨折が判明した。受
傷後約１週間が経過しているが、転位はなく、年齢や手術施行した
際の復帰できるまでの期間などを考慮し、保存療法が選択された。

　固定肢位は軽度背屈位、軽度橈屈位、手指はボールを握った形と
した。固定範囲は受傷後１週間経過しているが、骨折部の安定性を
優先して、母指のIP関節も固定し、ほかの４指はMP関節手前まで
とした。当院受診時に骨折の確定はなく、腫脹が著明だったため、
循環障害を懸念し、水硬性プラスティックキャスト材によるシーネ
固定とした（図3）。その後、整形外科にて骨折と診断されギプス固
定に変更した。固定期間は6～12週となっているが、今回の症例で
は転位や年齢などを考慮し、約8週とする。

　単純Ｘ線写真で骨片の転位が1mm以上あるものは不安定型に分類
され、手術適応となる。また患者が長期の固定を拒否した場合や、
スポーツの早期復帰を望むなどにも手術適応となる。

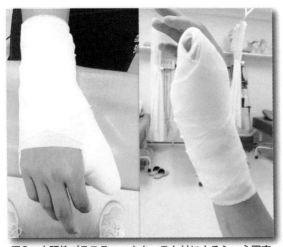

図3　水硬性プラスティックキャスト材によるシーネ固定

**今回の
まとめ**

　　　　　舟状骨骨折は、手関節の捻挫と判断されて見逃されることがある。
初期に適切な治療を行わなければ、遷延癒合や骨癒合不全（偽関節）
を生じやすい。特に近位1/3部の骨折は近位骨片の阻血性壊死を起こ
すことが多い。初診時に詳細な受傷機転の聴取、圧痛部位の確認、
scaphoid shift test などの徒手検査などを行い、舟状骨骨折が疑わ
れた場合、専門医へ直ちに紹介する。

ダンス！

ダンスの動きは日常生活のレベルを超えた姿勢や動作が多く、
常にケガや痛みのリスクを伴っている。
巻頭では、ダンスの数あるジャンルのなかで最も痛みの発生リスクが高いバレエに着目。
バレエダンサーの患者が多く来院する治療院やスタジオを取材し、
ケガの特徴や、身体づくりに必要なことなどを解説してもらった。
また、特集ではコンテンポラリーダンス、ストリートダンス、ショーダンス、
社交ダンスのダンサーに対する鍼治療やエクササイズなどの症例を掲載している。

01
レポート

バレエダンサーへのアプローチ

足の長母指屈筋腱炎への
鍼灸マッサージ

profile: **福山 弘**（Miracle Body 鍼灸スポーツマッサージ治療院）

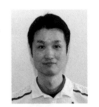

1977年、兵庫県生まれ。筑波大学体育専門学群在学中に劇団四季に入団。退団後、2009年に日本鍼灸理療専門学校本科（鍼灸あん摩マッサージ指圧科）を卒業。小守スポーツマッサージ療院（東京都新宿区）に勤務。その後、西武ライオンズ、オリンピック代表陸上選手、大阪ガス陸上競技部、武庫川女子大学新体操部などのトレーナーとしてチームに帯同。YAGP（ユースアメリカグランプリ）日本予選では、2011年からコンクール出場者のコンディショニング指導、障害予防セミナーを開催。2013年にMiracle Body 鍼灸マッサージ治療院を開業し、現在に至る。日本ダンス医科学研究会（JADMS）会員／日本バイオメカニクス学会会員。

photo：編集部

　福山弘氏が、スポーツ障害専門の治療院として Miracle Body 鍼灸スポーツマッサージ治療院を開業したのは、2013年のこと。開業当初はランナーをはじめ、さまざまなアスリートの治療を行っていたが、現在はダンサーの患者が全体の約6割を占め、その割合は年々増加しているという。

　「私自身が大学在学中から劇団四季に約6年間在籍し、実際にクラシックバレエを踊っていたというキャリアもあることから、バレエダンサーの患者さんが口コミで増えていきました。最近は社会人として働き始めたあとに小さい頃からの夢に挑戦したいと、バレエを始める人も多くいます。アマチュアも含めれば、専門的なケアを必要としているダンサーは全国各地にたくさんいると思います」

　バレエでは、決められた動きに自分の身体を

合わせなければならないため、障害が起こりやすい。なかでも特徴的な動きが、股関節を外旋させるアン・ドゥオール（ターンアウト）と、踵を挙上する動作のルルベ（用語は p.52）。ルルベでは足の母指を酷使しやすく、足の長母指屈筋腱炎を患いやすい。痛みの症状そのものだけではなく、根本原因を突き止めることが重要だと福山氏はいう。

　「慢性的な痛みの原因は、使い過ぎか使い方の間違いのどちらか、もしくはその両方がかかわっています。痛みの原因がダンサーの動作にある場合、その動作の修正を行わなければ、また同じところを痛めてしまいます。施術をする側も、クラシックバレエ特有の動作への理解が必要です」

　ダンス講師として活動している福山氏の妻を患者モデルとして、足の長母指屈筋腱炎の治療の流れを再現してもらった。

01　評価

　鏡を使った姿勢評価と合わせて、足圧分布測定システムを用いて、床を押す力の数値化を行う。シートの上に立ってもらい、重心の位置の確認。重心は中央に近いほどバランスが取れていることになる。主に内臓の配置の関係で、多くの人は、左踵重心になっていることがほとんどだという。左踵重心だと、アン・ドゥオール時に、骨盤が左に回旋し、右足が少し前に出る（図1）。すると、右膝が内側に捻れ、ルルベをしたとき右足の母指に負荷がかかりやすく（図2）、足の長母指屈筋腱炎が発生しやすい。床に対する力の発揮具合や、アーチや足指の接地状態もチェックして、モニターを見ながら調節していく。

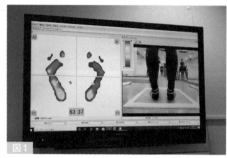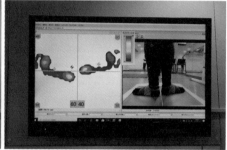

図1　一般的に左踵重心が多く（左）、アン・ドゥオール時に右足が前に出る（右）

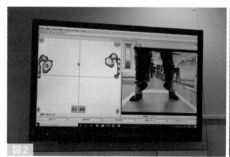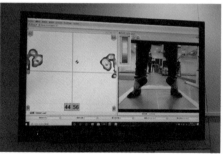

図2　右の母指に体重が乗ってしまう（左）。正しい姿勢だと両側に均等に体重がかかる（右）

　重心の位置が中央にくるように立位を調節できたら、上肢も合わせてチェック。①耳の高さ、②肩峰の高さ、③肋骨の位置、④大転子の位置、⑤膝の向き、⑥アーチの位置を確認し、左右でずれがないかを診る（図3）。

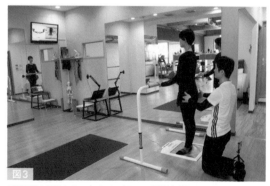

図3　足部だけではなく、全身のバランス調節も行っていく

02 診察・施術（マッサージ）

1) ベッド上でドゥミ ポワントの確認

　重心の位置と姿勢を確認したら、ベッド上で長座位になってもらい、自動で足関節を底屈してもらいながら、ドゥミ ポワントをしてもらう（**図4左**）。足の長母指屈筋腱炎の場合、この時点で痛みが生じる。他動でも痛みが生じるかを確認するため、患部である足の長母指屈筋に加え、足のアーチや足の母指内転筋など、張りが出やすい部分を触診。筋の緊張状態を把握する（**図4右**）。

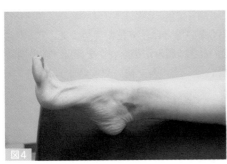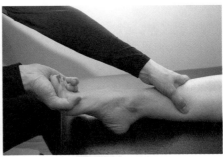

ベッド上でドゥミ ポワントのポジションにしただけでも痛みが出る（左）。他動でも痛みが発生するか確認しながら、張りのある場所もチェック（右）

2) ベッド上でドゥミ ポワントの確認

　足の長母指屈筋を始め、そのほか、過緊張がある筋にマッサージクリームを用いて施術を行う。足の長母指屈筋の起始部（腓骨後面下方）から停止部（足の母指の末節骨底）にかけて筋の走行に沿って緩めていく。この時点で一度、自動と他動でドゥミ ポワントでの痛みが軽減するかを確認する。足の長母指屈筋腱炎のダンサーは、外側のアーチがうまく機能していないことが多い。小指外転筋や短小指屈筋、腓骨筋群の停止部にかけても筋の走行に沿って緩めていく（**図5**）。

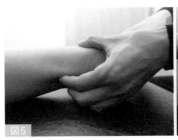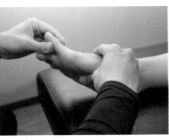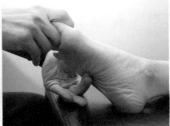

緊張が出やすい足の長母指屈筋の起始部（左）と足底部（中央）。さらに、外側のアーチを形成する小指外転筋、短小指屈筋、腓骨筋群の停止部へのアプローチを加える（右）

　ここまでの施術だけでも痛みが軽減することが多いので、再度、自動と他動でのドゥミ ポワント時の痛みを確認してもらう。外側のアーチが働かせているかどうかも確認。このときに、施術者は踵に負荷を加えながら、ダンサーに「踵を押してください」と伝えて、抵抗してもらい、ダンサーがしっかりと踵を押し返すことができているかをチェックする（**図6**）。

　踵をきちんと押しているかどうかのポイントは、ドゥミ ポワント時の腓腹筋の収縮状態を確認する。腓腹筋が過収縮（いわゆる力こぶの状態）している場合は、うまく踵に力が伝わらない。外側のアーチも働きづらくなり、足の母指に負担がかかり、足の長母指屈筋腱炎を起こしやすい。

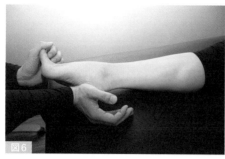
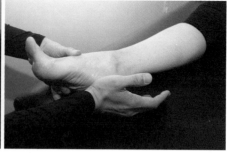

ポワント時に踵に抵抗を加え、押し返すことができているかを確認（左）。外側のアーチの動きも確認（右）

　もし、踵をうまく押し返すことができ、かつ、痛みもない場合は、立位の姿勢でタンデュの途中の動きとしてのドゥミ ポワントを行ってもらう（**図7**）。そのときに痛みが出ないかを確認すると同時に、上半身のアライメントも診る。立位で再び痛みが出る場合は、上半身を使いやすいように全身のバランスを整える施術と鍼灸治療を行う。

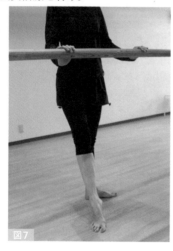

立位の姿勢でタンデュの途中の動きとしてのドゥミ ポワントをしてもらい、上半身のアライメントとともに確認

03　診察・施術（全身調節と鍼灸）

　上半身に痛みの原因があるときでも、基本的に下肢から調節を行う。足関節のアライメントを整えるために、腓腹筋の軽擦と把握揉捏を繰り返す（**図8**）。腓腹筋への施術ポイントは、術者の母指と小指の間のV字の部分（斜めのアーチ）を患部に密着させて、アプローチを行うこと。手掌の小指側が皮膚にぴったりと密着していることも重要。

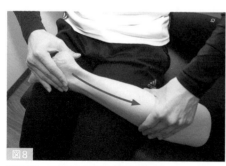
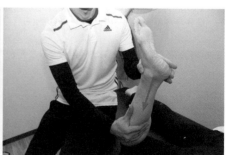

腓腹筋への軽擦と把握揉捏を繰り返す

　また、足の母指を過使用する影響で、ハムストリングスの外側はほぼ緊張しているので、圧迫を加える（**図9左**）。インフォームドコンセントを行ったうえで、股関節周りと殿筋の緊張を緩めていく。そのときに、大転子を押さえながらモビライゼーションを行い（**図9中央**）、股関節の外旋と内旋の可動域を広げていく。そして、上半身、特に胸腰椎付近の緊張も緩める（**図9右**）。

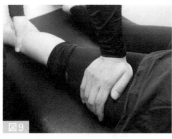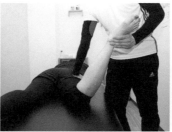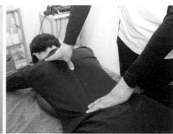

ハムストリングスへの手掌圧迫（左）や股関節の内旋・外旋運動（中央）を加えて、背臥位に移り、胸腰椎部の筋への手掌圧迫を行う

　以上の施術を行っても、緊張が残りやすい大腿二頭筋短頭に鍼施術を行う。刺鍼の深さは、硬結の深さに応じて、0.5cm～2cmくらいが基本。大腿二頭筋短頭の起始部に行う（**図10左**）。症状が重い場合は、足の長母指屈筋へ0.5cm程度の刺鍼する（**図10右**）。

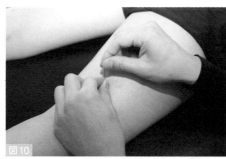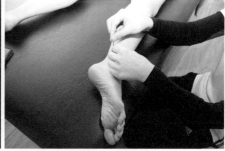

大腿二頭筋短頭への鍼施術（左）。症状が重ければ、足の長母指屈筋にも刺鍼する（右）

　側臥位になってもらい、患部に関係して緊張しやすい部分に鍼を行う。左踵に重心がある人は、内転筋、薄筋が緊張しやすいことが多い。アン・ドゥオールを行うダンサーは、膝と足先の捻れに伴い、後脛骨筋に緊張が出やすいので、三陰交周辺に10mm程度の刺鍼を行う（**図11**）。膝周りにはマッサージも行う。

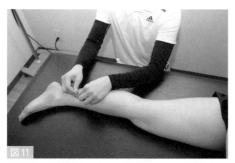

側臥位で症状が出やすい三陰交周辺への刺鍼を行う

04　仕上げ

　背臥位でチェックを行う。足関節や足部の関節の詰まりがある場合は、しっかりと足の甲を牽引し（図12左）、腸腰筋の緊張も確認して緩めていく（図12右）。左の腸腰筋が緊張していると、右の骨盤が斜め前にいき、母指に重心がかかりやすい。また、アン・ドゥオールの動作は、股関節だけでなく、膝から下、足関節、足部の関節がいかに使えるかどうかにかかっており、腸腰筋や内転筋の緊張をとることが重要となる。

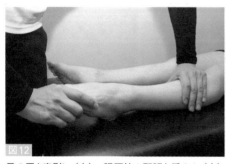 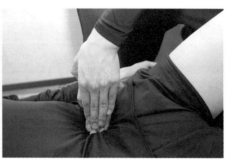

足の甲を牽引し（左）、腸腰筋の緊張も緩める（右）

　外から腹直筋を刺激して、「ここが引き上げのポイントですよ」と伝えながら、ダンサー自身にも腸腰筋を意識してストレッチしてもらう（図13）。そのときにも、踵までの連動を意識する。左踵重心の場合、右の腹部と右足の連動は感じやすいが、左の腹部と左足の連動は感じにくいことが多い。左の踵から腓腹筋、大腿内側部のラインを「つなげていく」意識を持ってもらうこと。

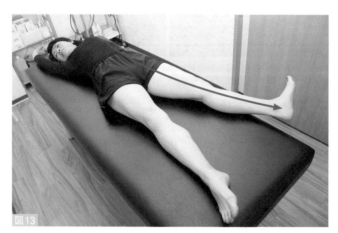

連動を意識しながら患者自身がストレッチ

　左のラインがつながれば、手指のマッサージを行う（図14左）。左重心の場合、手指は右の母指と左の小指は使いすぎ、左の小指は逆にうまく使えないことも多い。いずれもよくマッサージを行う。最後にヘッドマッサージ（図14右）で、咬筋などの緊張を和らげる。

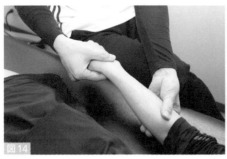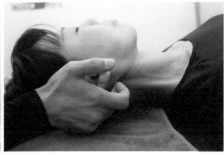

手指のマッサージ（左）とヘッドマッサージ（右）で治療を締めくくる

05　確認

　ドゥミ ポワントのポジションで、足関節の動きのチェックをして痛みのないことを確認する（図15上）。ポワントのチェックする際は、IP関節が屈曲していると外在筋のみが働いている状態なのでNG（図15下左）。IP関節が真っすぐになっている（図15下右）のが理想で、この状態で痛みが出ないことを確認する。

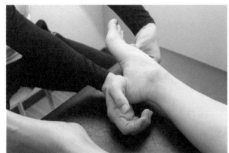
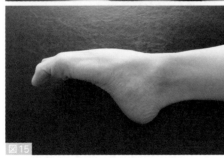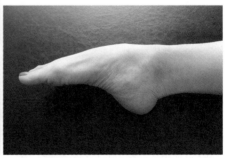

足関節を動かして痛みがないことを確認（上）。ポワント時にIP関節が屈曲しているのはNG（下左）、真っすぐ伸びていれば理想の形（下右）

　本稿のマッサージテクニックの一部を、医道の日本社のYouTubeチャンネルにて、動画で解説している。

02
レポート

バレエダンサーへのアプローチ

産後ダンサーの復帰に向けた治療プラン

profile: 　よこ や　と し あき
横谷俊昭（よこやメンテ院長）

よこやメンテ院長。2002年、はり師、きゅう師、あん摩マッサージ指圧師の国家資格を取得。その後、都内の鍼灸接骨院などに勤務し、研鑽を積む。2009年に独立し、同年から某世界的バレエフェスティバル出演者の依頼・紹介により、海外トップダンサーのケアに携わる。以後、出張専門にて 趣味でバレエを習う大人や子ども、国内外の有名バレエ団の主要キャストまで、老若男女を問わず施術に当たる。2019年9月に「よこやメンテ」を開業。

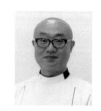

photo：編集部

最初は苦手意識のあった
ダンサーの治療

　世界のトップクラスから趣味で楽しむバレエダンサーまで、幅広い層から支持される横谷氏。意外にもバレエと出会ったのは治療家になったあとのことで、治療を始めたきっかけも、たまたま勤務していた鍼灸接骨院にダンサーが来院していたからだという。治療を担当するようになった当初は治療に悩むことも多かったそうだが、当時のことを横谷氏は次のように振り返った。

　「例えば、あるダンサーは『足が上がらない』という主訴で来院したのですが、実際は一般の人の正常可動域を超えていて、どうしたらよいのか分かりませんでした。そのときはバレエにまったく興味がなかったこともあり、どうしても熱心に取り組めず、内心『バレエをしているからケガをするんじゃないか』と考えていました」

　それでもダンサー治療の機会が増していった横谷氏にとって転機の一つとなったの

は、バレエ講師で振付家でもある患者に誘われ、その患者が手がけた作品を観覧したことだという。コンテンポラリーダンスやクラシックバレエ、モダンバレエといったさまざまな要素が混合した作品で、セリフが全くなく身体表現だけでさまざまな思いや物語が伝わってくることに横谷氏は大きな感動と衝撃を受け、それからは一転してバレエにのめり込んでいった。

　2009年1月に出張専門で独立、2019年9月には「よこやメンテ」を開業した（**図1**、**図2**）。現在、来院する患者のうちバレエダンサーが占める割合は95％以上とのこと。

障害要因を追求し行き着いた
2つの問題点

　バレエダンサーに多い障害として、腰痛や股関節痛、捻挫、靱帯損傷、アキレス腱損傷、疲労骨折、坐骨神経痛などが挙げられるが、その多くは身体を上に引っ張るようにしてのびやかに見せる「引き上げ」と、股関

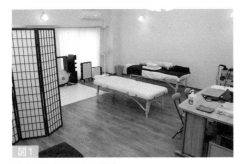
図1 天井も高く広々とした院内

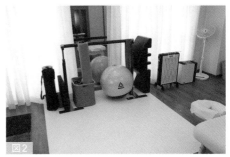
図2 患者の動作確認やトレーニングを行うための器具が備えられている

節を外旋させる「アン・ドゥオール」の方法に問題があると横谷氏は指摘する。

「ダンサーへの治療を始めた当初は、ダンサーならではの治療法を確立したほうがいいと考えていました。しかし現在では、解剖学的な良肢位にするのが最善だと考えています。『引き上げ』と『アン・ドゥオール』はバレエに欠かせないものですが、その方法に無理があると、障害を誘発してしまいます。バレエでは、引き上げることによって股関節を外旋させやすくしますが、指導者が意図せずして起立筋群の緊張に頼った引き上げをさせるような指導をしてしまい、その結果、ダンサーが大殿筋の緊張に頼ったアン・ドゥオールをしてしまう。骨盤を前傾させる力と後傾させる力の拮抗によって骨盤を固定しているといい換えることもできます。そのため、骨盤の前傾が強い日本人ダンサーが多いように思います」

横谷氏曰く、腹直筋と起立筋のように正中線と平行に走行する筋同士の拮抗によって引き上げを安定させようとすると、相反抑制により動作のなかでその拮抗が抜けるタイミングがある。そうではなく、腹横筋と内腹斜筋のコルセット作用によって骨盤を立てることで、引き上げが抜けるのを最小限に抑えることが可能となる。そのための身体の使い方の指導やコンディショニングが求められる。

また、女性ダンサーの場合、支持基底面が非常に狭いフルポアント（＝爪先）で立つ姿勢で踊る場面が多い。その状態で踊るためには、爪先立ちの高さに加え、引き上げによって普段よりも高くなった重心を少しでも低くし細くまとめることが重要になる。その方法の一つとして、骨盤の前傾角度を解剖学的良肢位に導き、外側広筋の緊張を改善して大内転筋を使うように促す。これにより、骨盤と大腿骨の関係性において股関節の安定に寄与し、その結果、重心がまとまる。

重心が必要以上に高くなってしまう要因として、肩甲挙筋などの緊張による肩甲骨の挙上、および下方回旋も挙げられるが、小胸筋の過緊張、肩甲下筋や前鋸筋の衰えを見逃してしまうと対処療法に終始し、根本的に改善させることはできない。

なお、横谷氏は鍼と徒手療法を用いて治療を行っている。当初は専門学校で習得した鍼の方法やスポーツマッサージに分類される数々のテクニックを駆使していたそうだが、2019年以降はそれらの技術を用いる機会は大幅に減っているという。

「現在は笹川大瑛氏が考案した『JTAフラッシュリプロ療法』を中心に、Ken Yamamoto氏が考案した『KYT』や、松井真一郎氏が考案した『MB式整体』を織り交ぜた施術を行っており、より早く効果的に目的を達成できるようになったと実感しています」

［ 本レポートの患者 ］

ここで、症例を紹介してもらう。患者は産後3カ月の女性で、現在は育児のためバレエは休止しているが、復帰を目指しコンディショニングを行っている。主訴は腰部の緊張と左膝痛。膝は子どもを抱っこして歩いたりすると痛みが出る。患者は過去、右膝蓋骨脱臼を計5回経験している。

01　問診と姿勢検査

　問診で主訴を確認したのち、鏡の前で実際にバレエのポーズをとって確認する。左右のバランスを確認すると、左肩が上がっていた。また、患者はプリエ（p.52参照）のとき右膝をかばうように左膝から先に屈曲しており、右股関節が外旋しにくくなっていた。また、アラベスク（p.53参照）ではまずハムストリングスの上部線維が緊張し、次に大殿筋の下部線維から上部線維、というところまでは正しい順序で筋が活動しているものの、軸足側と動側の腰部が緊張するタイミングがほぼ同じだった（図3）。

　骨盤の前傾を確認するため、上前腸骨棘の頂点と、上後腸骨棘の頂点に付箋を貼付する。左右どちらもその間が解剖学良肢位とされる2横指を超えて3横指が入るほどになっており、左右差のない前傾であった（図4）。また、ベッドに背臥位になり、両側の踵部と膝をそろえた状態で膝を屈曲し、踵部を殿部のほうへ引き寄せた状態で、膝蓋骨の位置を確認する。左側がわずかに高いので、左側の大腿四頭筋に緊張が見られる。

　なお、患者は横谷氏の施術を受けるようになってからは膝蓋骨脱臼を発症していないものの、外側広筋の緊張が強かったことに加え、産後で各関節が不安定と考えられたため、ラックマンテストを行った（図5）。その結果、右膝関節の動揺性がより大きいことが分かった。これは前十字靱帯が緩いわけ

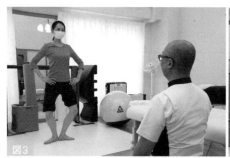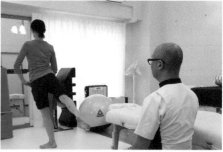

プリエ（図左）やアラベスク（図右）といった動作時の筋の動きや痛みを確認する

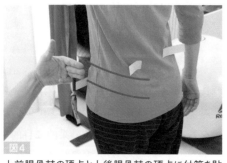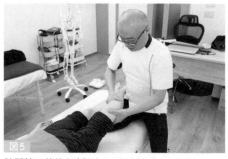

上前腸骨棘の頂点と上後腸骨棘の頂点に付箋を貼付。3横指分の隙間があることが分かる

膝関節の状態を確認するためのラックマンテスト

ではなく、外側広筋が過緊張となる一方で、内側広筋および内転筋群が衰え、膝蓋骨の不安定性が増したことが原因であると考えられる。

そのため、まず外側広筋の緊張を緩める目的で鍼を行う。

02　外側広筋への鍼治療

外側広筋の過緊張を改善する目的で、腸脛靭帯に沿って刺鍼する。膝蓋骨の上端付近でくぼんでいる箇所、腸脛靭帯と大腿骨の隙間が一番広い部位とその1〜2横指ほど上の1〜2部位を狙い、腸脛靭帯の裏側に鍼を通すイメージで刺鍼する。実際は外側広筋が緩む（図6）。

使用する鍼は主に1番や01番、02番のように細い鍼で、腰部や殿部だけ2番や3番を使うことがある。

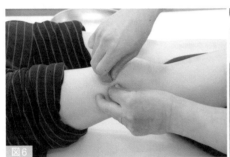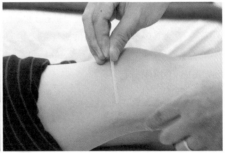

図6
腸脛靭帯への刺鍼と刺鍼深度の目安

03　中間広筋への指圧

左膝の痛みそのものは膝蓋下脂肪体の痛みと推察し、患者の左足を挙上した状態で、大腿直筋を避けて中間広筋に指圧による持続圧を加え、緊張を改善する（図7）。大腿直筋を貫いて刺鍼すると違和感が残りやすいため、最近ではほとんど行っていないとのこと。続いて、背臥位になり、左下腿だけをベッドサイドに下して膝関節90度の状態で持続圧を加える（図8）。

「中間広筋のように深層にある筋を狙うときは鍼を使いがちですが、足を挙上するなどして大腿直筋の起始、停止の距離を縮めて大腿直筋を避ければ、指圧で刺激を与えることは可能です。先ほど外側広筋へ鍼を使ったのは膝関節に動揺性があるほど固かったからですが、動揺性がさほどなければ、外側広筋に指圧で持続圧を加えて緩ませることもできます」

なお、中間広筋への指圧の際、大腿直筋の過緊張により避けることが困難な場合は、この施術の順序を入れ替えることもある。

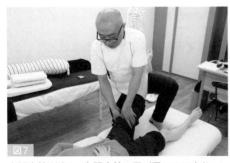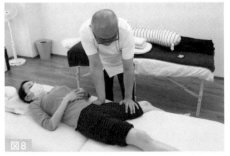

図7
大腿直筋を避けて中間広筋に圧が届かせるポジション

図8
左下腿だけをベッドサイドに下し、膝関節90度の状態で持続圧を加える

04　相反抑制を利用した筋緊張の緩和

　一連の治療のなかで、腸腰筋にストレッチをかけようとしたところ、それまで患者が自覚していなかった左股関節の痛みと右股関節の違和感を訴えた。そこで、両側の大腿筋膜張筋と腸腰筋を押圧したところ、左側の腸腰筋が表層を通過する鼠径部と、右側の大腿筋膜張筋にそれぞれ圧痛があった。

　左腸腰筋の圧痛に対するアプローチでは、患者は背臥位になり、両下肢を揃えて術者の大腿部に乗せる。両膝を伸展し、両肘をベッドの上につけて垂直に立てたまま殿部を持ち上げ、その状態を10秒間ほど維持、これを数回繰り返す（図9）。多裂筋の収縮によって、相反抑制で主に大腰筋の緊張を改善することを目的としている。その後、発痛部位を押圧すると痛みが軽減していた。

　引き続き、右大腿筋膜張筋に対するアプローチでは患者の両膝を屈曲させ、術者は片方の手で患者の右膝を保持しつつ、もう片方の手で右足関節を外側へ引き、股関節に内旋負荷をかける。このとき、患者は膝をその場で止める意識で抵抗運動を行う。これは、右側の腸腰筋を使わせることで、大腿筋膜張筋を緩めている。股関節は腸腰筋と殿筋群、大腿内外側の筋群、ハムストリングスなどが支え合い関節を安定させているが、大腿筋膜張筋を緩める場合には相反抑制効果を期待して腸腰筋を使わせるとよい（図10）。

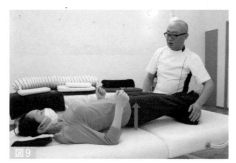

図9　多裂筋を収縮させることで大腰筋を緩めるトレーニング

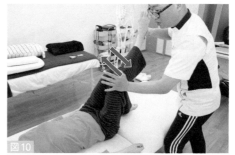

図10　腸腰筋を使うことで大腿筋膜張筋を緩めるトレーニング

05　大腰筋を緩める指圧

　患者に立位で状態の確認を行ってもらうと、胸腰部の後屈時に背中の中心に固さを感じる、とのこと。これは腸腰筋の弱さと緊張の両方が原因だと横谷氏は推察する。

　「骨盤の前傾は腸腰筋の過緊張が原因という説がありますが、私は逆に、骨盤の前傾があると、腸腰筋が衰えていくにもかかわらず、姿勢維持に働かされるために緊張する、と考えています」

　治療としては術者が腹部から腸腰筋、特に大腰筋を狙って押圧し、患者は息を吐きながら股関節および、膝関節の伸展を行う（図11）。

　横谷氏は以前からこのアプローチを行っていたが、解剖実習に参加した際、献体の大腰筋が身体の最深部にあり、腹部から触れられないことを確認した。このことから横谷氏は腹側からのアプローチをしばらくの間行っていなかった。しかし多くの患者から「股関節や腰背部が楽になる」とリクエストがあったという。

　「最初は腹部の筋群が緩めばよいと考えて、腹部のマッサージを行っていましたが、患者さんの求めるような効果は得られませんでした。いろいろと試してみて、やはり患者さんに息を吐いてもらいながら自動運動をしてもらうことで腹圧を高めるアプローチが、大腰筋の緊張を緩ませることに効果があると再認識しました」

　治療前に左肩が上がっていたことについては、小胸筋を緩めて肩甲下筋や前鋸筋のトレーニングをすることで、改善することができた。治療後、最初と同じ検査をしたところ、解剖学的良肢位に近づいており、患者の主訴の改善も確認できた。

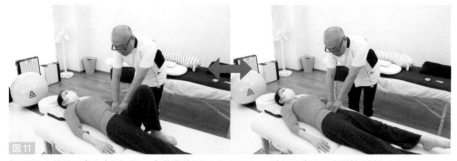

押圧をした状態で息を吐きながら、自動運動をさせることによって腹圧を高め、大腰筋を緩ませる

Ⅳ. まとめ

　産後はホルモンの影響や筋力低下により、身体の各関節が不安定になっていることが多い。今回は誌面の都合上割愛してしまったが、産後の場合は鍼やマッサージで筋を緩めるより、筋を使わせるトレーニングを中心に行っているという。特に、人間は普段使いやすい筋ばかりを使ってしまうが、できるだけ使いにくい筋をターゲットにすることで、より関節が安定する。そのため、横谷氏は産後の早期復帰を推奨しておらず、「知り合いの産科医も『極端に早い復帰は10〜20年後にひどい更年期障害を発症する可能性がある』と話しており、ご本人の身体やお子さんのためにも、早期の復帰には警鐘を鳴らしていきたいです」と語った。

　適切な速度で回復、復帰をさせることがダンサーの健康につながり、またバレエを知らない人が抱く「バレエはケガが多い」というイメージを変えられるのでは、というのが横谷氏の考えだという。

　最後に、横谷氏に今後の展望を聞いた。

　「ダンサーにとって踊りやすいベストコンディションにするには、術者もバレエの見せ方を理解する必要があります。世界でもトッププレベルのダンサーから一般のダンサーまで、幅広い層のダンサーの身体を治療させてもらっている強みを生かして、解剖学的見地からムーブメントが美しくなり、表現が多彩になるようなアプローチで、ダンサーの手助けをしたいです」

[役柄によって異なる重心の位置]

重心が低いほうが安定するのは当然だが、横谷氏は「バレエは演じる役柄によって重心の位置を変えたほうがよい場合がある」と話す。例えば、「ドン・キホーテ」という作品に登場するキトリという少女は、力強さや元気さを持つ役柄で、重心をできるだけ下げて安定させたほうが観客に伝わる。一方で「白鳥の湖」のオデットという白鳥の役は、安定と不安定の均衡をぎりぎりで保つように重心を少し高い位置で維持することで、その儚さを表現する（同じフルポアントでも意図する表現が異なる）。

レポート 03

バレエダンサーへのアプローチ

バレエを踊るための身体づくりをサポートする マッサージとトレーニング

profile: **南部良太**（バレエ整体あすかスタジオ代表）
なんぶりょうた

16歳からダンスを始め、1995年、20歳で渡米。ニューヨークバレエアーツ、ウエストサイド・スクールオブバレエにてバレエ、ジャズ、モダンダンスを学び、5年半の留学生活を送る。帰国後はフリーランスのダンサーとして活躍。2011年、長生学園卒業。都内の指圧治療院勤務を経て、2013年にバレエ整体あすかスタジオを開業。あん摩マッサージ指圧師。国際ダンス医科学会（IADMS）会員。

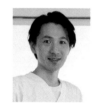

photo：編集部

パフォーマンスを高めるための レッスン以外のアプローチ

　元プロダンサーの南部良太氏は現役時代、マッサージ治療院に通っていたことがきっかけで、治療家の道を選んだ。

　「頻繁にケガがあったわけではないのですが、リハーサルや公演が続くと、身体のどこかが動かしづらくなったり、足が思いどおりに上がらなくなったりします。ダンサーは身体が資本のため、週に1回マッサージでメンテナンスをしてもらっていました。毎回、一点圧による指圧やストレッチなどの施術を受けると、翌日のレッスンでは身体の動かしやすさが明らかに変わり、『この仕事はすごい』と感じ、引退後は専門学校に通いました」

　南部氏は現役時代に「バレエがうまくなるためには踊りの練習だけでなく、メンテナンスや身体づくりが必要」だと体感していたことから、2013年にバレエ整体あすかスタジオを開業。趣味でバレエスタジオに通う人や、バレエ講師、プロを目指している子どもなど、アマチュアやセミプロのダンサーに向けて、マッサージによるケアや身体の使い方の解説、トレーニング指導を行っている。

　「急性のケガや踊れないほどの痛みがある場合は予約時にお断りするか、知り合いの鍼灸院や整骨院に紹介しています。当院が目指すのは、バレエを踊るうえでの身体のコンプレックス解消と、パフォーマンスの向上、そしてケガの予防です。そのため、身体の痛みや不調がなくても来院できるよう、治療ではなく『バレエ整体』とし、来院する方は患者ではなくクライアントという認識で接しています」

　南部氏自身がダンサーとして踊っていたときにも感じていたとおり、ひたすら毎日バレエのレッスンだけを受け続けていても、高度なテクニックに耐えられる身体は整わないという。

　「バレエの動きを見据えて、筋繊維を緩め

て可動域を広げたり、必要な筋力を鍛える、動き方を改善するなど、ほかのアプローチも必要です」

悩みの先にある目標のため
セッションを組み立てる

初めて来院するクライアントには、事前にアンケートフォームをメールで送付する。アンケートにはバレエ歴やレッスン時間、1週間のレッスン日数などのほか、どんなバレエの動きで悩んでいるのかを回答する項目がある（表1）。回答によっては、予約日までに行えるセルフケアの解説動画を提供することもあるそうだ。

「アンケートでは、現在の状況を必ず回答してもらいます。技術的な悩みを解消したくて来院したとしても、その先には必ず『最終的な目標』があります。コンクールで優勝してスカラシップで留学したい、オーディションに受かりたい、発表会で楽しく踊りたいなど、クライアントはさまざまな目的を持ってバレエを踊っています。それに合わせて、期間や来院頻度の計画を立て、悩みの根本解決まで導く必要があります。ゴールが見えないと、クライアントもモチベーションが保てず、結果を出すことができません」

セッションの内容はクライアントによってカスタマイズしており、マッサージだけで完了する場合もあれば、トレーニングのみのケースもある。ほぼ毎日レッスンを行うプロダンサーに比べ、南部氏のクライアントに多い40〜50代のアマチュアダンサーは、筋肉のこわばりや硬直が強いためトレーニング前に手技で緩めることが多い。

今回は、来院目的で最も多い「アン・ドゥオール（股関節を外旋させて脚全体を外に回す立ち方）がうまくできない」という悩みに対してのセッションを再現してもらった。

※バレエの基本用語はp.52で解説。

表1　事前アンケートの一部

コンクール出場経験		バレエ歴	
発表会出演経験		毎週のレッスン日数	
1年間の平均舞台出演数（必須）		1日のレッスン時間	
（コンクールや発表会、他の舞台も含む）		現在の状況は？（バレエを踊っている目的など）	
以下の当てはまるものすべてにチェックを入れて下さい。（必須）（複数回答可）			
□ プリエの時にアン・ドゥオールが開きにくい		□ ポアントの時、重心が小指側に傾く	
□ 5番ポジションが正確に入らない（開けない）		□ グリッサードの後ろ足がインに入りやすい	
□ 5番ポジションに入れた時、ヒザが伸びない		□ アラベスクの軸脚がアン・ドゥオールできない	
□ 足のアーチがつぶれ、偏平足がある		□ アラベスクの動脚がアン・ドゥオールできない	
□ 外反が痛む（外反母趾を発症している）		□ ドゥバンに上げた脚がインに入りやすい	
□ 先生から内モモを使うようによく注意される		□ ア・ラ・スゴンドに脚を上げると腰が引ける	
□ 内モモを使う感覚が分からない		□ パッセの脚が内側に入りやすい	
□ ア・ラ・スゴンド（横）に開けない		□ フェアテでプリエをする時にお尻が出る	
□ ドゥバン（前）に脚が上がらない		□ ソ・ド・バスクの時、ルティレの脚をしっかりアン・ドゥオールできない	
□ ア・ラ・スゴンド（横）に脚が上がらない		□ パデシャ（ソドシャ）をする時、かま足になる	
□ デリエール（後）に脚が上がらない		□ ロンドゥジャンブで股関節がうまく回らない	
□ ポアントで安定して立てない		□ 踊っている間、アン・ドゥオールをキープし続けることができない	
□ ポアントで立つ時、軸足のヒザがのびない		□ その他のお悩み	

[本レポートの患者]

50代、女性。10年前から趣味でバレエを始めた。レッスンは週2回程度。アン・ドゥオールの左右差に悩んでいる（左が開きづらい）。半年後に発表会を控えている。

下半身の筋力の左右差を感じており、アティテュード（片脚で立ち、もう片脚を前、横、後ろのいずれかに上げて膝を屈曲するポーズ）では、右足を軸にしたほうが安定する。ただし回転をするときは、左足を軸にするほうが安定し、右足を軸にすると回りづらい。

01 評価

（1）股関節外旋可動域の確認（クレイグテスト：Craig test）

　床摩擦が使えない状態で外旋可動域の確認をするため、腹臥位で脱力をして股関節外旋可動域をチェックする。股関節内外転がニュートラルな状態で膝関節を90度屈曲し、骨盤と膝が一直線になるところに分度器を置き、他動的に股関節外旋を行って角度を測定する（図1）。床と骨盤の間に隙間ができると正しく測定できないので注意する（図2）。プロダンサーの場合は50度、一般の人は45度程度が目安となる。

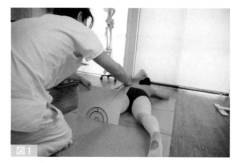
図1　クレイグテスト

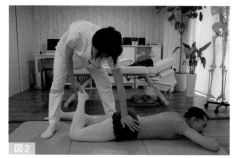
図2　骨盤と床の間に隙間がないように上から骨盤に圧を加える

（2）安定性とアライメント

　立位で両足を平行にした状態から片足立ちをしてもらい、骨盤の傾きや軸足の安定性を評価する（図3）。また、前後に足を開く形で片足を踏み出した姿勢を正面から見て、軸のずれ、膝の揺れ、nee in toe outになっていないか、重心の位置、足底のアーチの状態など、アライメントの崩れや左右差を目視で評価する（図4）。

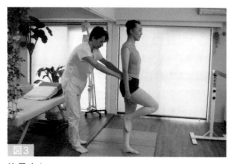
図3　片足立ち

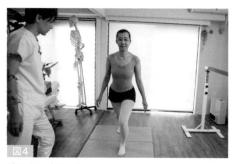
図4　踏み出し（ランジ）

（3）エアプレンテスト

　片足で立ち、肘関節伸展位で床と平行になるまで胸腰部を屈曲させる（図5）。ゆっくりと両手を閉じるように肩関節を水平屈曲させながら、軸足の膝を屈曲し（プリエ）（図6）、再び手を広げながら軸足の膝を伸展位にする。体幹の強さと軸足の安定性を確認するため、5回連続で屈曲・伸展を行い、3回以上安定してできるかどうかチェックする。このエアプレンテストは、国際ダンス医科学会（IADMS）でも、トウシューズを履いて踊れる筋力があるかの評価方法として推奨されている。

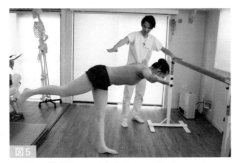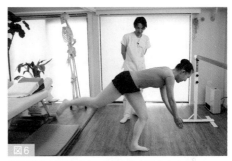

胸腰部を屈曲させ、床と上体を平行にする　　肩関節を水平屈曲させながら膝を屈曲する

（4）バレエの基本の動き

　1番ポジション（股関節外旋位で、踵同士が互いに触れるようにして立つ）のときに床摩擦を使って無理にアン・ドゥオールをしていないか（図7）、プリエを行ったときに第2足指と膝の中心ラインが一直線かどうか（図8）、バットマン・タンデュで、足指の先が丸まっていないかを確認する（図9）。バットマン・タンデュでは足指を伸ばす際に、いったんMP関節を屈曲して床をしっかりと押す動き（ドゥミポワント）を経由していないと、足指の先が丸まりやすく、つま先が伸びづらい（図10）。

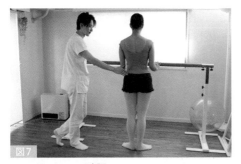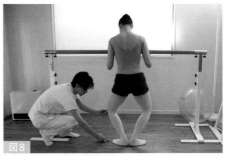

アン・ドゥオールの確認　　プリエの第2足指と膝の中心ライン

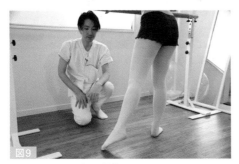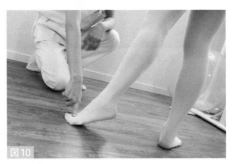

バットマン・タンデュの足指　　ドゥミポワント

02 施術

（1）股関節の外旋筋群・内旋筋群

　側臥位で大転子と仙骨の間の股関節外旋筋群に肘を置き、体重をかけて押圧する（図11）。アン・ドゥオールで使用している筋群のため、押すとすぐ痛がる場合もある。クライアントが痛みで緊張してしまわないように、押圧が強すぎたらすぐに緩める。20〜30秒持続圧を加える。より強く圧を加えたい場合は、肘頭を支点にして円を描きながら、もう一方の手で足関節を持って回す他動運動を行う（図12）。クライアントの膝関節を屈曲させたまま術者の大腿に乗せ、母指で股関節付け根の股関節内旋筋群を押圧する（図13）。

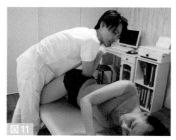
図11 股関節外旋筋群の押圧

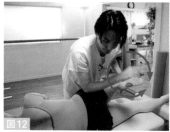
図12 股関節外旋筋群にさらに強い圧をかけたい場合

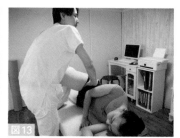
図13 股関節内旋筋群の押圧（十分なインフォームドコンセントを行うこと）

（2）仙腸関節

　仙腸関節の可動域が少なくなると、前後に足を上げるとき（股関節の屈曲・伸展）に制限がかかってしまうため、仙腸関節を緩める必要がある。腹臥位にて母指を仙腸関節に当て押圧しながら、一方の手で膝を軸に下腿を回す（内回し・外回しの両方行う）（図14）。より圧を強めたい場合は、クライアントの膝関節を屈曲させて、肘で押圧する（図15）。

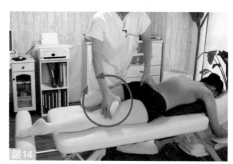
図14 仙腸関節への押圧

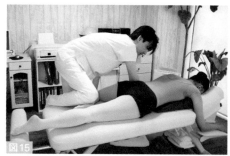
図15 仙腸関節を肘で押圧する

（3）肩甲骨・肩

　普段はデスクワークをしていて趣味でダンスを踊っているクライアントや、子どものクライアントの場合、プロダンサーに比べて肩甲骨や肩のこわばりが強いことが多い。より優雅に踊るためや、表現力を上げるために上半身や腕の動きの柔らかさは大切である。側臥位でクライアントの上腕を持ち、一方の母指で大円筋、小円筋を押圧する（図16）。また、クライアントの肘を背部に回し、僧帽筋を押圧する（図17）。肩に可動域制限がある場合は、肩関節を180度位屈曲した状態で、大胸筋を圧迫する（図18）。

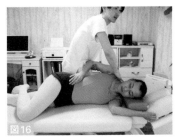
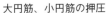

大円筋、小円筋の押圧

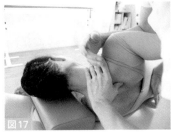

僧帽筋の押圧

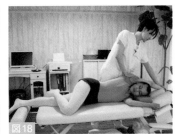

大胸筋の圧迫

（4）足関節

　ふくらはぎの緊張があるときは、腹臥位でアキレス腱をつまみながら、足関節を底屈・背屈する（図19）。多くの場合、左右で底屈・背屈の動きに差があり、軸足が得意なほうの足関節は動きが悪い。

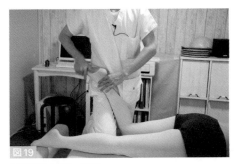

足関節の底屈・背屈

（5）大腿前面のストレッチ

　クライアントの膝を屈曲させ、他動的に足部を殿部に近づけるストレッチを行う（図20）。より深いストレッチができる場合は、膝を術者の大腿に乗せた状態で行う（図21）。

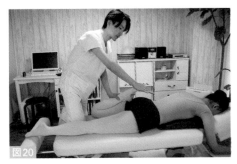

大腿前面のストレッチ

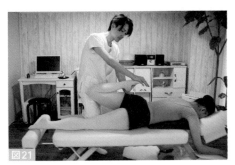

ストレッチをさらに深めた状態

03　レッスン前後・自宅でできるセルフケア指導

（1）股関節の可動域を広げる

　腰椎、仙腸関節をストレッチする。腹臥位で肘をついた状態で、足底を逆脚の膝に近づけ、ルティレの姿勢になる（**図22**）。膝を屈曲した側の肩を床に着けるように、左右の肩を交互に床に着ける（**図23**）。骨盤の上にタオルを置いてサポートすることで、仙腸関節をストレッチしやすくなる（**図24**）。

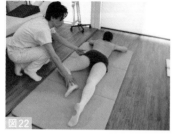
図22
ルティレの姿勢

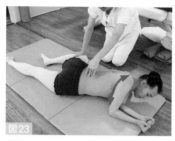
図23
左右の肩を交互に床に着ける

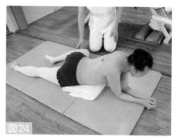
図24
骨盤をタオルでサポートしている状態

（2）大腰筋ストレッチ

　立位で、両手でバーにつかまり、ランジのポジションで体幹に力を入れて背骨でアーチをつくるように胸腰部を伸展させながら腰を落としていき、股関節前面（大腰筋）を伸ばす。肩を外転して、上半身を捻る（胸腰部を回旋させる）ことで、さらにストレッチをかけられる。骨盤が前傾するクライアントや、反り腰のクライアントに行うストレッチである。

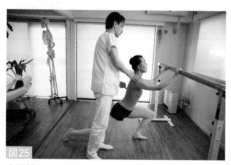
図25
大腰筋のストレッチ

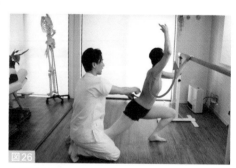
図26
大腰筋のストレッチの強化

(3) アラベスクのエクササイズ

　無理のない1番ポジションから、片足をバランスボールに乗せる。骨盤は正面に向けた状態で、息を吸いながらプリエをし、息を吐きながら引き上げる（**図27**、**図28**）。デリエール（後ろに足を出す動き）は、腹筋群と脊柱多裂筋が働いていないと行うことができないため、腹筋群と脊柱多裂筋を上下に伸ばすイメージでストレッチする必要がある。

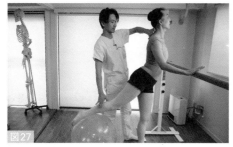
スタートポジション

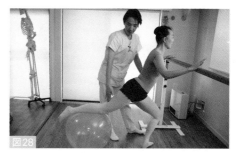
プリエをして腹筋群と脊柱多裂筋をストレッチする

(4) 回転盤のエクササイズとチェック

　回転盤の上にのり、バーにつかまってアン・ドゥオールをする（**図29**、**図30**）。骨盤をニュートラルにした状態で、回転盤の上でアン・ドゥオールをキープする。

　背中にフォームローラーなどをあてたときに、腰の隙間に少し指が入るくらいのアライメントが望ましいが、隙間が空きすぎていると反り腰になっている可能性がある（**図31**、**図32**）。骨盤が後傾するとアン・ドゥオールでバランスがとれなくなり、代償動作で骨盤が前傾しがちになるので、腰が反りやすい。骨盤がニュートラルな状態でアン・ドゥオールをキープするためには、背部や体幹の筋群を鍛える必要がある。

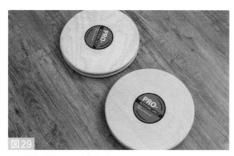
回転盤（OPTP社製）

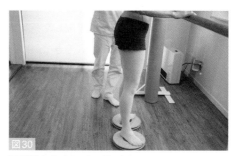
回転盤の上でのアン・ドゥオール

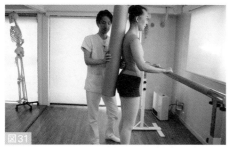
フォームローラーを当ててアライメントを確認する

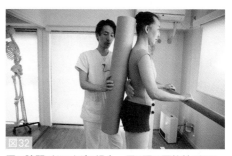
腰に隙間がありすぎる場合、反り腰の可能性がある

レポート　04

バレエダンサーへのアプローチ

バレエダンサーへの治療の概要と 下肢へのテーピング療法

profile: **田原和幸**（株式会社ケアナビ 代表取締役、たばる針灸整骨院院長）

1988年、日本柔道整復専門学校卒業。1994年、日本鍼灸理療専門学校卒業。2005年、たばる針灸整骨院を開業。日本オリンピック委員会強化スタッフ。日本ダンス医科学会会員。NPO法人芸術家のくすり箱会員。柔道整復師、鍼灸師。

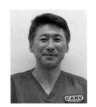

photo：編集部

痛みを抱えながら 毎日練習を続ける環境

　東京都墨田区両国のたばる針灸整骨院は、来院する患者の4割がバレエダンサーだという。

　「約15年前、ご家族の紹介で来院したバレエ団に所属するダンサーの患者さんをきっかけに、プロバレエダンサーの来院が増えていきました」

　バレエダンサーの主訴は、肉離れや足首の捻挫などの外傷のほか、間違った身体の使い方やオーバーユースによる下肢の障害も多いそうだ。後者の場合、痛み自体は治療をするとすぐに改善されるが、練習に戻ると再発し、それを繰り返し次第に悪化してしまうという。

　「バレエは練習を3日休むと身体がなまると指摘する指導者もいる世界だそうです。大半のプロバレエダンサーは子どもの頃からそのような文化・環境で育っているため、オーバーユースが原因で痛みが出ていると分かっ

ていても、こちらが『練習をしばらく休めば改善します』と伝えてしまうと、次の来院はほぼありません。つまり、毎日の練習を続けながら、痛みを抑える方法を提案しなければならないのです」

　田原氏が述べる通り、取材の撮影時に患者モデルを引き受けてくれた東京シティ・バレエ団所属の松本佳織さんも、「バレエダンサーは痛みに強い人が多く、痛みがあっても精神力で踊りきる人が大勢います。安静にしたほうがよいのは十分理解したうえで、トレーナーにはすぐに踊れるようにしてほしいのです」と話していた。

　15年前はダンサーの治療に関する情報が少なく、田原氏は暗中模索の状態からダンサーの治療を始めたとのこと。

　「休診日に足を痛めたダンサーに来院してもらい、どんな動きをするとどこが痛むのか、どのようなテープを巻くと踊りやすくなるのかなどを教えてもらうことで、バレエ特有の動きについて理解を深めていきました。その

なかで、繰り返す痛みを根本的に解決するには、間違った身体の使い方を治す必要があることも分かってきました」

アスリートとダンサーの治療計画の立て方の違い

田原氏が以前、ダンサーの治療で戸惑ったことに、治療のゴール時期の設定がある。

「私がバレエ界の練習スケジュールや本番までのプロセスを知らなかったため、せっかくよい役をもらっていたのに、ダンサーが精神的に押しつぶされて降板してしまう……という失敗がありました。

バレエは、公演に向けて配役が決まると、普段の基礎練習に追加するかたちでリハーサルが始まり、リハーサルがだんだんと増え、通し稽古が始まり……と、本番が近づくにつれて運動量や練習時間が増え、ハードワークになります。さらに、事前に芸術監督など関係者によるチェックが入り、動き次第では『今は痛みがあるから仕方がないけれど、○日までに踊れないと配役を代える』な
ど と 伝えられることもあるそうです」

このようなことがあると、たとえ本番まで時間があっても、「治らなかったらどうしよう」と焦り、ある時期から急に痛みが消えなくなる、今までできていた動きが突然できなくなるなど、情動的に痛みが増す負のスパイラルが起こることもあるそうだ。

田原氏は当初、アスリートと同様に本番までに踊れるようにする治療計画を立てていたが、今では本人と話し合い、「絶対に間に合わせたい勝負の日」に照準を合わせ、練習量の増加もふまえてゴールを設定するようにした。

「アスリートが結果や記録を重視することに対し、ダンサーは『問題なく踊れる』だけではなく、アーティストとして感情をいかに身体で表現できるかを大切にしています。そういった意味で、彼らは治療者の想像以上に高いレベルのパフォーマンスを求めています。そのため治療者は本人と、目標、今後の公演予定、公演に向けて今がどんな状況なのか、スケジュールや公演までの流れを細かく確認する必要があります」

[バレエダンサーへのテーピングの活用と注意点]

田原氏は、バレエダンサーの痛みの改善や再発予防、そして劇場に帯同したときの応急処置としてテーピングを活用している。テーピングを使いたがらないダンサーへの対応や、多忙なダンサーが予防として自身でも巻けるように考慮し、無駄を省いた少ない本数かつ簡便な巻き方になるよう工夫している。

- 予想以上に汗をかくため、ズレやすいアンダーラップなどは基本的には使用しない。また、撥水性のあるテープにするなど工夫する
- 照明に反射する素材は避ける
- テーピングはダンサーにとって精神的な支えになることも多いが、あくまで補助的なものであり、痛みの根治にはトレーニングなどが必要であり、テーピングに頼りすぎないよう説明する
- ホワイトテープは「硬く固める」というイメージがあり、ダンサーが避けたがる傾向が強いので配慮する

※本レポートでは、幅7.5cmのキネシオテープを使用しているが、実際は症状ごとに素材や幅を変えて行う。ダンサーの好みに合わせてその都度調整する必要がある。患者モデルは女性。テープの長さは患者モデルの例である。

01　足関節の捻挫のテーピング

　足関節の捻挫（内反捻挫）はダンサーに多く見られる症状で、固定を目的としてテーピングを使用する。バレエダンサーはトウシューズを履いたときに甲が高く見えるよう足部のラインを出すことにこだわっており、ダンサーのなかには、トウシューズの側面の布を縫って詰めることで、甲の高さが出るように工夫していたり（図1）、「つけ甲」と呼ばれるトウシューズ用アタッチメントを甲に着装していることもある。そのため、できるだけ甲の動きは制限せず、甲の高さに影響を与えないようにするテーピングを基本とする。

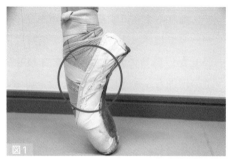

図1
側面の布を縫って詰めた状態のトウシューズ

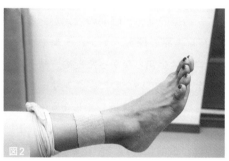

図2
約25cmにテープをカットし、外踝より指3本分上の位置を下端にして、アンカーテープを1周巻く

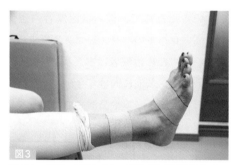

図3
約25cmにテープをカットし、リスフラン関節にアンカーテープを1周巻く

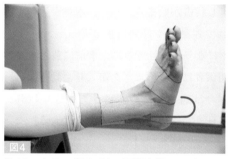

図4
約35cmにテープをカットし、下腿内側のアンカーテープ上端から、脛骨に沿って足底に向けて貼っていき、足底の外側で上方へのテンションをしっかりかけ、外側のアンカーテープ上に貼る（スターアップ）

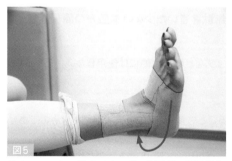

図5
約25cmにテープをカットし、第5中足骨か踵骨隆起を通って、外側から内側に向かってテンションをかけながらテープを貼る（ホースシュー）。最後に図2、図3のアンカーテープの上にそれぞれもう一度アンカーテープを巻いて完成

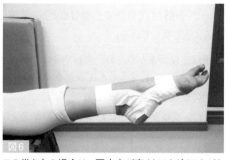

図6
この巻き方の場合は、固定力が高くなりすぎることがなく、足の甲の高さが出せる。そのため、痛みが強い場合はホワイトテープを使用してもよい

02　足関節後方インピンジメント症候群のテーピング

　足関節後方インピンジメント症候群の原因は、ほとんどの場合がオーバーユースであり、三角骨障害など骨性病変を引き起こすこともある。帯同現場では簡易的な巻き方を行うことが多いが（**図10**）、これだけでも直接患部にテンションがかからなくなるため、痛みが緩和する。痛みの原因組織を判別する検査としても使用する（**図11**）。

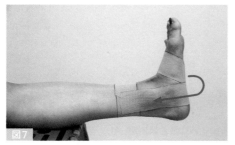

図7　約25cmにテープをカットし、内踝より指3本分上の位置と、リスフラン関節にアンカーテープを1周巻く。約35cmにテープをカットし、下腿内側のアンカーテープ上端から、脛骨に沿って足底に向けて貼っていき、足底の外側で上方へのテンションをしっかりかけ、外側のアンカーテープ上に貼る（スターアップ）

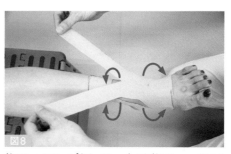

図8　約30cmにテープをカットし、上から約12cm、下から約12cmまでそれぞれ切り込みを入れ（スプリット）、テープの中央を足の甲に乗せ、下側の切り込みを甲側から足底に向けて貼り、上側はアンカーテープ上に重ねて巻くようにテンションをかけて貼る。切り込みの長さは、ダンサーによって調整する

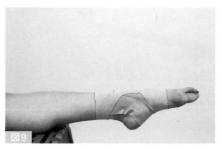

図9　スプリットを貼るときは、ダンサー自身に痛みが出ない角度まで足を底屈してもらいながら貼るとよい。図7のアンカーテープの上からそれぞれアンカーテープを巻いて完成

[簡易的な方法]

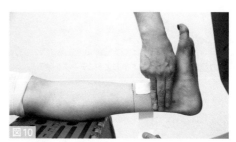

図10　足関節後方インピンジメント症候群の場合は、内踝より指3本分上の位置を端にしてテープを巻き、その上にホワイトテープを巻いただけでも、痛みが緩和することが多い

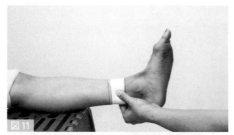

図11　図10のテープを巻いた状態で、痛みが緩和すれば、筋肉（長母趾屈筋、長趾屈筋、後脛骨筋、長腓骨筋、短腓骨筋など）に起因する障害のことが比較的多い

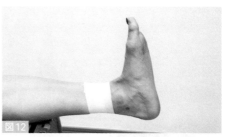

図12　プリエ（p.52）の動作で足関節が痛む場合は、ホワイトテープを3本巻くと、筋肉の腱の滑動が干渉され、背屈可動域が制限される。その結果、プリエ時の痛みが緩和する

03　中足骨

　トウシューズで立つと、第1中足骨と第2中足骨で体重を受ける状態になる。特に第2中足骨の痛みは、ダンサーの足の甲側のトラブルのなかでは代表格となっている。

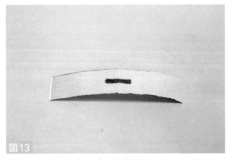

図13
約2cmに切ったテープを半分に折って、中央に切り込みを入れたテープを3本用意する

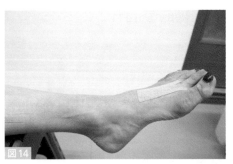

図14
切り込みに足の第2指を通し、第2中足骨に沿って、甲側と足底側にテンションをかけて貼る

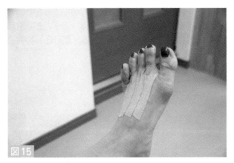

図15
足の第3指、第4指にも同じようにテープを貼る

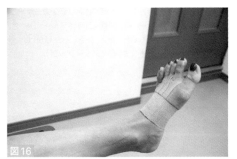

図16
約25cmにテープをカットし、テープの終点にアンカーテープを巻いて完成

04　シンスプリント

　バレエダンサーは疾走型よりも跳躍型のシンスプリントが多い。テーピングで荷重負荷を分散させることでジャンプの着地時や、プリエで力を入れたときに痛みの逃げ場をつくる。

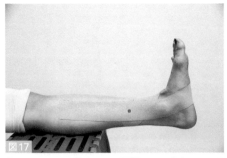

図17
約50cmにテープをカットし、脛骨下1/3部をスタートとして、下腿前面を斜めに下り、足底部のアーチを上げるように脛骨に沿って貼る（変形スターアップ、または6テープ）

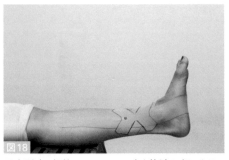

図18
正方形（一般的には7.5cm四方を使う）に切ったテープに2カ所切り込みを入れ（スプリット）、痛みがある位置から3枚分下に1枚目のテープの中央を乗せ、4方向にテンションをかけながら貼る

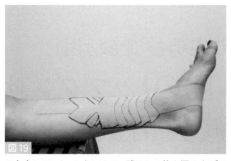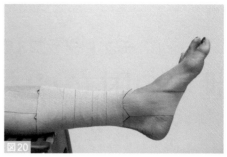

4方向にテンションをかけて、残りの5枚を編み上げるように重ねて貼っていく。こうすることで、疼痛部位の荷重ストレスを分散させる

約30cmにテープをカットし、変形スターアップがずれないように、サーキュラーを巻く。ふくらはぎにテーピングの圧があると気になるというダンサーには、1周巻かなくてよいが、少なくとも脛骨を超える程度のテープを貼る

[公演現場への帯同]

田原氏は、松本佳織さんが所属する東京シティ・バレエ団が2018年3月に行った『白鳥の湖』に、藤原和朗氏（JSPO-AT、鍼灸あん摩マッサージ指圧師）とともにトレーナーとして帯同。さらに2018年7月の『ウヴェ・ショルツ・セレクション』の公演では、出演するダンサー数名がお金を出し合って田原氏らトレーナーを雇用し、帯同が実現したという。ダンサーは、突然のケガに備えて、応急手当ができるトレーナーがスタンバイしていることで安心して踊れたそうだ。

田原氏は「今回の件はバレエ団自体が、トレーナーの必要性を感じてくれていたという前提があり、実施することができました。今後はダンサーさんの負担のない形で、ダンサーの健康の増進やパフォーマンス発揮のための、トレーナー活動を行っていければ理想かと思います」と経験を振り返った。

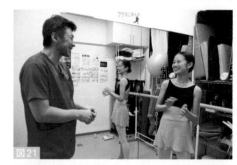

田原氏（左）と東京シティ・バレエ団所属の松本佳織さん

→田原氏のテーピングも掲載している、ダンサーのケガや障害、健康管理についての情報をまとめた単行本『ダンサーのためのヘルスケア（仮）』（NPO法人芸術家のくすり箱他、監修）は医道の日本社より7月発刊予定

インタビュー

モアレグラフィでの姿勢検査も活用
世界の国立バレエ団のトップダンサーを支える鍼灸治療

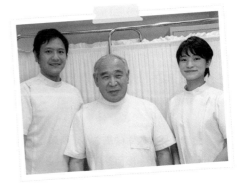

▲院長の内池正弘氏（写真中央）ほか、同じくバレエダンサーへの治療を務める副院長の中村純氏（写真左）、バレエダンサーの経験を持つ田中結希氏（写真右）

ロシアの伝説的なバレエダンサーである故・マイヤ・プリセツカヤ氏が、来日した際に治療に訪れていたというウチイケ鍼灸整体院。現在も世界で活躍するバレエダンサーたちの来院が絶えないらしい。なぜバレエダンサーから支持されているのか。院長の内池正弘氏に話を聞いた。

──バレエダンサーの治療を始めたきっかけを教えてください。

内池　およそ40年前、来日していたバレエダンサーの治療をロシア大使館から依頼されたことがきっかけです。そのとき治療をしたのが、ロシアのボリショイバレエ団でプリマを務めていたニーナ・アナニアシヴィリ氏でした。それからダンサーの間で評判が広がっていき、日本で公演がある際に来院していただくようになりました。ボリショイバレエ団、フランスのパリ・オペラ座バレエ団など、多数のプリンシパルやエトワールたちにも、来日した際には治療を行っています。

　私自身、過去に4〜5回ほど、直近では2018年にパリのバレエ教室を訪ね、バレエとは何か、バレエダンサーの理想的な身体やその使い方などを学んでいます。そういったバレエへの理解が、ダンサーに当院を選んでいただいている理由でもあると考えています。

──バレエダンサーの身体で特徴的な点はどこでしょうか。

内池　例えば、通常、脊柱は生理的に、S字に弯曲しています。バレエダンサーの場合、この生理的弯曲がなく、ほとんどI字になっています。そのほうが回転するときに軸がぶ

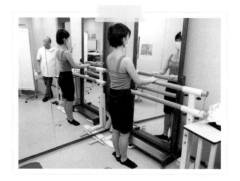

▲院内にはバーや大きな姿見が設置され、壁一面が鏡張りの部屋もある

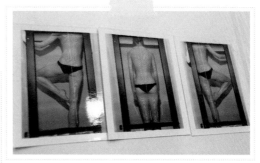

▲世界で活躍するバレエダンサーのモアレグラフィ。同院では40年以上前から、来院したバレエダンサーの姿勢検査の写真をアルバムに保存している

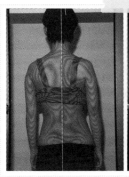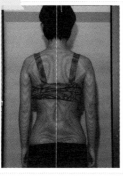

▲モアレグラフィを用いた姿勢検査。網目状のスクリーンを通して身体を見たときにできる波状の模様で、身体の歪みを確認できる

れず、きれいに回ることができます。また、肩の高さも、水平位置から7cmほど下がっていて、「なで肩」です。なで肩になることで、手足や頚が長く見え、踊りがより美しく見えます。

バレエダンサーの身体づくりに重要なのは、幼少期から身体の使い方について正しい指導を受けているかどうかです。フランスではバレエ教師になるためには国家資格が必要です。逆をいえば、国家が定めた基準を満たした教師に指導を受けることができるのです。一方、日本では教師を名乗るのに特別な資格は必要なく、経験者でなくても教師になることができます。

身体の正しい使い方を知ることは、美しく踊るためだけではなく、ケガの発生にもかかわってきます。例えばアン・ドゥオール（p.52）は、股関節を外旋させることで、膝と足先が外側を向いている状態にならなければなりません。しかし日本のバレエダンサーは股関節の外旋ができておらず、膝が内旋したまま足先だけ外側を向いた、いわゆる「knee in toe out」になっていることが多いので、股関節や膝を痛めやすくなります。

ほかにも、日本のバレエダンサーは頚背部を痛めることが多いです。これはアラベスク（p.53）をしたとき、本来は第5腰椎付近の筋緊張で足を後方に上げるべきですがそれができず、頚椎付近に力を入れることで、腰椎に付着している最長筋を緊張させて足を上げています。そのため、頚背部を痛め、かつ頚が短く見えてしまいます。

——バレエダンサーへの治療の特徴を教えてください。

内池　バレエダンサーの身体の特徴を理解し、身体のバランスを整えることが求められます。当院ではモアレグラフィ（上図）や脈診で身体の歪みを確認し、歪みの原因となっている筋を鍼で治療します。

治療もそうですが「バーオソル」という体操をすることも重要です。バーオソルは床を使ってバーと同じ動きをする体操で、バーによる支えがなく自身の筋だけで身体を動かす必要があり、ストレッチやトレーニングの効果があります。また、立位と違い身体を安定させた状態でバレエの動作を行うので、筋の使い方を理解することができます。トップダンサーもこのバーオソルを入念に行い、身体の調子を確認しています。

column

バレエの基本用語

写真：田尻光久／監修：水村真由美（お茶の水女子大学基幹研究員 教授）

本誌巻頭企画にて使用したバレエ用語を中心に簡単に解説する。

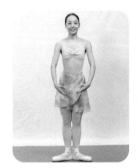

アン・ドゥオール（ターンアウト） en dehors（turn-out）

◁ アン・ドゥオールは「外側へ」という意味で、股関節外旋位を保つことを意味する。英語では、turn-outと呼ばれる。バレエの基本である。この写真は、足の1番ポジションで、アン・ドゥオールを行っている例。

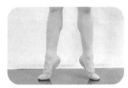

ドゥミ ポワント demi pointe

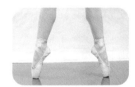

ポワント pointe

ルルベ relevé

◁ ルルベは、足指を伸ばした状態で、踵を挙上する動作の名称。ドゥミ ポワントとも呼ばれる。ルルベ（ドゥミ ポワント）は布のバレエシューズを着用した場合でも、トウシューズを着用した場合でも行うため、女性ダンサーにも男性ダンサーにも共通した動作である。トウシューズを履くと、より高い位置に踵が上がることが求められ、ポワントと呼ばれる動作になる。男性ダンサーは、布シューズ着用で踊るため、ポワントは行わない。

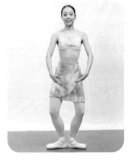

プリエ plié

◁ 「plié」は、フランス語の「plier」という「折る」「曲げる」という意味の動詞の過去分詞形である。その名の通り、膝を少し屈曲する。両膝を屈曲する場合もあれば、片膝だけを屈曲する場合もある。ダンサーの意識としては、膝を屈曲する動作を行いながら、上半身を天井に向かって引き上げる意識を持ち続けるようにする。この動作は、跳躍や回転などさまざまな動きの準備動作として、また着地動作としても頻繁に行われる。

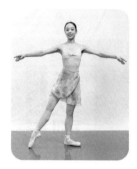

バットマン・タンデュ battement tendu

◀「battement」はフランス語で「打つ、鼓動」、「tendu」はフランス語で「張る、緊張」を意味する。動く側の膝を完全に伸展させたまま、1番あるいは5番ポジションから、前、横、後ろに足を擦り出して戻す動作。動かす足は、写真のように足関節を最大底屈させてから、元のポジションに戻る。

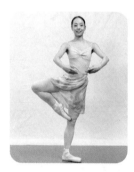

パッセ（ルティレ）passé（retire）

◀「passé」とはフランス語で「通過する」という意味で、「retire」とはフランス語で「撤退する、引き下がる」という意味である。いずれも股関節外旋位のまま、片膝を屈曲する動きである。この姿勢のまま止まっていると「ルティレ」と呼ばれ、脚を動かしている途中でこの状態を通ることを、パッセという。骨盤を横に大きく傾けることなく、膝を最大限に曲げて、曲げた足先は支持脚の膝より近位を触る。

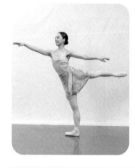

アラベスク arabesque

◀「arabesque」は英語あるいはフランス語で「アラビア風の」という意味だが、この動作にアラベスクという名称がついたルーツについては不明である。しかしながら、バレエの動作のなかで、最も頻繁に行われる動作の一つといっても過言ではない。片足で立ち、もう一方の脚は膝を伸展させ、股関節を伸展、外旋して後方に高く上げる姿勢である。腕の位置と上げる脚の組み合わせによって、1番から4番までのアラベスクがあり、写真は1番アラベスクと呼ばれるポーズである。

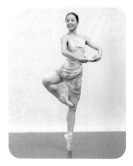

ピルエット・アン・ドゥオール pirouette en dehors

◀「pirouette」とは、フランス語で「爪先立ちで回る」という意味であり、「en dehors」は、フランス語で「外へ」という意味で、外側に向かって回転する動きを表す。一般的には、プリエを準備動作として行い、ルティレのまま、回転をして、プリエで回転を終了する。単に「ピルエット」というと、この「ピルエット・アン・ドゥオール」の動きを指す場合が多い。

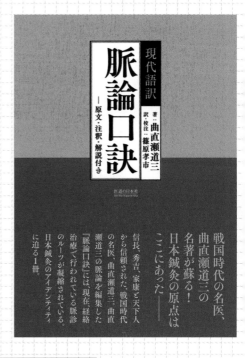
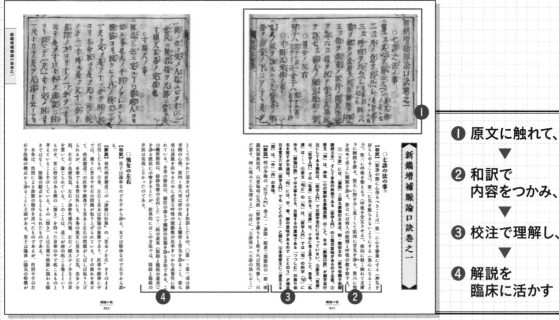

Acupuncture, Moxibustion, and Massage for Various Dances

多様なダンスへの鍼灸マッサージ

特集
多様なダンスへの
鍼灸マッサージ
01

ダンサーとのかかわり方と鍼灸治療

いわ　い　たか　ひろ
岩井隆浩　　麻布十番ループル治療院
株式会社Nomadiculture 代表取締役

1983年生まれ。2009年、東京医療専門学校柔道整復学科卒業。2012年、同校鍼灸マッサージ学科卒業。2009年に開業、現在は麻布十番ループル治療院を経営。株式会社Nomadiculture代表取締役、株式会社ケアくる取締役、NPO芸術家のくすり箱理事。鍼師、灸師、あん摩マッサージ指圧師、柔道整復師の資格を取得。2002年よりダンスを始める。ストリートダンスを中心に実績を重ね、留学先のカナダでコンテンポラリーダンスを踊る。TOKYO DANCE DELIGHT VOL.9優勝。TOKYO DANCE DELIGHT VOL.16 3位。同大会ではFINALに5回出場。DANCE FLASH 2006優勝。学生の全国大会ではBIG BANG!!! 2004秋 優勝。BIG BANG!!! 2006春 優勝。ダンスバトルのコンテストでBattle Zone優勝。

Ⅰ. 身近なダンス

「ダンス」という言葉は非常に広い意味を持っている。日本語でいえば踊りであるが、小さい子どもは放っておいても勝手に踊るものである。それほど人間の根源に近しい存在としてダンスは生き続けてきたように思う。歴史をたどれば、祈祷やさまざまな儀式にも用いられ、人々の生活に密着してきたと思われる。

大人になるにつれて、恥ずかしさが前に出やすいが、海外でも踊りは日常に存在するものであり、日本も盆踊りなどをみれば踊るのが好きな民族でもあるといえる。

ダンスは、さまざまなジャンルに分かれている。そのすべてを語れる人は存在しないのではないかというほど、多岐にわたる。そして現在では、ショーアップされた形でお茶の間でもさまざまな表現を確認することができる。

ダンスは音楽業界とも密接にかかわっているように考えられる。CDが売れなくなってきた時代背景から、ライブでの興行が爆発的に増えた。そこで、ライブ実施にあたりダンサーを起用する機会が増え、結果的にダンサーの仕事が増えていった背景があると考えている。

仕事が増えることによってダンサーは忙しくなり、無理をすることが非常に増えた。今日ではダンサーは、本番で踊ること、その準備であるリハーサルをすること、またはレッスンなどで教えることをして生計を立てている。仕事の様式が、常に一定でない場合があるので、治療する際にも注意深くダンサーの訴えを聞いていないと、本質的に何が問題なのか見誤る可能性がある。

Ⅱ. ダンサーの活動環境と身体への意識

1. さまざまな環境で踊る

ダンサーはそのジャンルにもよるが、さまざまな状態や環境で踊っている。例えば劇場や舞台、スタジオや野外などである。学校教育、スポーツクラブやダンススタジオなどでのレッスン、祭り事やイベントなどの発表の場、ライブや劇場での公演、テレビCMや番組などでの撮影など、ダンスが行われる場所の多様化はさらに進んでいるように思う。

巻頭企画で取り上げられているバレエ、そして本特集の社交ダンス、コンテンポラリーダンス、ストリートダンスなどもそれぞれに踊りの特徴があり、披露される場所やシチュエーションも異なる。例えば、バレエであれば劇場、社交ダンスは社交場やダンスフロア、ストリートダンスはスタジオや野外ステージやナイトクラブ、コンテンポラリーダンスはスタジオや劇場からイベント会場、自然の中や路上まで、さまざまな場で披露される。

ダンサーの治療においては、この環境の影響をまず理解しなければならない。ダンサーだけでなく、ダンサーが所属するダンスカンパニーなどが普段どのようにレッスンや稽古をしているのか、リハーサルはスタジオだが本番は劇場といったように、一見似た環境だがフロアの質や準備する場所が違うことも理解しておかなくてはならない。

さらに、ジャンルや作品によって靴が異なる。裸足や靴下で踊ることもある。治療にあたる際は衣装、足元も確認しておく。

2. 身体への関心が高い

ダンサーは身体そのものを動かして表現することから、日々身体に向き合っており、感覚も繊細なことが多い。治療の際は刺激量も注意深く調整することが求められる。ただ、ジャンルによって既成概念にとらわれているダンサーもいる。信頼して身体を任せてもらうまでコミュニケーションが難しい。鍼灸を怖がったり拒否したりするダンサーもいるので、筆者の場合はマッサージなどの手技を通して信頼関係ができたあとに鍼灸を勧める。

精神的に追い詰められ、張り詰めた状態で日々踊り、精神的に不安定なダンサーも珍しくない。

つまり、ダンサーの治療は、身体で起こっている問題と、ダンサーを取り巻く事情の2点を、治療者がいかに理解して結びつけるかが重要である。身体の感覚は優れているが、「どうしたらよくできるか」という改善策を持っていないダンサーや、身体の知識が十分でないダンサーが大半を占める。本来は身体のトレーニングが必要であることも念頭に置いておく。

3. 留意点

(1) ダンサーとのコミュニケーション

ダンサーのレベルや目的によって治療の方針や計画も変化する。ダンスに限ったことではないが、競技者や表現者はプライドが高い人が多いので、傷つけないように話の聴き方にも留意する。安易に悪い部分を指摘したり、課題を押し付けたりしてしまうと、コミュニケーションに支障を来す要因となる。

ケガの状態によっては本番を休ませなければならない。この判断がとても難しいが、本人が今後どのようにしたいのかを知ることでコミュニケーションがとりやすい。作品や取り組んでいる内容をできるだけ詳細に把握することも必要とされる。

ダンサーがどのようにキャリアや技術を積み上げてきたのかも重要な情報となり、治療に生

かされる。

（2）可動域がハイパー

一般的な可動域を考えて治療するとうまくいかない。柔軟性に優れているダンサーは多く、より実践に必要な可動域を目指している場合には、それによる対応をしないと治療がフィットしない。

（3）食事

見た目を気にして体重制限を受けている場合やプロポーションについて考え込んだ結果、拒食症や過食症を繰り返す。

（4）月経不順

体重制限による食事や睡眠の乱れ、ストレスなどの理由からホルモンバランスが崩れ、月経不順も見られる。年齢にも留意する。

（5）深夜の練習

スポーツと異なり、ダンスのジャンルによっては夜中に稽古をする場合がある。

（6）無理な振り付け

ダンスのジャンルや作品によっては、振り付けが解剖学的に正しい動きとマッチしないことがある。それが意図的か否かを確認するとともに、可能な限り問題となっている振り付け部分の解剖学的な正しい動き方や練習方法について、場合によっては指導者や振付家を巻き込んで工夫や改善が行われる。ダンサーの身体と振り付けは、解剖学的に正しい動きの場合と、そうでない場合がある。後者の場合は、「不条理に立ち向かっている」という部分を施術者が少しでも汲み取り、理解できるとよい。

ダンサーは作品に合わせた身体性になっていき、ダンサーも振付家もそれに向かっている場合がよくある。それぞれの身体性を理解しながら治療を進める必要がある。

Ⅲ. コンテンポラリーダンスの特性と症状

スポーツ障害の場合、競技特性を知ることで治療や患者とのコミュニケーションがうまくいきやすいように、ダンスのジャンルの特性を理解することは非常に重要である。ここではコンテンポラリーダンスを取り上げる。

コンテンポラリーダンスの特徴は、一言でいうと「複雑」である。NHKのテレビ番組で子どもたちが踊っているような、普段よく目にする振り付けにもコンテンポラリーダンスの要素が含まれている。先進的で独創的な部分もよく見られ、一括りにするのがとても難しい。芸術性が高く、壮大な作品も多いことから、振り付けだけでなく、衣装や舞台セットなどの特徴も含めて理解する必要がある。非常にタフな身体性と精神力を求められるダンスといってよい。基本的にはバレエやモダンダンスなどを経験して、そのあとコンテンポラリーダンスを踊るようになることが多い（もちろん例外もたくさんあるが）。

バレエは身体を上へ上へと意識を引き上げるイメージを持つが、コンテンポラリーダンスはむしろ逆に"土着的"に意識を持って踊ることが少なくない。腰下肢への負担が大きく、特に大腿部の発達が著しい。前提となる立ち方や動き、振り付けの内容を情報収集しておくとよいだろう。

バレエのようにルールがない場合も多く、目指すべき方向性を聞いておかないと、なぜその症状が起こっているのか、または起きてしまうのかが理解できない。症状は振り付けに左右され依存するので、同じ動きを反復してリハーサルをしたり、同じ動きを連続させるような意図のある作品も存在する。

共通していえるのは、裸足や靴下での表現である。バレエのトゥシューズや、ストリートダン

スのスニーカーのようなものが存在しない。そのため皮膚のトラブルが多いのも特徴であると考えられる。土着であるだけでなく、床をスムーズに滑るように移動したり転げ回ったりするような、いわゆるフロア上での動きが多い。それゆえに打撲がよく見られる。

足関節周囲のトラブルは多い。前述した「守ってくれる靴」がないことも理由の一つとして挙げられる。作品によっては舞台セットがあり、床に水、土、石、粉、落ち葉などが設定されている現場も存在する。舞台セットによる外傷を危惧する現場が少なくない。

股関節の詰まり感を訴えるダンサーにもよく遭遇する。フロアに直接座ったり立ったりの繰り返しが続くと、スクワットを何回も実施している状態と変わらないが、その状態から今度はジャンプするような動きがあり、大腿部から股関節にかけての発達が目立つ。その状態で足を上げることも求められるため、筋力の強さと柔軟性や可動域の不一致を起こし、不調になるダンサーがよく来院する。

「リフト」といって、ほかのダンサーを持ち上げることもあるので、その場合には上半身の筋肉においても影響を受けている。

Ⅳ. 症例

1. 股関節屈曲位での鼡径部の詰まり感

【患者】

20代、女性。ダンス歴10年。レッスン頻度は週4回。

【仕事の内容】

ダンサー(レッスン、本番、コーチング指導など)。

【初診日】

X年1月。

【現病歴】

股関節屈曲位での鼡径部の詰まり感。

【既往歴】

足関節捻挫を繰り返している(痛みはないものの、関節動揺が残存しているなど)。

【問診】

本番は1カ月先だが、リハーサルが増え、ハードになっているのに対してパフォーマンスが上がらない。今後の本番の有無やスケジュールなどを確認する。

【診察】

股関節周囲の関節可動域(屈曲進展内旋外旋外転内転)、膝関節(引き出しテストなど)、足関節(関節動揺チェック)。

【治療】

背臥位の姿勢で、肘圧で関節運動を使用して刺激を入れる(リラックスポジションやストレッチポジションを使い分ける)。術者の押圧部位は股関節周囲の筋肉を行ったり来たりしながらリサーチして治療することが多い(図1、図2)。

【考察】

股関節周囲(特に股関節屈曲位での鼡径部の詰まり感)を改善し、パフォーマンスが上がることで関節アライメントも整う。ダンス時の動きも解剖学的に正しい動きとマッチしてくる。逆にいえば、正しい動きでリハーサルを重ねることで可動域制限による詰まり感が消失し、アライメントが整うことでパフォーマンスが上がり、怪我を予防すると推測する。

2. 外脛骨の手術痕痛と本番前の重圧

【患者】

30代、女性。ダンス歴30年。レッスン頻度は週6回。

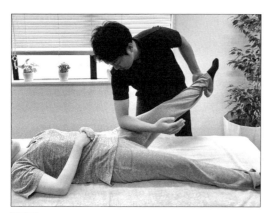

図1　関節運動を用いた股関節周囲への肘圧

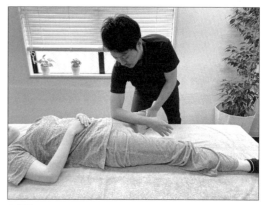

図2　患者の足部をベッドからおろし肘圧を加える

【仕事の内容】

　ダンサー（レッスン、本番、コーチング指導など）。

【初診日】

　X年2月（治療日）。

【現病歴】

　慢性的な微熱、睡眠不足。

【既往歴】

　有痛性外脛骨でX－1年に手術を受ける。

【問診】

　本番1週間前。特にハードな演目を踊っている。ベテランのダンサーで舞台には慣れているが、年齢の変化に伴い、立場もあるなかで精神的なストレスを抱えている。ハードな現場になると外脛骨の手術痕に痛みが出現するのもストレスを助長させている要因である。今後の本番の有無やスケジュールなどを確認する。

【診察】

　虚熱。呼吸が早く、胸郭の動きが悪い。浮脈。

【治療】

　背臥位、置鍼10分。使用鍼：セイリン1番、刺入深度：切皮刺入5mm程度。

　自律神経調整を目的に、季肋部の圧痛や硬結部を探して短刺にて刺鍼。抜鍼後、第2指、第3指の2本を重ね、季肋部をテンポよく優しい圧で

ポンプのように押圧。季肋部の動きをよくして呼吸を楽にする。季肋部の変化によって自律神経調整にもよい作用が出ると考えられる。

　下腿（両足）：計10本（5本×2）：足三里、豊隆、解渓、太渓、陰陵泉。

　腹部（臍部上下左右）：計4本：中脘、関元、天枢（2本）。

　上肢（両手）：計6本（3本×2）：太淵、内関、兪府。

　頭部：計1本：百会。

【経過】

　施術直後から呼吸が落ち着き、胸郭の動きもスムーズになった。脈も落ち着いた。後日、治療後の様子を聞いたところ、治療日の夜はよく眠れて、朝起きると微熱がなくなっていた。

V. プレイヤーの経験を生かして

1. ダンサーの治療を始めたきっかけ

　筆者は2002年、大学入学と同時にダンスに傾倒し、全国的なコンテストでも優勝する経験を得た。自らダンサーとして活動するなかで、業界のダンサーがとても忙しく、怪我をしている

様子や身体がボロボロになっていく様子が目に入るようになってきた。その後、柔道整復師の資格を取得したとき、「このようなダンサーたちをもっと救うことができないか」「もっと怪我を予防し、さらによいコンディションで、よいパフォーマンスを引き出せないか」と思うようになった。そして自然とダンサーの治療を行うようになった。プレイヤーとしての気持ちを少しでも汲み取れることが強みになっている。

また、「治療家として特徴を持って活動したい」という思いもあった。開業をすれば、否応なしに、選んでもらえる治療家になれるのか、世間に問われることになるのは分かっていた。そこで、自分の強みや特徴を加味して残ったのがダンスだったのである。自身のすべてのストーリーを自らつなげていくことにより、今のスタイルを確立してきた。

ダンサーの治療をするには、ダンス特有の身体性や精神性とともに、業界の特性を理解することが重要と考えている。それに対して自身に貢献できることが少しでもあるのではないか、と考えた背景がある。

2. 国内外のネットワーク

ダンサーのネットワークが国内外にあることも重要な視点となった。

2009年に開業した鍼灸整骨院では、ダンススタジオと提携するなど、当初からダンサーの治療を目的の一つとしていた。業界紙やテレビ、各種媒体などにも取り上げられ、2009年頃からダンス業界にも知れわたっていった。

自身がストリートダンスをしていたことから、当初はストリートダンサーへの治療を積極的に行っていた。スタジオと提携していたこと、自身が開業しながらダンサーとして活動していたことから、開院当初よりトップダンサーから趣味レベルのダンサーまで、多岐にわたる設定のダ

ンサーを見ることができた。治療を続けていると、2010年にはバレエやコンテンポラリーダンスなどのダンサーもかなり来院するようになり、多様なダンサーを治療をしていくようになった。

院外においては2010年、1万人規模のダンスイベントで、初めてトレーナーブースを運営し成功させることができた。また、アーティストライブなどでドームやアリーナをトレーナーとして回るなどの活動も、ダンサーの仲間を通して2010年から行っていた。今ではダンサーのライブにトレーナーがいる現場は珍しい光景ではない。次のフェーズに移っていることを実感する。

多様なダンスを理解するために、ジャンルを超えて多くの舞台や本番を見に行く機会にも恵まれた。それが現在も生かされており、治療家としての財産となっている。

2012年より海外に渡り、より経験値を上げるべくカナダのトロントにて治療家として活動したのもよい思い出である。海外で、ダンサーだけでなく、ダンスを取り巻く環境の違いをジャンルや体裁を問わず見ることができたのも、業界をより理解するのに役立ったと考えている。

3. NPO法人を通しての活動

帰国してからは、2015年より都内大手のダンススタジオに出張治療することで、国内外のダンサーにさらに幅広く知り合うことができた。活動を進めるなかで、「NPO法人芸術家のくすり箱」との出会いも大きな転機となった。中間団体を通して実際のダンスカンパニーや舞台の現場に入り、個人の治療家や治療院ではできないことに取り組めた。NPO法人芸術家のくすり箱を通して、柔整師、あはき師のみならず、医師や理学療法士など医療従事者と医療チームを組んでトレーナー活動ができたこともダンサーの環境向上に取り組む大きなきっかけとなっている。

2019年よりアムステルダムに治療院を展開し、

現場でトレーナー活動を行うなど、海外でもダンサーへの治療を広げている。

現場だけでなく、国際ダンス医学科学協会（International Association for Dance Medicine & Science：IADMS）や、日本ダンス医科学研究会（Japan Association of Dance Medicine and Science：JADMS）などにも参加し、世界的なネットワークを構築し始めている。今後はさらに業界を飛び越え、力を合わせてダンサーをサポートしたいと考えている。

Ⅵ. まとめ

ダンスは広い意味を持ち、ジャンルによって特徴が異なるなど、一見とらえにくい要素が多いが、ダンサーの抱えている問題と環境を知り、課題をあぶり出すことで、シンプルに必要な治療の方向性が見えてくる。

基本的には、ダンスをする人は元気な人が多く、身体性への興味や関心が高い。それゆえ動きの問題に意識が偏り、精神的な部分を脇に置いてしまいがちである。身体に繊細で、治療家に細かい要求をすることが多いので、しばしば筋骨格への治療に比重を置きやすいが、実態はメンタルな部分もケアする必要がある。ダンサーのメンタルが今はどんな状況や状態にあるのかを理解することでコミュニケーションが円滑となり、結果として治療がうまくいく。

特集
多様なダンスへの
鍼灸マッサージ
02

ストリートダンスの動きの特徴と
ブレイクダンサーへの鍼治療

特集

き だ みのる
木田 実　きだみのる鍼灸整骨院院長

1969年、東京都生まれ。1998年、帝京医学技術専門学校柔道整復科卒業。2001年、東京医療専門学校鍼灸科卒業。2001〜2014年、経絡治療学会在籍。2011年、きだみのる鍼灸整骨院を開業。武道空手研究会、ストリートダンス医療研究会、ブレイクダンス医療研究会を主宰。主婦・高齢者向けの健康体操教室も開催している。柔道整復師、鍼灸師。

I. ダンサーの治療を始めた経緯

筆者は中学時代、海外のミュージックビデオのダンスシーンや映画『フラッシュダンス』『ブレイクダンス』に感銘を受けたことがきっかけで、独学でストリートダンスを始め、20代では本格的にダンスに打ち込んでいた。現在は趣味として嗜む程度だが、ダンスミュージックを聴いたり、ダンスを観るのが好きである。

2008年頃、地元の駅でストリートダンスを踊っていた若いダンサーに話しかけことがきっかけで、ダンスバトルイベントでのトレーナー活動（救護サポート）を始めるようになった。そこからストリートダンサーとの交流の輪が広がり、ダンサーが治療院に来院するようになった。

II. ストリートダンスの動きの
特性と症状の特徴

ストリートダンスは文字通り、路上で踊ることから発祥したダンスのジャンルである。ブレイク、ロック、ポッピン、ハウスなどにジャンルが分かれており、近年ではクランプやライトフィートなどの個性的なジャンルも増えている。ジャンルごとに動きに特徴があり、例えば、ブレイクダンスは床で回転したりするアクロバットな動きが多い。またポッピンには、ロボットや操り人形のような動きを行うアニメーションというスタイルなどが含まれている。日本で愛好者の多いヒップホップは、ブレイクダンスを含めたアメリカのヒップホップカルチャーから生まれたダンスである。いくつかのジャンルを組み合わせて踊っているダンサーも多く、自由なスタイルのダンスとなっている[1]。

多様に見えるストリートダンスだが、どのスタイルも自然な身体の運動法則に逆らった動き

表1 ストリートダンスの主なジャンル

ジャンル	動きの特徴
ブレイクダンス	回転や逆立ちなど、アクロバットで高度な動きが多い
ポッピン	音に合わせて、一連の動作のなかで静止して瞬間的に筋肉を収縮させる、筋肉を弾く（ポップ）動きが中心。アニメーション、ブガルーなどのスタイルなどがある
ロックダンス	激しい動きから突然静止（ロック）してポーズを取る動き
ヒップホップ	ブレイクダンスを含めたアメリカのヒップホップカルチャーから生まれたダンス。ダンサーごとに特徴は異なる
ハウス	テンポの速いハウスミュージックに合わせて、素早いステップやフロアワークを行う

が多く、次のような共通した特徴がある。
①急激な始動と停止を繰り返す
②急激な運動方向の変換を行う
③動作中、身体の一部分を固定したり、一部分だけを操作する動きがある
④体軸・重心バランスを故意に崩した動きが多い

　この4点はバレエとは異なる、ストリートダンスならではの特徴といえる。バレエの場合は軸をキープしたまま踊っているが、ストリートダンスは意図的に身体の軸を崩し、頭部、胸部、腰部など、バラバラかつ急激に、さまざまな方向に向ける動作が多い。そのため、一見、非常にしなやかな身体の動きに見えても、常に身体のどこかを緊張させている状態であり、自然な運動連鎖ではない。すると、脊柱が特定のパターンに歪んで固まり、そのまま激しく動くことで各関節への負担が大きくなる。

　ストリートダンスは誕生してまだ50年ほどの歴史の浅いダンスのジャンルだが、2024年にはブレイクダンスがオリンピック競技化するなど注目を集めている。その反面、ケガや障害発生のリスクの高さという面では周知、対応されていないことも多い。30〜50代のベテランダンサーに頚椎や腰椎のヘルニア、膝の運動障害がよくみられるが、これらの障害は上記のようなストリートダンスの動作の特性によって発生してい

ると考えられる。そのため、次世代を担う子どものダンサーにも同様の傾向がすでに見え始めている。

　一方で、ストリートダンスの技術は年々進化しており、動きがより過激に複雑化し、テンポが早くなったり動かす方向性がより細かくなっている傾向がある。それに伴って腰部ヘルニアや頚肩腕症候群、手関節TFCC損傷などが、より低年齢で発生するようになっている。筆者は、日々のダンサーの治療を通して、ストリートダンス業界全体でダンサーのケガ予防について早急に対応するべきだと考えている。

Ⅲ. ストリートダンサーへの治療

1. ダンサーへの治療で重視すべき点

　ストリートダンサーは、主に独特の動きによる身体の歪みの改善や、頚、肩、腰、膝などの慢性・亜急性の痛みを訴え来院することが多い。

　治療において重視している点は、再発予防のためのセルフケア指導である。再び痛みを発生させないためには、身体の動かし方や筋力トレーニングの改善が必要であり、そのための運動指導が重要となる。ダンサーは、単純に使用頻度を減らして安静にするように指導しても、「毎日

練習を行いたい」といって治療家の意見を聞かないことが多い。そのため、ダンサーの希望を尊重しながら、動きの代替案を提示するようなセルフケアや、続けやすい筋力トレーニングの指導を行っている。

2. 東洋医学的な観点での治療

筆者は経絡治療を学び、それに準じた診察と治療を行っている。例えば、若くて元気なダンサーで、外傷が主訴であった場合、顔色や口唇の色、話し方の口調、肌の状態（寒熱湿燥虚実）などを診て、本治法は不要で標治法のみでよしと判断する。逆に若いダンサーで、普段は実証、陰虚熱証であっても、深夜の活動後などは必ず脈診を行う。数脈、虚脈などがあれば補法を中心とし、刺激が強くなりすぎないように注意をする。個人のそのときの生命状態を四診により診察することで、過誤のない治療を心がけている。

Ⅳ. 症例

【患者】

20歳、男性。ブレイクダンス歴2年。大学生。1日に2～3時間、ほぼ毎日の練習している。

【初診日】

X年5月。

【現病歴・既往歴】

特になし。

【診察】

膝に強い圧痛があり、来院。痛みの方向、角度に限局性がある。また、膝蓋骨下部に横に広がる硬結があった。ブレイクダンスの床に膝を着く動きによって、日常的に内出血が発生し、皮下での瘢痕化が繰り返し起こっている。完全な治癒を待たずに反復されるため、瘢痕化の上にまた瘢痕化が起こり、局所の古い瘀血が強い硬

結となっている。その硬結が微細な神経などを絞扼しているため、痛みが起きていると考えた。

急性の内科や自律神経的な症状、自覚的な冷えや胃の陽虚などの症状がない限り、証は考えず局所に寫法を行う。限局性の強い圧痛はあるが、発赤・発熱がないため、古い瘀血として寫法を用いることとした。わずかな角度の違いで圧痛が再現されなくなる場合は、本人が圧痛を自覚する方向もよく確認する必要がある。同様の症例を考えても、瘢痕化の歴が長いほど、圧痛の方向が限局的になる傾向が強い。

【治療】

圧痛の出る方向性や位置をよく確認したあと、鍼（寸3-1）を膝蓋骨下縁部から、圧痛が出る方向である上方に向け横刺。鍼体の6割程度を刺入。一定の圧で硬結をずらすように押手で押す（図1）。

5分間置鍼をし、抜鍼後に触診。押す方向や位置を微妙に変えたところ、まだ硬結が残っていたので、同様の位置と方向に正確に横刺にて置鍼。最初に見つけた強い圧痛部からはそう離れていないことが多い。2回目の置鍼で圧痛は9割方が消失。

本症状の治療に欠かせないのは、いわゆるひ

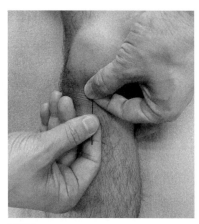

図1 膝蓋骨下縁部から上方に向かって横刺

びきを得ることである。硬結の芯の部分に正確に当たれば、一瞬ひびくような重い痛みが得られるものである。

ひびきが得られないまま置鍼すると効果が薄いことが多く、置鍼して確認したあと、方向や位置を変えて再度置鍼する回数が多くなる。うまくやればだいたい2回ほどで痛みはほぼ取れることが多い。2回目の抜鍼後は軽度の違和感を残すのみとなる。

【再発予防のセルフケア指導】

まず、必ず膝パッドを使用して踊ることを提案。また、膝の使用頻度を極力減らすための方法として、痛む局所を床に着かなくてもできる動きや、その場で動きが変わる身体の動かし方の指導や筋力トレーニングへの応用、周囲へのセルフケアなども紹介した。

このときに指導した筋力トレーニングは、ブレイクダンスの基本原理である、床に寝転んだ状態での身体の軸回転（自転）と身体の向きを変える回転（公転）の要素を含み、かつその身体操作が楽にできる身体の軸・支点を保った腹筋運動のメニューである（図2〜図4）。体幹を強化することで、膝への負担を極力減らす。これは柔道やレスリングなどの寝技での身体の動きと酷似しているが、ブレイクダンスの動きに近

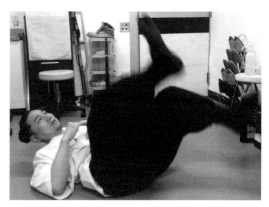

図3　背中を支点に回転しながら両足を上げる

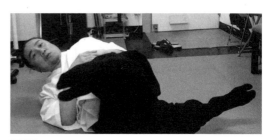

図4　回転しきったら逆側の足を上げる

いため、ダンサーにも取り組んでもらいやすい。

【経過】

発症してから日が浅かったためか、その後は再発していない。ただ、動作のクセで負傷しやすい側の脚のため、X年の12月に足関節捻挫で来院している。負荷がかかりやすく下肢全体が緊張しやすい場合は、必要なセルフケアと身体の使い方を継続して指導する必要がある。

【まとめ】

ブレイクダンスは、肘頭でも同様の症状が起こりやすい。他院で電気治療と手技療法を数カ月受けたが改善しなかったという報告とともに来院することが多い。このような症状は、組織に直接アプローチする鍼灸を行うことが著効を現すと考えている。バレーボール、バスケットボールなど、固い床に肘や膝を強く打つスポーツはほかにもあるが、同じ部位への打撲を繰り返し、

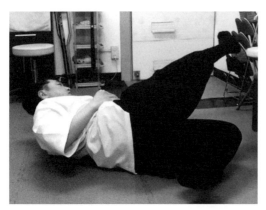

図2　床に寝転んだ状態から片側の殿部と足を上げる

最終的に治癒が困難で手術が必要となる前に、早期に鍼灸治療に来院することが望まれる。

V. その他の患者

本稿の最後に、上記の症例以外にもブレイクダンサーの患者の典型的な症状や、印象的だった症状を記載しておく。

1. 瘢痕化がひどく手術した例

肘頭に上記の症例と同様の症状が出て、2年が経過したブレイクダンサー（35歳、男）。初診時は26歳。瘢痕化が強く硬結の肥厚がかなりあるため肘関節の伸展がしにくく、初診時からブレイクダンスの技がやりにくいと訴える。2〜3番鍼（寸3）にて肘頭に向かって局所への横刺をし（図5）、知熱灸を行った。その後数週間は良好であったが、練習を続けていたため症状を繰り返し、1〜2カ月に1回のペースで来院していた。その後、肘の硬結を除去する外科手術を受ける。手術後は肘頭部の伸展は良好だが、1年を経過した頃から軽度の痺れ感が再発している。現在も鍼治療を継続することで、寛解している。

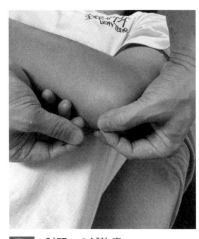

図5　肘頭への鍼治療

2. オスグッド病

ブレイクダンサー（14歳、男）。ブレイクダンスではアクロバットな動きを練習するので、下肢への衝撃は大きく、痛みの頻度も高い。鍼治療が初めてである本人の不安や、疼痛部位の皮下組織が薄いことなどを考慮し、01番（1寸-01）を使用。脛骨粗面に対して、身体の下から上に向けて鍼柄の8割を横刺で刺入。5〜6分で抜鍼。圧痛と加負荷時痛はほぼ消失。

01番鍼は、鍼治療の初心者によく用いており、予後もよいことが多い。ハードな練習をしたあとに2回再発したが、軽度の痛みにとどまった。以降2年間は痛みのたびに同治療を行うことで、すぐに寛解している。

3. 毛巣洞

ブレイクダンサー（19歳、男）。座位などの圧迫時に尾骨に強い限局性圧痛があったため、尾骨から上方に向け2番鍼（寸3）で、横刺で鍼体の7割を刺入。5分間置鍼をした。初診治療後に痛みは消失するも、1週間後に再発したため病院を受診したとの連絡あり。診断名は毛巣洞という、自毛が皮下に留まり化膿し、袋状の瘻を形成する疾患であった。外科手術で瘻を切除。

毛巣洞は、筆者にとって初見の病名であり、勉強不足を思い知った。診察時は表面の発赤や腫脹もなく、蜂窩織炎などの可能性もないと見ていた。反省すべき症例として記憶に強く刻まれている。

参考文献
1）水村真由美. ダンスのかがく（図解スポーツサイエンス）. 秀和システム, 2013.
2）池田政一. 伝統鍼灸治療法. 医道の日本社, 1996.
3）経絡治療学会編. 日本鍼灸医学―経絡治療・臨床編. 経絡治療学会, 2020.

特集
多様なダンスへの
鍼灸マッサージ
03

テーマパークダンサーへの治療

きし れい か
岸 麗華　ATR半蔵門

2008年、東京リゾート&スポーツ専門学校健康スポーツ科卒業。2011年、国際鍼灸専門学校卒業、2011年4月より有限会社トライ・ワークスに所属。2019年3月まで主にテーマパークダンサーのコンディショニングに携わる。現在はATR半蔵門にて治療を担当。日本スポーツ協会公認アスレティックトレーナー（JSPO-AT）、鍼灸師、あん摩マッサージ指圧師。

1. 治療院の特徴

筆者が所属する（有）トライ・ワークスが運営するコンディショニング施設「ATR半蔵門」では、米国の認定資格を持つアスレティックトレーナー（NATA BOC-ATC）を中心に、日本スポーツ協会公認アスレティックトレーナー（JSPO-AT）、鍼灸師、あん摩マッサージ指圧師、などの資格を保有したスタッフが、それぞれの現場で得た実践経験を活かし、トレーニングやケアを患者一人ひとりの状態に応じて提供することができる施設となっている。

2. テーマパークダンサーへの治療を始めた経緯

筆者が東京リゾート＆スポーツ専門学校に在籍していた当時、講師として教鞭を執っていた方との縁でテーマパークダンサーを治療する機会をいただいた。もともと筆者は、表舞台では

キラキラと輝いて最高のパフォーマンスで誰かに元気を与えている、そんな人たちの日々の陰の努力を垣間見たときに、「そういった方々をトレーナーとしてサポートをしたい」と考えていた。そのため、テーマパークダンサーという、音とリズムに合わせて身体を器用に動かすパフォーマンスの高さに興味を引かれ、また実際にそのパフォーマンスに感動し元気を与えられた経験があったことから、ダンサーの治療に携わる道を選び、今日まで治療に当たっている。

2018年度末までテーマパーク内の現場に待機し対応していた。その現場では鍼は使えなかったので、主に徒手でのケアと運動療法、エクササイズやコンディショニングを、出勤の前後やショーとショーの合間など、ダンサーのタイミングに合わせて行った。現在はATR半蔵門にダンサーが来院しており、ここでは鍼も使った治療を行っている。

また、現場にいるコンディショニングスタッフ間での連携は密にしていた。常勤は複数人おり、自分一人が決まったダンサーを担当するわけではないので、次の担当者へしっかり引き継ぐ必

要があった。スタッフでのミーティングのほか、勉強会なども定期的に行われる。

3. アキュゾーンセラピーとは

　筆者は鍼治療において「アキュゾーンセラピー」という治療法を用いている。オリエンタルメディスンクリニック医院長（ニューメキシコ州ラスクルーセス市）の中野雅章氏が考案した、最小限の鍼で最大限の効果を上げる治療法である。本治療法は、基本的に人の内外に滞った「氣エネルギー」の流通を鍼と意識によって促すことで、脳と身体をつなぐ伝達機能の回復を目的としている。筆者はアキュゾーンセラピーの国内初の技術認定者である寿鍼灸院院長の島田正寿氏（東京都葛飾区）が開催するアキュゾーンセラピーのセミナー「寿鍼会」に2018年から参加し、研鑽に励んでいる。

　本治療法の特性としては、主に以下の点が挙げられる。
①局所や圧痛点に鍼を打たず、痛みの部位やポイントを即効的に緩和することが可能。
②技法は主に圧痛点を見ながら行う「微弱啄」（シナジーKI）と軽く触れる（シナジータッチ）だけなので、強刺激が苦手な方にも心地よく治療を受けてもらえる。
③どのような疾患であっても、決められた26穴のなかから、7穴以下の少数鍼で治療を行うことが可能。
④複数カ所に痛みの症状がある場合でも、一方向の体位で同時に処置することができる。

4. テーマパークダンスの特性と　症状の特徴

　ダンサーが身にまとう衣装はショーのイメージに合った魅力的なものであるが、一方でダンサーはウィッグや衣装の重さ、また衣装によって可動域が制限されるなかで、観客と目線を合わせるために前傾姿勢をとり、かつ上肢挙上動作を繰り返す。筆者の経験では、これらの負荷によって不良姿勢となり、頚肩部への負担を訴える人が多かったという印象がある。

　よく見る不良姿勢には、上位交差性症候群といわれる頭部が前方へシフトし、そのバランスを補正するために背中を丸め（胸椎後弯）肩甲骨が外転位になる、フォワードヘッドとラウンドショルダーの姿勢が多かった。そのため、頚部では前方シフトした頭部の重さを支えるために僧帽筋上部線維、肩甲挙筋、胸鎖乳突筋などに緊張が見られ、反対に、拮抗筋である頚椎屈筋群が抑制・弱化している。胸背部では大胸筋、小胸筋、広背筋に緊張が、反対に、前鋸筋、菱形筋、僧帽筋中下部に抑制や弱化が見られる。

　また、ステージによっては、平面ではなく凸凹しているなかで走ったり、アスファルトの上をヒールで飛んだり跳ねたりすることが求められる。そのため、捻挫や外反母趾、靴擦れ、シンスプリント、足底筋膜炎になるなど、環境要因が非常に多いと感じる。もちろん、外傷（一度の大きな外力によって発症）も発生するが、障害（オーバーユースや持続的な不可によって発症）を診ることが多かったと記憶している。

　そのほか、テーマパークダンスはバレエやジャズ、ヒップホップなど、あらゆるジャンルのダンスが求められる。そのなかであまり得意でないジャンルのダンスを求められたとき、身体の使い方が慣れておらず、痛めてしまうといったこともある。

　ショーによっては通年行うものもあり、そうすれば必然的に同じ部位へ繰り返し負荷が加わる。また、1日の公演数が多く、それが週に何日も続くようなダンサーは、負荷の強いポジションが

続くと疲労度も高くなる。しかしながら、例えばスポーツのようにまとまったオフシーズンというものがダンサーにはない。一つのショーが終わっても別のショーのリハーサルがあるなど、常に身体を動かす状況が続く。そのため、自己管理が重要になってくる。筆者も治療の際はセルフケアの指導を併せて行っていた。

5. 症例

治療の手順としては、まず問診、視診、触診。それから関節可動域テスト、疼痛誘発テスト、筋力テストなどで情報収集を行ったのち、治療を行う。

まず問診では、既往歴および症状などの現病歴と外傷障害の発生機序につながる情報収集を行う。いつ頃から痛みがあるのか、以前痛めたところがあればその部位についても確認する。鍼の使用についてもこのとき患者の意思を聞いている。患者によって鍼が苦手な人もいるので、その場合は主にマッサージを用いて症状緩和を図る。続いて、視診で患者の肩の高さや脊柱の生理的弯曲といった形態と動作の分析、健側との左右差などを確認する。

そのほか、触診では圧痛点、緊張感、腫脹、熱感などの確認を、疼痛誘発テストでは身体組織構造へのストレステストなどから主訴の原因となっている可能性がある部位を確認する。

症例の患者は痺れの症状や炎症がないのでこのまま治療に入るが、もし痺れや炎症があった場合は別のテストを行って原因を探っていく。

今回、当院にて行ったダンサーへの治療の再現を行う。患者モデルは弊社所属スタッフが務める。

【患者】

Aさん、女性。

【初診日】

X年3月。

【現病歴】

頚肩部から背部にかけての慢性的な張り感。左右ともに張りを感じているが、特に右のほうがつらい感じがする。痺れはなし。頚部を左側へ動かすときに張りが強く、動かしにくい。

【既往歴】

2年ほど前、ショーに出演中に頚部を痛めたことあり。病院は受診していない。

【評価】

頭部前方シフト、胸椎後弯、肩甲骨外転位（フォワードヘッド、ラウンドショルダー）。肩関節の屈曲・内旋は右のほうが強い。頚部関節可動域では、後頭下の柔軟性低下が見られる。また、胸椎伸展や回旋可動域も低下し、上肢挙上時の最終域で肩甲骨後傾の動きが少なく、特に右が少ない。

【治療】

アキュゾーンセラピーを用いた鍼治療を行う。

〈治療姿勢〉

腹臥位（頚部〜背部をすべて診ることができるため）。

〈触診〉

①C2からT7までの華陀穴の圧痛を確認。

②T1からT7までの膀胱経第2行線の圧痛を確認。

③僧帽筋（#1〜#4）の圧痛を確認。

④胸鎖乳突筋（#1〜#4）の圧痛を確認。

〈施術〉

患者の主訴は頚肩部から背部にかけての張りのため、腹臥位を選択する。アキュゾーンセラピーでは最初に治療姿勢を選択し、一つの姿勢でその日の治療を終える。腹臥位の治療のあとに別の姿勢で治療を継続することはない。

まず脊柱の横にある華陀穴を押圧しながら、痛みのある部位を確認し、印をつけていく（図1）。

特集

同様に、膀胱経2行線で痛みがある部位を探す。アキュゾーンセラピーでは、胸鎖乳突筋を乳様突起から胸骨鎖骨付着部まで、また僧帽筋を外後頭隆起から肩井付近までをそれぞれ4つのエリアに分割（上部から#1〜#4）し、各エリアで圧痛がないかを確認する。その圧痛を解消することで主訴が改善する（図2、図3）。

まずアキュゾーンセラピーにおける必須穴である「エッセンシャルポイント」のなかから、触診による脊柱椎骨（頸椎、胸椎、腰椎、仙骨）に沿った督脈と華陀穴の圧痛点の緩和に効果のある上脳戸を取穴する。上脳戸は脳戸より上方に1〜2cmの付近にあり、触れた印象としては少しくぼんでいる（図4）。使用鍼はセイリンJSPの1番（0.16×30mm）で、刺鍼深度は5〜10mm、15度程度の斜刺で百会に向けて刺鍼する。この

とき、印をつけたすべての圧痛点を1秒ずつ見ながら微弱啄（シナジーKI）を行う（図5）。筆者の経験上、正しくツボが取れていれば、圧痛は8割以上解消できる。

刺鍼後、圧痛点を再度押圧して、C2〜T7にある華陀穴の圧痛の軽減が見られたことを確認する（図6）。残りの圧痛点へのアプローチとして、必須穴の次に選ぶ「サポートポイント」という経穴のなかから左右の京門（図7）と、最後まで圧痛の残った僧帽筋#3へのアプローチとして、エッセンシャルポイントの右完骨を用いる（図8）。京門の使用鍼はセイリンJSPの3番（0.20×40mm）、刺鍼深度は1.5〜2.0cm、腹臥位なので身体の中心に向けて90度の角度で刺鍼。また、完骨の使用鍼はセイリンJSPの1番（0.16×30mm）、刺鍼深度は5〜10mm、骨際に垂直に刺鍼。

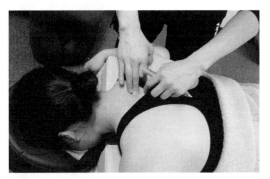

図1 触診で圧痛点を探し、印をつけていく

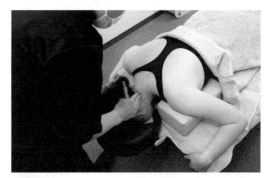

図2 アキュゾーンセラピーにおける僧帽筋#1のエリア

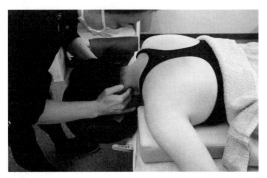

図3 アキュゾーンセラピーにおける胸鎖乳突筋#1のエリア

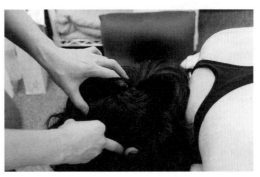

図4 上脳戸の位置（左示指の辺り）。後頭部の正中線と両耳介頂点との交点、脳戸の上方1〜2cm付近にあり、ややくぼんでいる

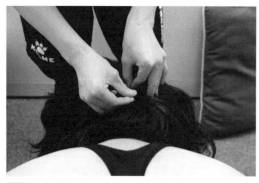

図5 上脳戸への刺鍼。このとき、圧痛点を見ながら微弱啄を加えている（シナジー KI）

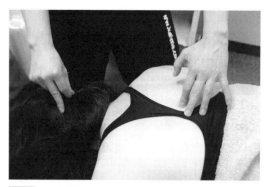

図6 刺鍼後には圧痛点に軽く触れる（シナジータッチ）

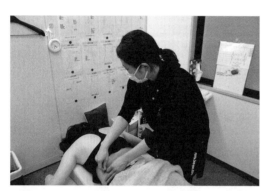

図7 京門への刺鍼

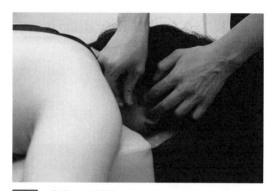

図8 完骨への刺鍼

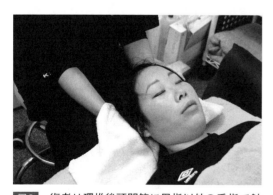

図9 術者は環椎後頭関節に母指以外の手指で触れながら、自身のほうへゆっくり牽引する。このとき患者は顎を引き、また腰を反らないよう両膝を屈曲する

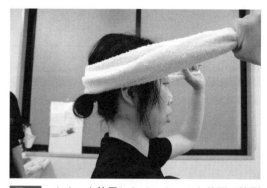

図10 タオルを使用したチンタックと後頭下筋群のセルフストレッチ。後頭下にタオルを引っかけてチンタックをしつつ、斜め45度上方に向けて牽引する

圧痛点がすべて消失したことを確認したのち、抜鍼する。

【再評価】

可動域や動作など、治療前との比較を行う。

【徒手療法】

今回の患者は、頭部前方シフトの改善が必要と考える。背臥位になり、術者は徒手で後頭下の屈曲方向の動きを確認し、環椎後頭関節に示

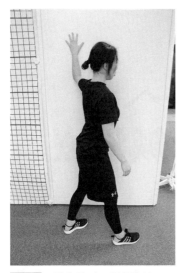

図11　壁を使って行う胸筋のストレッチ。肩甲骨を寄せ、骨頭が前方に出ないよう注意する

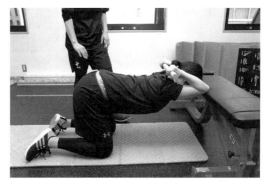

図12　胸椎伸展方向への可動域改善エクササイズ。棒状のものを持って行うと身体が安定する

指、中指、薬指、小指で触れて緩める。それから術者のほうへゆっくり牽引し、頸椎が正しく屈曲するよう誘導する。このとき、患者は腰が反らないように両膝を屈曲し、顎を引く（チンタック）（図9）。

【セルフエクササイズ】

治療後のよい状態を維持するために、セルフエクササイズを指導する。セルフエクササイズでチンタックと後頭下筋群のセルフストレッチを指導する（図10）。

また、今回のフォワードヘッドとラウンドショルダーのような不良姿勢の原因の一つとなっている胸筋のストレッチや胸椎伸展方向への可動域改善エクササイズ（図11）も指導し、姿勢の修正と維持を図る。

参考文献
1) 中野雅章. アキュゾーンセラピーの実際. イヤシ パブリッシャー, 2018.
2) 中村千秋. 走動作のファンクショナルトレーニングー機能改善と障害予防のためのパフォーマンストレーニングー. 文光堂, 2013.
3) Donald A. Neumann. 筋骨格系のキネシオロジー. 医歯薬出版, 2012.

特集
多様なダンスへの
鍼灸マッサージ
04

社交ダンサーへの
トリガーポイント鍼治療

（さの　ひじり）
佐野 聖　はり・きゅうマッサージ治療院 feel 院長

1973年、神奈川県生まれ。1995年、東京衛生学園専門学校東洋医療総合学科卒業。1995年〜2002年、医療法人秀優会宮川整形外科医院に鍼灸マッサージ師として勤務。2003年、トリガーポイント専門鍼灸院「はり・きゅう・マッサージ治療院　feel」を開業。現在に至る。

I. はじめに

　筆者が社交ダンスのダンサー（社交ダンサー）に治療を始めたきっかけとなったのは、今から約15年前のことだ。日本におけるボールルームダンス競技の統括団体「日本ボールルームダンス連盟（JBDF）」のトップクラスA級ダンサーである、K氏の治療依頼を受けたことが、ダンサーへの鍼治療の始まりだった。

　現在は、20代の競技ダンサーから、趣味でダンスをしている中高年の人まで、週に5〜6人ほどのダンサーの治療を担当している。パフォーマンスを保つためのケアや痛み改善の治療など、目的に応じて幅広く治療を行っている。

　社交ダンスは、スタンダードとラテンに分けられる。スタンダードは、三拍子の音楽に合わせて踊るゆっくりとしたワルツや軽快なテンポで踊るヴェニーズワルツがよく知られている。一方、ラテンは、中南米やスペイン語を用いる地域の音楽に合わせて、情熱的に踊るものとなる。

　筆者は主にスタンダードのダンサーに対して、トリガーポイントテクニックを用いて施術を行っている。その方法について、症例とともに紹介したい。

II. 社交ダンス身体の使い方

　社交ダンスでは、脊柱の生理的S字カーブをなくして、I字に近づけるほうがきれいな姿勢とされている。そのため、ダンス中は常にドローインをしながら、背筋を伸ばして、両腕をホールドした状態を保たなければならない（図1）。

　加えて、一定のリズムで下部胸椎を境に上肢と下肢が反対方向に回旋運動を行いながら、股関節を内外旋しないように身体を移動させていく。ほかのダンスがコアを中心に身体を動かしていくのに対して、社交ダンスではコアを守って、真っすぐとした軸を移動させていくのが特徴

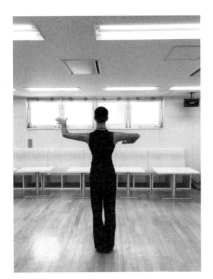

図1　ホールドの姿勢（男性）

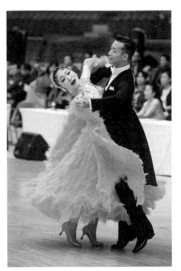

図2　コンペティションの様子
©kaoring＊works

である。また、男性に比べて、女性のホールド
は身体の傾きが加わる点にも注意したい。

　社交ダンサーの治療は、そのレベルだけでな
く、社交ダンスへのかかわり方により、アプロー
チの仕方が違ってくるのである。

Ⅲ. 社交ダンスでよくある症状の特徴

1. ダンス初心者（趣味でのダンサー）

　社交ダンスの初心者に多い症状として、肩や
膝の痛みが挙げられる。いずれもダンスの基本
姿勢や基本の動きができていないことが原因で、
発症することが多い。三角筋や大腿四頭筋など
主動作筋へのアプローチのみでは、症状が改善
しないことがある。上腕二頭筋や大腿筋膜張筋
など補助筋へのアプローチを怠らないことがポ
イントとなる。

2. コンペティター

　社交ダンスには、パーティなどで社交を目的

としたダンス以外に、競技として争うコンペティ
ション（競技会）がある（図2）。コンペティショ
ンに参加するダンサーを「コンペティター」と呼
ぶ。コンペティターの治療をするうえで、一つ
の指標となるのが職業である。

　仕事はダンス以外というコンペティター、仕
事もダンスというコンペティター、それぞれ症
状の原因に特徴がある。

（1）ダンス以外を仕事にしている

　普段は会社員など、ダンスとは関係のない仕
事を持つコンペティターの場合、シンプルにト
リガーポイントの関連痛のパターンを当てはめ
て施術を行えば、奏効する場合が多い、ただし、
インナーマッスルが原因となっていることが多
く、痛みの出る姿勢や動作から的確に見極める
ことが重要である。

（2）ダンスを仕事にしている

　仕事もダンスというコンペティターは、症状
の原因が複雑になることが多い。社交ダンスに
関する仕事の一つに、アテンダントというもの
があり、この仕事の性質が症状を複雑化させる
と筆者は考えている。アテンダントは、お客と

ダンスを踊る仕事だが、ただ踊るだけでなく、楽しく、見た目も綺麗に踊ってもらえるように、自分の姿勢はもちろん、お客の姿勢の保持も手伝いながら踊らなければならない。1日に複数人の相手をして、さまざまな筋肉を酷使するため、症状が複雑化するのである。

Ⅳ. 診察・治療

トリガーポイントの場所を見極める基本は、どの筋肉を使うときに症状が憎悪するかが重要になってくる。つまり、筋の収縮時痛を探していくことになるが、単純な筋肉の収縮だけではなく、収縮をしながら徐々に伸びていく伸長性収縮時の痛みも考慮しなければならない。

1. 問診

痛みの箇所、痛みを発症する際の体勢および動き、また痛みを回避できる姿勢、痛みが軽減する姿勢のなかから、罹患筋（トリガーポイントを内在する筋）を特定する。

2. 触診および施術

罹患筋の検討をつけたのち、実際に触診をして筋の硬結部位を探し出す。

硬結部位を探し当てたら、そのなかでもさらに硬さを感じるところや、患者の反応を見ながら、痛みを最も感じる箇所を限定していく。硬結を丁寧に触診していくと、ほかとは違う感覚、例えば、硬かったり、表面の滑る感じがしたり、ザラザラした感じがしたりするはずである。

変化を感じるところがあったら、実際に痛みの変化があるかを患者に確認し、症状の再現が最も強い部位をトリガーポイントとして刺鍼を行う。刺鍼は、触診から得られるトリガーポイントの深度、角度を念頭に慎重に行わなければ

ならない。

また、筋肉によっては、硬結をつまみ出して、引き出しながらトリガーポイントを探し、そのまま固定して刺鍼しなければならない。

トリガーポイントに鍼が到達すると、筋の単収縮を感じることがあるが、あくまで一つのサインであって、一番の指標となるのは患者の再現感覚である。トリガーポイントに刺鍼したのち、そこに付随する硬結への刺鍼、筋連結などを考慮し、周囲の筋への刺鍼を行う。

同時に、罹患筋の拮抗筋へ対する施術も忘れてはならない。拮抗筋は、代償作用などで疲労しやすいため、ケアする必要がある。

以上を念頭において、実際の症例を紹介していきたい。

Ⅴ. 症例

1. 背部痛

【患者】

30代、男性。ダンスホール経営（ダンサー）、ダンス歴20年。

【主訴】

数日前から、背中の痛みと胸骨部周辺に痺れるような感じがあり、軽度の痛みもある。

【現症】

起床時に痛みの憎悪がある。1日を通して午前中のほうが症状が強く、ホールドの体勢を取るのが困難である。

【診察】

主訴や現症を踏まえて脊柱起立筋が罹患筋だと考えたが、胸骨周辺への症状が出ているため、脊柱の伸展テストを脊柱全体と、頚部および胸部に分けて行った。頚部の伸展で症状の再現はなく、頚部から腰椎までの脊椎全体を伸展させ

ると違和感があり、胸部では顕著に症状が憎悪した。加えて胸椎の回旋テストを行い、右の回旋で症状が出現。さらに伸展を行うと、症状の再現が起きることが分かった。

【治療】

背中の痛みに加えて、胸部への違和感が生じるのは、比較的社交ダンサーによく見られる症状である。ホールドや脊椎の回旋運動を繰り返し行うことで、深部の小さな筋肉が疲労して起こると考えられる。背部痛のみであれば、脊柱起立筋群などのアウターマッスルの治療で回復するが、胸部にも症状が出ている場合は、胸部回旋筋と胸部多裂筋を中心に組み立てる。

腹臥位にて、第5～第12胸椎（T5－T12）間の回旋筋に対して、寸6-3番鍼を用い、脊柱際より椎骨棘突起に向かって若干斜め下方に向けて、長回旋筋と短回旋筋の停止部に置鍼を行う。刺入深度は2.5～3cmとする。あわせて最長筋や僧帽筋へ刺鍼も行う（図3）。

多裂筋については、回旋筋、最長筋の施術の際にあわせてアプローチする。これは、回旋筋への刺鍼の際、多裂筋を貫くためである。また、

最長筋の施術の際には、最長筋を貫き、さらに深部に刺入することでアプローチが可能となるので、やはり多裂筋とあわせて施術を行う。ただし、治療効果が思ったように得られない場合には、改めて多裂筋へのアプローチが必要である。置鍼は20分とする。

また今回の場合、発症から時間が経過しているために施術は行わなかったが、発症から1週間を目安に、それ以上経過している場合は、腹直筋などへ拮抗筋のアプローチも必要となる。

【ポイント】

長回旋筋と短回旋筋は、ともに触察が困難なため、筋の走行をイメージしながら、椎骨棘突起に当たる感覚があるまで刺入する。また、頚部最長筋や多裂筋、僧帽筋への施術も必要である、これは術後のリバウンドを防ぐためである。

【治療後の経過】

1回の施術で、直後の症状は来院時の半分となり、1週間後には解消された。

2. 腰殿部の痛み

【患者】

30代、女性。会社員、ダンス歴10年。

【主訴】

左腰殿部の痛み。

【現症】

前日のダンス練習中、左腰部に痛みを感じ、一夜明けると、殿部にも痛みを感じるようになった。歩行時痛もある。

【診察】

大会に向けて、約10日前から練習量を増やしている。最初に違和感があったのは、左に身体を傾けた状態でのホールド時で、時間が経つにつれて痛みに変わっていったという。腰椎伸展・左側屈で症状が憎悪する（図4）。疼痛を感じると腰椎右側屈で緩和されるという点から、腰腸肋筋と腰方形筋を疑った。触診の際に腰腸肋筋

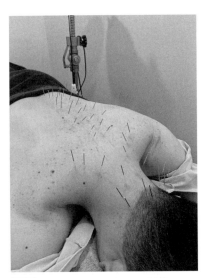

図3 回旋筋と最長筋への刺鍼

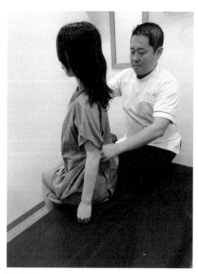

図4　腰椎側屈伸展テスト

①寸6-3番鍼を使用。最長筋と腰腸肋筋の境界ラインを腰椎横突起に向けて刺入する。深度は4cm程度で、筋同士を分割させるイメージで刺鍼する。最長筋は触診可能な浅部から深部に向かい外側に広がるため、腰腸肋筋との筋溝最深部までしっかりと刺入する。

②寸6-3番鍼を使用。腰腸肋筋の筋腹へ刺鍼を行う。腰腸肋筋の位置を考えながら、腸骨付着ぶまで刺鍼する（図5）。

③2寸-5番鍼を使用。腰腸肋筋の外縁を確認しながら横突起に向け刺入する、深度は5cm程度。腰腸肋筋の最深部と腰方形筋の間に鍼を通して、筋連結部のリリースをする（図6）。

　上記の施術のほか、可動域改善のために腰部多裂筋、拮抗筋へのアプローチとして腹筋群へ施術を行った。置鍼時間は20分とする。

【ポイント】

　診察で罹患筋を特定したあとは、その筋を中心に筋連結などを踏まえ周囲の筋へのアプローチをすること。また重症の場合や、症状の発症から時間が経っている場合には、発痛動作の際の固定筋（今回の殿筋や股関節の外転筋）への

でより症状の再現を確認したため、メインの治療対象は、腰腸肋筋とした。

【治療】

　腹臥位にて、腰腸肋筋の筋に対し、①最長筋と腰腸肋筋の境界ライン、②筋腹、③腰腸肋筋と腰方形筋の境界ラインに分け刺鍼する。刺鍼手順は以下の通りである。

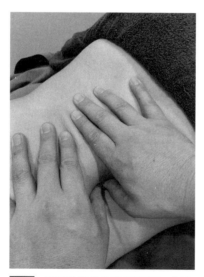
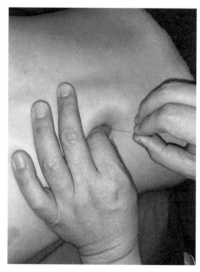

図5　腰腸肋筋の位置を確認し（左）、筋腹へ刺鍼を行う（右）

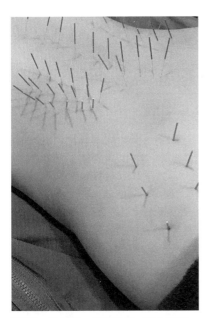

図6 最長筋、腰腸肋筋、腰方形筋への刺鍼

アプローチも必要である。

【治療後の経過】

治療回数は2回。初回の治療後、側屈時の痛みは改善したが、伸展時の痛みが当初の3割程度残ったため、3日後に同様の治療を行い、症状は改善した。

VI. まとめ

まず、今回の執筆にあたりご協力いただいた、社交ダンサーの皆様に感謝を述べたい。社交ダンサーの治療に携わるようになってから15年以上になるが、今回の執筆にあたり、改めて姿勢、身体の動かし方、リズムの取り方など、とても興味深い話を聞くことができた。

筆者の治療院には、特に社交ダンサーとスカッシュプレーヤーが数多く来院するが、今回社交ダンサーの治療にフォーカスすることで、それぞれの種目・競技に症状に特徴があり、そのレベルによっても違いがあることを再認識することができた。

また今回の執筆内で治療の説明に関しては、筋肉に対してのアプローチとして書かれており、トリガーポイント治療の説明の詳細がなされていないが、限りのあるなかでの解説ということで、ご容赦いただきたい。

特集

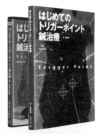

＼ 2020年5月号とあわせて読みたい！ ／
編集部おすすめバックナンバー

https://www.idononippon.com/magazine/backnumber/

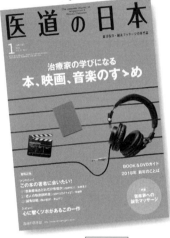

2018年1月号

check!

▌音楽家へのケアも欠かせない

1日に何時間も演奏を行う楽器演奏家。演奏する楽器特有の健康問題に悩まされることが少なくない。音楽家を対象にした医学、すなわち「音楽家医学」(Musician's Medicine) は、欧米においては1980年代から発展してきた新しい分野である。近年は国内でも日本音楽家医学研究会が発足するなど以前よりは発展の兆しが見えるものの、音楽家の心身の健康をサポートする体制・人材・知識・技術は、量的にも質的にもいまだ十分とはいえない。音楽家鍼灸の可能性を探った。巻頭は「治療家の学びになる本、映画、音楽のすゝめ」。

【巻頭企画】治療家の学びになる　本、映画、音楽のすゝめ
インタビュー　この本の著者に会いたい！／佐藤正之　平松類　未上タニ
レビュー　心に響くツボがあるこの一作

【特集】音楽家への鍼灸マッサージ
- ●音楽家鍼灸の可能性／山下仁
- ●骨間筋のこりに対する鍼通電療法／高橋伸明
- ●音楽家のジストニア／伊藤久敬
- ●唇のくわえる力を強くする経絡按摩と関節運動法／田中勝

▌ダンスでも重要な「身体の連動」！

理学療法の分野では、関節の運動が他の隣接する関節へ影響を及ぼすという意味を持つ「運動連鎖」という言葉がよく使われ、身体の連動性を重視して治療にあたることが通常である。本巻頭企画では、「連動」「運動連鎖」に着目した問診診察、マッサージ、鍼治療、手技を、取材レポートと寄稿で紹介。下肢症状に対するアスレティックリハビリテーション、エクササイズ、鍼治療（症例）も取り上げた。

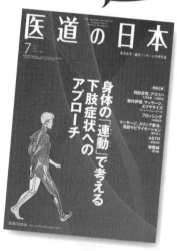

2019年7月号

check!

【巻頭企画】身体の「連動」で考える下肢症状へのアプローチ
- ●鼡径部痛症候群の新しい定義と身体の連動に着目した問診診察／仁賀定雄
- ●身体の連動を見極める動作評価と下肢の機能不全へのマッサージ／櫻井真・大木智裕
- ●フロッシングバンドを使った膝関節痛へのアプローチ／岩根直矢
- ●運動連鎖から考える股関節痛へのアプローチ～マッサージ、スリング療法、関節モビライゼーションを用いて～／譲矢正二
- ●手技療法の立場から診る運動連鎖～股関節伸展に対する介入例より／沓脱正計
- ●「連動」を概念の根幹とする整動鍼／栗原誠

緊急企画

新型コロナウイルス感染症と鍼灸治療

　新型コロナウイルス感染症が世界中で猛威を振るっている。

　アメリカのジョンズ・ホプキンス大学のウェブサイトによると*、日本時間4月16日13時30分時点で（以下、すべて日本時間）、世界の累計感染者数は200万人を突破。死者数は13万人以上に及んでいる。

　アメリカでは、人口密度の高いニューヨーク州を中心に死者数が増え、4月12日時点で2万人を超えた。イタリアも4月15日の時点で死者数が2万人以上に上っている。イタリアでは、重症者数こそ減少傾向にあるものの、依然として深刻な事態が続いている。

　日本では、4月7日、改正新型インフルエンザ等対策特別措置法に基づき、日本で初となる「緊急事態宣言」が安倍晋三首相から発令された。それを受け、東京都の小池百合子知事は4月10日、休業などへの協力を要請する事業者を発表。自粛を促すも、4月15日12時時点で、日本国内では7964人の感染者が判明しており（死者数は119人）、感染者数の増加には歯止めがかかっていない。

　新型コロナウイルスの最初の症例は2019年11月17日、湖北省出身の55歳の男性だった可能性が指摘されている。2020年1月7日には、武漢市の肺炎患者から新型コロナウイルスが検出され、その後、感染が爆発的に広がった。

　その中国において、中国鍼灸学会による「COVID-19（新型コロナウイルス感染症）のための鍼灸介入ガイドライン（第2版）」が発表されたので日本語訳を掲載する。あわせて、新型コロナウイルス感染症の流行に関する世界の動きもまとめた。

　新型コロナウイルス感染症の拡大に対して、鍼灸師やあん摩マッサージ指圧師は何ができ得るのだろうか。治療院での感染予防対策なども含めて、次号以降もお送りする予定であり、今回はその第1弾となる。

＊Global Tracking Map: COVID-19 Cases and Data Visualization（ジョンズ・ホプキンス大学のウェブサイト）
https://coronavirus.jhu.edu/map.html

COVID-19のための
鍼灸介入ガイドライン（第2版） 中国鍼灸学会

2020年3月2日、感染が広がっている新型コロナウイルスについて、中国鍼灸学会は「COVID-19のための鍼灸介入ガイドライン（第2版）」を作成。世界鍼灸連合会（WFAS）を通じて発表した。編集部の訳を掲載する。[監訳：荒川緑氏（学校法人素霊学園東洋鍼灸専門学校 図書館長）]
※新型コロナウイルス流行先行国である中国の治療の参照が目的であり、使用を推奨するものではありません。中国での実際の治療は、感染防御・対策されたうえで行われていることをご留意ください。

原著論文
中国鍼灸学会. 中国针灸学会新型冠状病毒肺炎针灸干预的指导意见［第二版］. 2020. 3. 2
http://www.caam.cn/caamWebPkg/upFilesCenter/upload/file/20200301/1583071512136093201.pdf

新型コロナウイルス（COVID-19）は急性呼吸器感染症であり、感染力が強く、広く感染しやすく、人々の生命と健康に重大な脅威をもたらす。「中華人民共和国伝染病防治法」に規定される乙類の感染症に含まれており、甲類の感染症に準じた措置を講じられている。

COVID-19は、中医学における「疫病」のカテゴリーに属する。何千年もの間、中医学は、疫病と闘う医療の実践において、長期にわたり豊富な経験を蓄積している。中医学の重要な部分として、鍼灸は独自の特徴と利点を持っており、中国の疫病対策の歴史の中で重要な貢献をしている。

中医学の古典には、疫病予防と治療のための鍼灸の関連記録がある。例えば、唐代の医師である孫思邈は、その著書『備急千金要方』の中で、「およそ呉や蜀の土地に赴任する役人は、常に体の2・3箇所に灸をして、灸痕が消えないようにすべきである。そうすれば瘴癘・温瘧・毒気などに感染することはない」と記している。明代の医師である李時珍は、著書『本草綱目』の中で、「艾葉……灸をすれば、多くの経脈が通じ、さまざまな病邪を治し、長患いの人を健康することができ、その効果には大きいものがある」と述べている。これら2冊の本はどちらも鍼灸が伝染病を予防し、治療できることを記録している。

現代の臨床研究や実験研究では、鍼灸がヒトの免疫機能を調整し、抗炎症作用や抗感染作用を発揮することが示されている。鍼灸は伝染病の予防と治療に積極的な役割を果たしている。中国の鍼灸治療は突然現われたCOVID-19に直面して、予防とコントロールに積極的に参加し、良好な結果を得ている。

COVID-19に対する理解を深め、鍼灸治療による臨床経験を蓄積してきたことから、国家衛生健康委員会弁公庁と国家中医薬管理局弁公室が発行した「COVID-19の診療方案（試行第6版）」と「COVID-19の回復期における中医学的リハビリテーションの提案（試行版）」に従い、我々は、鍼灸の実施と在宅患者への指導に携わる医療従事者向けに「COVID-19のための鍼灸介入ガイドライン（第2版）」を作成した。

Ⅰ. 鍼灸介入の原理

ⅰ. 疫病の流行中、鍼灸介入は、全体の状況にあわせて、あらゆるレベルの医療機関の指導の下、組織的に実施する。鍼灸治療期間においては、隔離・消毒の要件を厳格に遵守した上で施術する。確定例と回復例の鍼灸治療では、複数の患者を同室で治療することができるが、疑い例では個室で治療する。呼吸補助による酸素療法中は、安全が保障される状況下において灸法を使用する。

ⅱ. COVID-19に対する中医学の臨床診断、病期分類、分類、症候群の鑑別は、国家衛生健康委員会弁公庁と国家中医薬管理局弁公室が発行したCOVID-19の診療方案に従う。同時に、鍼灸の特徴を十分に考慮して、鍼灸の介入をより適切なものとする。COVID-19は「五疫」の1つであり、広く感染しやすい。「（五疫は）みな感染しやすく、年齢に関係なく、症状も似ている」（訳注：『黄帝内経素問』遺篇・刺法論篇）。疫病は口や鼻から人体に入り、その多くはまず肺、次に脾、胃、大腸に侵入する。病変は比較的軽度であるが、ごく一部は心包、肝、腎に逆伝して重症化する。疾患は急速に変化し、明確な核心となる病態と症候群の進展がある。「経脈は、内は臓腑に、外はツボに連絡する」ルートによって、鍼灸は身体のツボを刺激し、経絡を通じて病所を直接攻め、臓腑の経気を刺激強化して、侵入する疫病の邪気を潰滅して分離・駆除し、正常に戻す。同時に鍼灸治療は気を刺激して、内臓の自己防衛を改善し、疫病によって引き起こされる臓腑の損傷を軽減する。

ⅲ. 鍼灸介入は、病態の進展に応じて、医学観察期、臨床治療期、回復期の3つの病期に分けて行う。治療は、臓腑と経脈の弁証による鑑別を通じ、主穴を中心に、臨床症状に応じて適切に穴を増減し、「取穴は少なく精選するのがよい」の原則を尊重して行う。鍼灸施術は、便利、単純、安全、有効の原則に基づき、特定の条件に応じて適切なものを選ぶ。適切な条件を作成し、すべての臨床病期で鍼灸の役割を果たすように努める。鍼灸は、臨床治療期において生薬と併用して、相乗効果的役割を果たすことができる。回復している患者の治療は、鍼灸に最大限の中心的役割が与えられるべきである。我々は、COVID-19に対して、鍼灸を主体としたリハビリテーションクリニックを新たに設立することを推奨した。

ⅳ. 鍼灸のツボと方法の選択は、古典や現代の臨床・基礎研究のエビデンスに基づき、神経性調節による肺機能の改善、自然免疫の制御、抗炎症・炎症促進性の要素、コリン作動性抗炎症経路の活性化、呼吸器系の制御、肺炎による損傷の克服に関する鍼灸の先行研究で示された研究成果を統合している。

ⅴ. 鍼灸師の指導の下、患者はインターネット、携帯端末および関連アプリ、WeChatなどを利用して、灸、（訳注：薬物の）ツボへの塗布（療法）、ツボマッサージなどを患者自身あるいは器具を用いて行うことで、補助的疾患治療を成し遂げ、心身のリハビリテーションを促進することを推奨される。医師と患者のコミュニケーション、経過観察、および診断・治療データのタイムリーかつ完全な収集による総合的な分析に注意を払う。

Ⅱ. 鍼灸介入の方法

ⅰ. 医学観察期の鍼灸介入（疑い例）

【目的】

　正気および肺と脾の機能を刺激し、疫病の邪気を打ちのめして分離し、取り除き、臓器の邪気に対する抵抗力を増強する。

【主穴】

(1) 風門（BL12）、肺兪（BL13）、脾兪（BL20）

(2) 合谷（LI4）、曲池（LI11）、尺沢（LU5）、魚際（LU10）

(3) 気海（CV6）、足三里（ST36）、三陰交（SP6）

　治療ごとに、各群の中から1～2穴を選択する。

【配穴】

●発熱、喉の乾き、乾性咳が組み合わさった症状は、大椎（GV14）、天突（CV22）、孔最（LU6）。

●悪心嘔吐、軟便、舌の胖大と膩苔、濡脈が組み合わさった症状は、中脘（CV12）、天枢（ST25）、豊隆（ST40）。

●疲労感、脱力感、食欲不振が組み合わさった症状は、中脘（CV12）、臍の周りの4穴（臍から上下左右に1寸離れた場所）、脾兪（BL20）。

●透明な鼻水、肩と背部の痛み、淡舌と白苔、緩脈が組み合わさった症状は、天柱（BL10）、風門（BL12）、大椎（GV14）。

ⅱ. 臨床治療期の鍼灸介入（確定例）

【目的】

　肺と脾の正気を刺激し、臓器を保護し、損傷を減らし、病原の邪気を駆除し、「土を培い、金を生む（訳注：脾と肺を補益する）」。疾患の勢いを停め、気分を軽くし、病邪に打ち勝つ確信を強くする。

【主穴】

(1) 合谷（LI4）、太衝（LR3）、天突（CV22）、尺沢（LU5）、孔最（LU6）、足三里（ST36）、三陰交（SP6）

(2) 大杼（BL11）、風門（BL12）、肺兪（BL13）、心兪（BL15）、膈兪（BL17）

(3) 中府（LU1）、膻中（CV17）、気海（CV6）、関元（CV4）、中脘（CV12）

　軽症例と一般症例の治療には、その都度、(1) と (2) の群から2～3の主穴を選択し、重症例の治療には (3) の群から2～3の主穴を選択する。

【配穴】

●長時間の発熱を伴う症状は、大椎（GV14）、曲池（LI11）、または（訳注：奇穴の）十宣（訳注：Ex-UE11）と耳尖（訳注：Ex-HN6）からの瀉血。

●胸部絞扼感、息切れを伴う症状は、内関（PC6）、列欠（LU7）、または巨闕（CV14）、期門（LR14）、

照海（KI6）。

●痰を伴う咳の症状は、列欠（LU7）、豊隆（ST40）、定喘（Ex-B1）。

●下痢、軟便を伴う症状は、天枢（ST25）、上巨虚（ST37）。

●粘り気のある痰や黄色の痰、便秘を伴う咳の症状は、天突（CV22）、支溝（TE6）、天枢（ST25）、豊隆（ST40）。

●微熱、気づかない熱、または平熱、嘔吐、軟便、紅舌または淡紅舌、白苔または白膩苔が組み合わさった症状は、肺兪（BL13）、天枢（ST25）、腹結（SP14）、内関（PC6）。

iii. 回復期の鍼灸介入

【目的】

　残留ウイルスを除去し、生命力を回復し、臓器の修復を促進し、肺と脾の機能を回復させる。

【主穴】

　内関（PC6）、足三里（ST36）、中脘（CV12）、天枢（ST25）、気海（CV6）。

1. 肺脾気虚

●息切れ、疲労感、食欲不振、嘔吐、胃膨満、排便する力の不足、残余感のある軟便、淡胖舌と白膩苔の症状。胸部絞扼感、息切れなどの明らかな肺の症状がある患者には、膻中（CV17）、肺兪（BL13）、中府（LU1）。

●食欲不振や下痢などの明らかな脾と胃の症状を持つ患者には、上脘（CV13）、陰陵泉（SP9）。

2. 気陰両虚（訳注：気虚と陰虚が同時に見られる）

●衰弱、口腔内の乾燥、喉の乾き＝口渇、動悸、多汗、食欲減退、低熱または熱が無い、少しの痰を伴う乾いた咳、少ない唾液と乾舌、細脈または虚脈の症状。明らかな衰弱と息切れのある患者には、膻中（CV17）、神闕（CV8）。

●口腔内の乾燥と喉の渇きが明らかな患者には、太渓（KI3）、陽池（TE4）。

●明らかに動悸がある人は、心兪（BL15）、厥陰兪（BL14）。

●多汗の患者には、合谷（LI4）、復溜（KI7）、足三里（ST36）。

●不眠症の患者には、神門（HT7）、印堂（GV29）、安眠（Ex）、湧泉（KI1）。

3. 肺気脾気の不足、経絡を遮断する痰の停滞

●胸部絞扼感、息切れ、会話の嫌気、疲労感、動くときの発汗、痰を伴う咳、痰が詰まる、鱗状の乾燥肌、精神的疲労感、食欲不振などの症状は、肺兪（BL13）、脾兪（BL20）、心兪（BL15）、膈兪（BL17）、腎兪（BL23）、中府（LU1）、膻中（CV17）。

●痰が詰まっている患者には、豊隆（ST40）、定喘（Ex-B1）。

鍼灸の施術

　実施環境や管理要件に応じて、適宜選択する。

　上記3つの病期において、鍼のみを使用するか、灸のみを使用するか、あるいは両方を組み合わせて使用するか、あるいはツボへの（薬物の）塗布、耳鍼、ツボ注射、刮痧（かっさ）、小児マッサージ、指圧などと組み合わせるかは、状況に応じた選択が推奨される。鍼は平補平瀉法で操作

する。鍼は各ツボに20〜30分置鍼、灸は各ツボに10〜15分施術する。治療は1日1回とする。具体的な操作方法については、国が定めた「鍼灸技術操作規範」の基準や臨床経験を参考にする。

Ⅲ. 医師の指導の下に行う在宅の鍼灸介入

COVID-19の流行を予防・制御するために、外出を減らし、交差感染を回避し、感染源を遮断し、安全性を確保するとともに、自宅隔離の患者や退院した患者には、専門家の指導の下、オンライン診療・指導、科学の普及・教育により鍼灸介入を行うことができる。

ⅰ. 灸治療

足三里（ST36）、内関（PC6）、合谷（LI4）、気海（CV6）、関元（CV4）、三陰交（SP6）への患者自らの灸。1穴の灸の所要時間は約10分。

ⅱ. 塗布治療

灸熱貼（温感の灸ペースト）や代温灸膏（温感の灸クリーム）を足三里（ST36）、内関（PC6）、気海（CV6）、関元（CV4）、肺兪（BL13）、風門（BL12）、脾兪（BL20）、大椎（GV14）などのツボに塗る。

ⅲ. 経絡マッサージ

上肢の肺経と心経、膝下の脾経と胃経のツボに対して、点法（指圧）・揉法・按法（圧迫）あるいは揉按法・拍打法・叩打法を用いる。1回の施術時間は15〜20分。施術部位に腫れぼったい感覚があるのが適切となる。

ⅳ. 伝統的気功法

自分の回復状況に応じて、易筋経、太極拳、八段錦、五禽戯などの適切な伝統的気功法を選択する。1日1回、1回15〜30分程度の練習を行う。

ⅴ. 精神的健康

自分の感情を調整する。耳ツボ、灸、マッサージ、薬膳、ハーブティー、薬湯、音楽などを併用して、心身をリラックスしたり、不安を解消したり、睡眠を助けたりすることができる。

ⅵ. 足湯

風邪や熱邪を払う働きのある生薬を選び、邪気を排除する。荊芥、艾葉、薄荷、魚腥草、大青葉、佩蘭、石菖蒲、辣蓼草、鬱金、丁香をそれぞれ15g、さらに氷片（訳注：竜脳・ボルネオール）3gを加えて煎じ薬をつくる。煎じ薬を足湯に注ぎ、ぬるま湯を加え、38〜45℃くらいまで冷めるまで待ち、30分ほど浸す。

このガイドラインは、中国鍼灸学会の専門家グループによって策定されたものである。

顧　　　問：石学敏、仝小林、孫国傑
専家組組長：劉保延、王華
専家組成員：喩暁春、呉煥淦、高樹中、王麟鵬、方剣橋、余曙光、梁繁栄、冀来喜、景向紅、周
　　　　　　仲瑜、馬駿、常小栄、章薇、楊駿、陳日新、趙吉平、趙宏、趙百孝、王富春、梁鳳霞、
　　　　　　李暁東、楊毅、劉煒宏、文碧玲

【関連情報】
　2020年3月18日には"in press"のfree access articleとして、Elsevier社のEngineering誌に以下の論文が掲載された。

Xinyao Jin, Bo Pang, Junhua Zhang, et al. Core outcome set for clinical trials on coronavirus disease 2019（COS-COVID）. Engineering . Available online 18 March 2020
https://doi.org/10.1016/j.eng.2020.03.002

　上記論文は、新型コロナウイルス感染症（COVID-19）に対する臨床試験でのコア・アウトカム・セット（core outcome set: COS）開発論文である。著者は中国・天津中医薬大学のJin Xinyao（金 鑫瑶）を筆頭著者とする全22人。本論文の解説付き抄訳を、津谷喜一郎氏（東京有明医療大学保健医療学部）と元雄良治氏（金沢医科大学腫瘍内科学）が行い、下記論文として同じくfree access articleである。合わせて参照されたい。

津谷喜一郎, 元雄良治. COS-COVIDの日本語での紹介 ―新型コロナウイルス感染症に対する臨床研究のコア・アウトカム・セットのコンセンサス会議―. 薬理と治療 2020; 48（4）
http://lifescience.co.jp/yk/jpt_online/20200403_COS-COVID.pdf

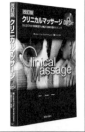

新型コロナウイルス感染症の流行に関する世界の動き（2020年4月15日現在。編集部調べ）

	WHO	世界各地	日本国内
2019年			
11月17日		湖北省出身の55歳の男性から肺炎の症状を確認。新型コロナウイルスの最初の症例であった可能性（後の2020年3月13日、香港紙「サウスチャイナ・モーニング・ポスト」が、中国当局がデータを公開しなかったと報じる）。	
12月8日		中国当局が武漢市の原因不明の肺炎患者を報告。	
12月30日		武漢市中心医院の李文亮医師が原因不明の肺炎患者のウイルス検査結果を医師のSNSチャットグループに投稿。	
12月31日	WHOが中国当局から、中国の武漢市内で原因不明の肺炎が広がっていると報告を受ける。		
2020年			
1月1日		中国衛生当局が武漢華南海鮮卸売市場を閉鎖。	
1月2日			
1月3日		武漢市公安局が「社会秩序を混乱させた」として李文亮医師に訓戒処分。	
1月4日			
1月5日			
1月6日			
1月7日		中国当局が武漢市の肺炎患者から新型コロナウイルスを検出。	
1月8日			
1月9日		新型コロナウイルス感染症の初の死亡者を中国の武漢で確認。李文亮医師に咳や発熱などの症状。	
1月10日			
1月11日	中国衛生当局が新型コロナウイルスの全ゲノム配列をWHOに提供。		
1月12日			
1月13日		武漢市からタイを訪れた中国人女性から、新型コロナウイルスを検出。中国以外では初の感染者を確認。	
1月14日			
1月15日			
1月16日			国内初の感染者を確認。神奈川県内の武漢市滞在歴のある30代男性。
1月17日			
1月18日			
1月19日		広東省深セン市での感染者を確認。韓国で初の感染者を確認。	
1月20日		中国の国家衛生健康委員長の鍾南山が、ヒトからヒトへの感染の確認を報告。	
1月21日		台湾、アメリカ合衆国での感染者を確認。	
1月22日		アメリカ合衆国が武漢市からの入国を5つの空港に制限。北朝鮮が中国からの観光客の受け入れを全面停止。台湾が台湾と武漢間の団体旅行を一時停止。マカオでの感染者を確認。	
1月23日	新型コロナウイルスが世界に及ぼすリスクを「中」と評価。	武漢市閉鎖（ロックダウン）、空港・鉄道・フェリーなどの交通機関が運行を停止。香港、シンガポール、ベトナムでの感染者を確認。	全日空など複数の航空会社が武漢市への運行を停止。
1月24日	ヒトからヒトへの感染の可能性を発表。咳やくしゃみなどの飛沫や直接的な接触などで感染する可能性があると指摘。	台湾が中国大陸全土への団体旅行を中止。フィリピンが武漢からの観光者500人を強制送還。ネパールでの感染者を確認。	国内2例目の感染者を確認。武漢市在住の40代男性。武漢市含む中国湖北省への渡航を中止勧告へ（渡航レベル3に引き上げ）。
1月25日		上海ディズニーランドが閉鎖。ネパール、フランスでの感染者を確認。中国政府が海外旅行を事実上禁止を決定。クルーズ客船「ダイヤモンド・プリンセス号」から香港人男性が下船。マレーシア、フランス、オーストラリアでの感染者を確認。	国内3例目の感染者を確認。武漢市在住の30代女性。

	WHO	世界各地	日本国内
1月26日		香港ディズニーランドが閉鎖。 中国国家衛生健康委員会が、新型肺炎の潜伏期間は平均で10日前後と発表。潜伏期間中に拡散させている可能性を指摘。	国内4例目の感染者を確認。武漢市在住の40代男性。
1月27日		中国旅行社協会が、国外旅行を含むすべての団体ツアー旅行を一時禁止することを決定。 香港が湖北省からの入境を禁止。 カンボジア、スリランカ、ドイツ、カナダでの感染者を確認。	
1月28日	新型コロナウイルスが世界に及ぼすリスクを「高」に訂正。	アメリカ合衆国の国立衛生研究所が新型肺炎のワクチン開発に着手。 北朝鮮が中国からの入国者を一カ月間隔離措置へ。	新型コロナウイルスを指定感染症に指定。 「新型コロナウイルスに関連した感染症対策に関する厚生労働省対策推進本部会議」を立ち上げ。 日本人初の感染者を確認。奈良県在住の60代男性で、武漢市から来たツアー客を乗せたバスの運転手。
1月29日		オーストラリアが新型コロナウイルスの培養に成功。 イギリスがブリティッシュ・エアラインズの中国発着便を全便欠航。 アラブ首長国連邦、フィンランドでの感染者を確認。	日本政府が派遣した武漢市へのチャーター機で206人が帰国。 「厚生労働省健康フォローアップセンター」設置。
1月30日		フィリピン、インド、イタリアでの感染者を確認。	武漢市からのチャーター便で帰国した日本人から、国内初の無症状病原体保有者の発生2例を報告。 日本政府が派遣した武漢市へのチャーター機の2便目が日本到着。
1月31日	「国際的に懸念される公衆衛生上の緊急事態（PHEIC）」を宣言。	フランスがエールフランスの中国発着便を全便欠航。 フィリピンが武漢市含む湖北省からの旅行客の入国を禁止。 ロシア、スウェーデン、イギリス、スペインでの感染者を確認。	
2月1日		クルーズ客船「ダイヤモンド・プリンセス号」から1月25日に香港で下船した香港人男性の感染を確認。 フィリピンで男性が死亡。中国国外で初の死者。	新型コロナウイルスによる肺炎などを感染症法の「指定感染症」と検疫法上の「検疫感染症」とする政令を施行。 武漢市からチャーター便で帰国した日本人から、新たに3人の感染が確認される。うち1人が再検査で陽性が判明し、再検査での感染確認は初。
2月2日	誤った情報が拡散される「インフォデミック」に対する注意喚起。 潜伏期間について、2日間から10日間と推定。	潜伏期間について、アメリカ疾病予防管理センター（CDC）が2日間から14日間と推定。	
2月3日	中国に多国籍の専門家チームが派遣されることを発表。		
2月4日		ベルギーでの感染者を確認。	クルーズ客船「ダイヤモンド・プリンセス号」の清水港寄港中止。
2月5日			クルーズ客船「ダイヤモンド・プリンセス号」で集団感染が判明。日本政府の指示により大黒埠頭沖で14日間の隔離措置を開始。
2月6日		中国メディアが李文亮医師の死亡（享年34）を報道。	
2月7日			クルーズ客船「ダイヤモンド・プリンセス号」の感染者4人が、静岡県の病院に搬送される。
2月8日		武漢市で入院中だった日本人男性が死亡。	
2月9日			
2月10日		韓国政府が日本を含む6カ国・地域への渡航自粛を要請。	
2月11日	新型コロナウイルスの感染による疾患を「COVID-19」と命名。	中国の死者が1,000人を突破。 ICTVが新型コロナウイルスを「SARS-CoV-2」と分類、命名。コウモリなどの野生動物が保因していたものが、ヒトからヒトへの感染能力を獲得したと推定。	
2月12日			
2月13日			国内初の死亡者を確認。神奈川県在住の80代女性（中国国外で2カ国目の新型コロナウイルスによる死亡者）。 政府、新型コロナウイルス対策第1弾を決定。総額153億円。帰国者支援30億円、国内感染対策強化65億円、水際対策強化34億円など。 渡航歴のない千葉県の20代男性の感染を確認。

	WHO	世界各地	日本国内
2月14日		アフリカで初の新型コロナウイルス感染者を確認。 エジプトでの感染者を確認。	
2月15日		フランスで初の死亡者を確認（中国国外で3カ国目の新型コロナウイルスによる死亡者）。	
2月16日		台湾で初の死亡者を確認（中国国外で4カ国目の新型コロナウイルスによる死亡者）。	
2月17日			東京マラソン2020が、一般ランナーによる参加中止を発表。 天皇誕生日の一般参賀の中止を発表。
2月18日			
2月19日		イランでの感染者と死亡者を確認。	クルーズ客船「ダイヤモンド・プリンセス号」から、新型コロナウイルス陰性の乗客の下船を開始。 乗船した医師の岩田健太郎氏がYouTubeで内部告発。元動画は削除される。
2月20日		イラン・イスラム共和国で初の感染者を確認。	前日の岩田氏の内容を受けて厚生労働省が反論。 経済産業省が、新型コロナウイルス対策検討自動車協議会の立ち上げを発表。 福岡市で初の新型コロナウイルス感染者を確認。
2月21日			国内での感染者数が100人を超える。 サンリオピューロランドが臨時休館を発表。
2月22日		レバノン共和国とイスラエルで初の感染者を確認。 イタリア、ロンバルディア州ローディ県10自治体やヴェネト州のヴォーを封鎖。以降、イタリア国内の各州にも封鎖が広がる。	
2月23日			
2月24日	潜在的なパンデミックの可能性があるとし、できる限りの備えをする必要があると強調。	NY株が新型コロナウイルスの影響で約2年ぶりの下げ幅を記録。 クウェートで初の感染者を確認。 アフガニスタン、イラク、クウェート、バーレーン、オマーンでの感染者を確認。	専門家会議で「今後1〜2週間が瀬戸際」との見方を示す。
2月25日		IOCが東京オリンピック開催判断の期限を5月下旬と言及。 オーストリア、スイス、クロアチア、アルジェリア、ブラジルでの感染者を確認。	政府が新型コロナウイルス感染症対策の基本方針を発表。 新型コロナウイルスの影響でキャンセルが相次ぎ、中国人向けの愛知の老舗旅館が廃業。 Jリーグが試合の延期を発表。 長野県で初の新型コロナウイルス感染者を確認。
2月26日		韓国での感染者が1,000人を超える。 パキスタン、ジョージア、ルーマニア、ノルウェー、北マケドニア、ギリシャでの感染者を確認。	日本で2人目の死亡者を確認。 四国で初の感染者を確認。クルーズ客船「ダイヤモンド・プリンセス号」から下船した徳島県の60代女性。 政府が韓国・大邱市からの入国拒否の方針を固める。 政府が今後2週間のスポーツ・文化イベント、中止や延期を要請。
2月27日		デンマーク、エストニア、ベラルーシ、オランダ、サンマリノ、ナイジェリア、メキシコでの感染者を確認。	政府が全国の小中高・特別支援学校に3月2日から春休みまでの休校を要請。 申告所得税、贈与税および個人事業者の消費税の申告・納付期限を4月16日まで延長決定。
2月28日	新型コロナウイルスが世界におよぼすリスクを「非常に高い」に引き上げ。	アゼルバイジャン、アイスランド、リトアニア、モナコ、ニュージーランドでの感染者を確認。	東京ディズニーランド・ディズニーシー、ユニバーサル・スタジオ・ジャパンが、2月29日から3月15日までの休業を発表。 トイレットペーパーやティッシュなどが品薄になるとデマ情報が出回り、買い占めが起こる。
2月29日		イタリアでの感染者が1,000人を超える。 カタール、アイルランド、ルクセンブルク、エクアドルでの感染者を確認。	安倍首相が会見「今後1、2週間は国内の感染拡大防止にあらゆる手を尽くす」「世界経済の動向も注視し、経済財政政策を行う」。
3月1日	WHOと中国の合同専門家チームが、感染源がコウモリだったとほぼ認定する調査報告書を公表。新型コロナウイルスの遺伝子情報の96％が、コウモリ由来のSARSに似たコロナウイルスと一致。さらにセンザンコウ由来のSARSに似たコロナウイルスとも86〜92％が一致していたとしている。		東京マラソン2020を開催。市民ランナーはおらず、選手のみ。観客は7万人。 同日までに、クルーズ客船「ダイヤモンド・プリンセス号」に乗船していた約3,700人全員が下船。

	WHO	世界各地	日本国内
3月2日		インドネシア、サウジアラビア、ヨルダン、ラトビア、アンドラ、ポルトガル、チュニジア、モロッコ、セネガルでの感染者を確認。	全国で学校が臨時休校。 臨時休校に伴う保護者への休暇取得支援の公表。 日銀総裁談話「今後の動向を注視し、潤沢な資金供給と金融市場の安定確保に努めていく」。
3月3日		ウクライナ、リヒテンシュタイン、アルゼンチン、チリでの感染者を確認。	メルカリ等で、花崗岩がコロナ対策に効くとして売られ、買われる事案が発生。 「雇用調整助成金」の特例対象を拡大。正規・非正規問わず対象に。
3月4日		ポーランド、ハンガリー、スロベニアでの感染者を確認。 中国の研究者チームが、新型コロナウイルスは二つの型に分類できること、感染力に差があることを、中国の英字科学誌「国家科学評論」に発表。	国内感染者(クルーズ客船「ダイヤモンド・プリンセス号」の乗船客を含む)が1,000人を超す。 マスクの高額転売に対して、国民生活安定緊急措置法の適用を行うことを閣議決定。
3月5日		パレスチナ、ボスニア・ヘルツェゴビナ、南アフリカ共和国での感染者を確認。	中国、韓国、イランが事実上の入国拒否対象へ。 東京ディズニーランド・ディズニーシーが、再開時期を検討。
3月6日		世界全体の感染者数が10万人を超える。 ブータン、スロバキア、セルビア、バチカン、カメルーン、トーゴ、コスタリカ、コロンビア、ペルーでの感染者を確認。 韓国が日本への対抗措置を検討。	新型コロナウィルスに罹患しているかを判定するPCR検査が、公的医療保険適用開始。 厚生労働省が「最悪の場合、発症者は人口の1割を超える」とする流行シナリオを公表。
3月7日		モルディブ、モルドバ、マルタ、パラグアイでの感染者を確認。	政府が中国・韓国の発給済みビザ効力を停止。
3月8日		バングラデシュ、ブルガリア、アルバニアでの感染者を確認。 世界全体での感染が確認された国・地域が100に到達。	
3月9日		NYダウ一時2,000ドル超安。売買停止措置に。 ブルネイ、キプロス、ブルキナファソ、パナマでの感染者を確認。	新型コロナウイルス政府専門家会議「爆発的な感染状況には進んでおらず、一定程度持ちこたえている」「感染者数は当面増加傾向、警戒を緩めることはできない」「北海道の緊急事態宣言に基づく対策の効果を検証、19日めどに公表」。 経済不安と原油価格の下落により、日経平均株価が一時2万円を割る。1年2か月ぶり。 中小企業支援へ融資5,000億円の方向で調整開始。 プロ野球開幕の延期を決定。
3月10日		イランで「アルコールが新型コロナウイルス感染症に効く」とのデマを信じ、密造酒を飲んだ27人が死亡。 ギリシャでオリンピック採火式が無観客で行われる。 モンゴル、トルコ、北キプロス、コンゴ民主共和国、ジャマイカ、ボリビアでの感染者を確認。	「緊急事態宣言」を可能にする法案、新型インフルエンザ対策特措法改正案を閣議決定。 専門家会議の提言「3つの密」を避けて。
3月11日	テドロス・アダノム事務局長が、パンデミック相当との認識を表明。	アメリカ国立アレルギー・感染症研究所(NIAID)が、致死率は約3%だが、無症状患者もいるので実際の感染者はさらに多く、約1%と推定。 コートジボワール、ホンジュラス、キューバ、セントビンセント・グレナディーン、ガイアナでの感染者を確認。	選抜高校野球の中止が決定。 東京ディズニーランド・ディズニーシー、ユニバーサル・スタジオ・ジャパンが休園期間を延長。 うなぎパイが生産休止。
3月12日		アメリカ合衆国がイギリス以外のヨーロッパからの入国を30日間停止。 中国の衛生当局が「中国は感染のピークを越えた」と宣言。 スーダン、ケニア、ガボン、ガーナ、トリニダード・トバゴでの感染者を確認。	福岡の病院が、マラリア治療薬で新型コロナウイルスの症状改善と報告。
3月13日	テドロス・アダノム事務局長が、「今や欧州がパンデミックの中心地となった」との認識を示す。	中国が新型ウイルス感染症対策で1兆6,000億円を交付。 Amazonのセラー、新型コロナで深刻な在庫不足。 ギリシャ国内での聖火リレーを中止。 香港紙「サウスチャイナ・モーニング・ポスト」が、2019年11月17日時点で、中国で新型コロナウイルスの感染が起きていたと報じる。 カザフスタン、コソボ、エチオピア、モーリタニア、ギニア、グアテマラ、アンティグア・バーブーダ、セントルシア、ベネズエラ、スリナム、ウルグアイでの感染者を確認。	新型インフルエンザ等対策特別措置法の一部を改正する法案が成立。翌日施行。これにより、新型コロナウィルスの感染拡大に応じて緊急事態宣言を行えることになる。

	WHO	世界各地	日本国内
3月14日		アメリカ合衆国が国家非常事態を宣言。 スペインが国家非常事態を宣言。 ルワンダ、セーシェル、中央アフリカ共和国、赤道ギニア、コンゴ共和国、ナミビア、エスワティニでの感染者を確認。	安倍首相が記者会見。東京オリンピック2020は予定通り行う意向。
3月15日		ニュージーランドがクルーズ客船「ゴールデン・プリンセス」からの下船を拒否。 オーストラリアが入国後2週間の隔離措置。 フィリピンが4月14日までマニラ首都圏を封鎖。 レバノンが外出禁止措置を実施。 ウズベキスタン、バハマでの感染者を確認。	クルーズ客船「ダイヤモンド・プリンセス号」の全乗客・乗員の検疫対応が終了。
3月16日		中国が中国入国時に2週間の隔離を行うことを発表。感染逆流への警戒のため。 EUがヨーロッパ全体に入国制限を発表。事実上の封鎖。 ドイツが4月19日まで学校を閉鎖し、17日から娯楽施設や公園などの営業停止や封鎖を決定。 カナダが入国禁止措置を発表。 チェコが都市封鎖を実施。 ソマリア、タンザニア、ベナン、リベリアでの感染者を確認。	静岡・兵庫・山梨・富山などの一部地域で小中学校を再開。 日銀が金融緩和強化を緊急決定。
3月17日		ドイツが、フランス、スイス、オーストリア、ルクセンブルク、デンマークと事実上の国境封鎖。 アメリカ合衆国のトランプ大統領が、Twitterで「中国ウイルス（Chinese Virus）」と投稿。 フランスが外出禁止措置を実施。 イスラエルが外出禁止措置を実施。 ベネズエラが外出禁止措置を実施。 シンガポールのローレンス・ウォン国家開発相が、封鎖以外のあらゆる手段を尽くすとして封鎖措置はしないと表明。 モンテネグロ、ジブチ、ガンビア、バルバドスでの感染者を確認。	「新型コロナウイルス感染症（COVID-19）診療の手引き・第1版」が作成される。
3月18日		キルギス、ザンビア、エルサルバドル、ニカラグアでの感染者を確認。 ベルギーが外出禁止措置を実施。 マレーシアが全国で都市封鎖を実施。 イギリスが一斉休校実施を発表。	政府が国民一人当たり1万2,000円以上の給付金を検討。 学校等休業給付金の受付が始まる。
3月19日		香港大学の研究グループが、世界的医学雑誌「Nature Medicine」で、武漢の致死率（症状を有しかつ死亡した症例の割合）を1.4%と報告。 イギリスのロンドン市が、最大40カ所の地下鉄駅を閉鎖。 アメリカ合衆国のカリフォルニア州が外出禁止令を発令。 インドがデリー首都圏ですべての飲食店、スポーツジム、ショッピングモールを閉鎖。22日から全土で外出を禁止。 イタリアの死亡者数（3,405人）が中国を上回り、世界最多となる。 モーリシャス、チャド、ニジェール、カーボベルデ、ハイチ、フィジーでの感染者を確認。	
3月20日	事務局長談話において「喫煙はCOVID-19の重症化リスクを高める」との発表。	エリトリア、ウガンダ、マダガスカル、ジンバブエ、パプアニューギニアでの感染者を確認。	オリンピックの聖火が日本到着。到着式は規模を縮小して行われる。 国内での感染者数が1,000人を超える。
3月21日		東ティモールでの感染者を確認。	政府が赤字を出した企業に法人税の一部を還付する方針。
3月22日		トルコが日本以外の68カ国・地域からの航空便乗り入れ禁止。 イタリアの死亡者数が5,000人を超える。感染者は5万9,000人に。 「ニューヨークタイムズ」が、英国の耳鼻咽喉科の医師たちが「嗅覚機能を急に失ったら、COVID-19感染の可能性がある」ため、「他の症状がなくても7日間の自宅隔離措置に入ること」を勧告していると報じる。 モザンビーク、ドミニカ国、グレナダでの感染者を確認。	

	WHO	世界各地	日本国内
3月23日		カナダが東京オリンピックへの不参加を表明。 ミャンマー、シリア、ベリーズでの感染者を確認。	「新型コロナウイルス感染症対策推進室」が発足。 国税庁が納税猶予を発表。
3月24日	世界的流行を受けて「パンデミックは加速している」と表明。	アメリカ合衆国の研究者が、飛沫感染・接触感染以外にエアロゾル感染もすると報告。 ラオス、リビアでの感染者を確認。	安倍首相らとバッハIOC会長が電話会談。東京オリンピックの延期が決まる。来年夏までに開催。
3月25日		イギリスのチャールズ皇太子が新型コロナウイルスに感染。 クルーズ客船「ダイヤモンド・プリンセス号」が除菌を終えて横浜港を出港。 スペインの死亡者数（3,434人）が中国を上回る。イタリアに次いで世界で2番目。 マリ共和国、ギニアビサウ、セントクリストファー・ネイビスでの感染者を確認。	小池東京都知事が記者会見。週末の不要不急の外出を自粛するよう要請。
3月26日		スペインのマリア・テレサ王女が新型コロナウイルス感染により死亡。世界の王族で初。	外出の自粛要請をうけて、東京都で買占めが起こる。 阪神タイガースの藤波選手など3人が新型コロナウイルスに感染していたことを発表。 埼玉県が東京行き自粛を要請。 東京ディズニーランド・ディズニーシーが、休園期間をさらに延長。再開は4月20日以降。 ユニバーサル・スタジオ・ジャパンが、休園期間をさらに延長。4月12日まで。 東京オリンピックの日程、3週間で決定予定。
3月27日		イギリスのジョンソン首相がコロナウイルスに感染。 アメリカの感染者数が8万3,500人を超え、世界最多となる。 全世界での感染者数が50万人を超える。	小池東京都知事定例会見「週末外出自粛要請、平日は自宅勤務、花見など控えて」。 大阪府が週末の外出自粛を要請。
3月28日		イタリアで死亡者が1万人を超える。 台湾が4月1日からすべての交通拠点で体温チェックを実施と発表。 ベルギー保健当局が、感染者から飼い猫にウイルスが伝染する事例があると発表。	安倍首相会見。緊急事態宣言は回避。
3月29日		ロシアが「市民の外出を抑えるため、街中にライオンを放った」との噂を否定。	20日から入院していた志村けんが肺炎により亡くなる。 政府が全国の小中学校の生徒・教師に1人1枚のマスク配布を発表。 埼玉県が時差出勤や在宅勤務を要請。
3月30日		ICLの研究者が、医学誌「ランセット」で致死率（訳文では死亡率）を0.66%と発表。これは未確定例を含む場合で、感染確定例の死亡率は1.38%。 ボツワナ、ルガンスク人民共和国での感染者を確認。	小池東京都知事が緊急会見「夜の接待飲食店は避けて」。感染経路不明の患者急増のため。
3月31日		アメリカ合衆国のディズニーランドが、無期限閉鎖を発表。 フランスの死亡者数（3,523人）が中国を上回る。 アメリカ合衆国の死亡者数（4,054人）が中国を上回る。 ソマリランド、ブルンジ、シエラレオネでの感染者を確認。	
4月1日		アメリカの感染者数が20万人を超える。 スペインの感染者数が10万人を超える。 オーストリアの感染者数が1万人を超える。	感染症対策本部で安倍首相が「1住所あたりに布マスク2枚」配布を表明。 東京都が都立高校の休校をゴールデンウィークまで継続と発表。 日本医師会が「医療危機的状況」であることを表明。
4月2日		韓国の感染者数が1万人を超える。 カナダの感染者数が1万人を超える。 イギリスの死亡者数が中国を上回る。 スペインの死亡者数が1万人を超える。 マラウイでの感染者を確認。	
4月3日		世界全体の感染者数が100万人を超える。死者は5万人。	アパホテルが軽症者や医療関係者を受け入れることを発表。 1日の国内新規感染者が初めて300人を超える。 政府が1世帯30万円の現金給付を決定。ただし、住民税非課税世帯であることや、所得が激減していることなど制限あり。

	WHO	世界各地	日本国内
4月4日		ドイツの感染者数が中国を上回る。 アメリカ合衆国の感染者数が30万人を超える。 ポルトガルの感染者数が1万人を超える。 ブラジルの感染者数が1万人を超える。 イランの死亡者数が中国を上回る。	東京都で1日の感染者数が100人を超える。
4月5日		南スーダンでの感染者を確認。	
4月6日	テドロス・アダノム事務局長が、一般人の医療用マスク使用について、「現場が不足、危険」と発言。	イギリスのジョンソン首相が入院。症状回復せず、検査のため。 アメリカの死亡者数が1万人を超える。 サントメ・プリンシペでの感染者を確認。	7日に緊急事態宣言、8日発効で調整と報道。期間は5月6日までを検討。東京都など首都圏や大阪府などを念頭。
4月7日		フランスの死亡者数が1万人を超える。	新型コロナウイルス対応の特別措置法に基づく初めての緊急事態宣言が、東京、神奈川、埼玉、千葉、大阪、兵庫、福岡の7都府県に出される。 東京都が、病床数が逼迫しているとして、無症状・軽症者の受け入れを「東横INN東京駅新大橋前」で開始。
4月8日		武漢市の都市封鎖を解除。 フランスの感染者数が中国を上回る。 アメリカ合衆国の感染者数が40万人を超える。 ドイツの感染者数が10万人を超える。	
4月9日			国内の感染者が5,000人を超える。 愛知県が政府に緊急事態宣言を要請。
4月10日	クラスターを追跡する日本での調査から得られた情報として「患者の5人に1人からしか、他人には感染していないことが分かった」と紹介。	イエメンでの感染者を確認。	東京都は緊急事態宣言を受け、休業要請の対象施設を発表。対象は、遊興施設、大学・学習塾、運動・遊技施設、劇場、集会・展示施設、商業施設で、11日午前0時から行うと表明。都の方針を受け、緊急事態宣言の対象地域である神奈川県は11日から、埼玉県は13日から休業要請を始める。 YouTuberのHIKAKINが東京都知事と会談する動画をアップ。
4月11日		世界全体の死者が10万人を超える。WHOがパンデミックと認定した3月11日時点の死者は4,292人で、約1カ月で約23倍。 アメリカ合衆国の感染者数が50万人を超える。 スウェーデンの感染者数が1万人を超える。 アメリカ合衆国の死亡者数が2万人を超え、イタリアを上回って世界最多となる。 ベルギーの死亡者数が中国を上回る。	京都府が政府に緊急事態宣言を要請。 愛知県・岐阜県・三重県が県独自の緊急事態宣言を出す。 オンライン診療や電話診療を初診に拡大し、運用を始める。
4月12日	BCGワクチンが新型コロナウイルス感染を防ぐ可能性があるとの説について「根拠はない」「推奨しない」と言明。	イギリスの感染者数が中国を上回る。	安倍首相がツイッターで、星野源の楽曲「うちで踊ろう」と共に自宅で過ごす動画を投稿。
4月13日	感染症から回復した人が再び検査で陽性になる事例が出ていることについて、回復者が免疫をどの程度持っているかは不明だとの認識を示す。また、2009年の新型インフルエンザより10倍、致死性が高いとした。		
4月14日	アメリカ合衆国のトランプ大統領は、WHOの新型コロナウイルスへの対応の過ちを検証する間、資金拠出を停止するよう指示したと発表。	ケンブリッジ大学などの研究チームが、全遺伝情報（ゲノム）を解析したところ、遺伝子配列のパターンが大きく三つに分類できると発表。	
4月15日			日本郵便が郵便物や宅配便「ゆうパック」などの当日の再配達を、当面の間、全国で中止すると発表。

新型コロナウイルス感染症の拡大に対する各師会の対応（日本鍼灸師会）（2020年4月15日現在。編集部調べ）

会　　名	掲載日・ 更新日など	事　　項
（公社）北海道鍼灸師会	3月1日	厚生労働省「新型コロナウイルスを防ぐには」、日本鍼灸師会危機管理委員会「新型コロナウイルスの対応について（第3報）」、日本鍼灸師会危機管理委員会「災害医学会特別講演会（報告）」をWebサイトに掲載。
	3月17日	厚生労働省「新型コロナウイルス感染症に関するはり師、きゅう師及びあん摩マッサージ指圧師の施術に係る医師の同意書等の臨時的な取扱いについて」をWebサイトに掲載。
	4月11日	日本鍼灸師会危機管理委員会「新型コロナウイルスの対応について（第4報）」、日本鍼灸師会「新型コロナウイルス感染症に対する日本鍼灸師会の考え方〜緊急事態宣言を受けて〜」、日本鍼灸師会危機管理委員会「新型コロナウイルス感染症に対する対応と院内感染対策」「新型コロナウイルス感染防止ガイドライン」をWebサイトに掲載。
（一社）岩手県鍼灸師会	2月26日	3月8日に予定していた岩手県鍼灸師会青年部勉強会「医療連携を考える」を中止。
	3月17日	厚生労働省「新型コロナウイルス感染症に関するはり師、きゅう師及びあん摩マッサージ指圧師の施術に係る医師の同意書等の臨時的な取扱いについて」をWebサイトに掲載。
（公社）宮城県鍼灸師会	日付不明	日本鍼灸師会「新型コロナウイルス感染症に対する日本鍼灸師会の考え方〜緊急事態宣言を受けて〜」、日本鍼灸師会危機管理委員会「新型コロナウイルス感染症に対する対応と院内感染対策」「新型コロナウイルス感染防止ガイドライン」、厚生労働省「まん延防止に関するガイドライン」をWebサイトに掲載。
（一社）福島県鍼灸師会	2月19日	2月27日に予定していた東北厚生局・集団指導（郡山会場）を中止。
	3月19日	会員への消毒用アルコール含浸綿の優先販売のお知らせ。
	4月10日	日本鍼灸師会「新型コロナウイルス感染症に対する日本鍼灸師会の考え方〜緊急事態宣言を受けて〜」をWebサイトに掲載。
	4月12日	日本鍼灸師会「新型コロナウイルス感染防止ガイドライン」をWebサイトに掲載。
	4月14日	「東京都防災ホームページより　鍼灸マッサージの扱いについて」として、鍼灸やマッサージについては自粛の対象外となる旨をWebサイトに掲載。
（一社）茨城県鍼灸師会	3月29日	厚生労働省「新型コロナウイルス感染症に関するはり師、きゅう師及びあん摩マッサージ指圧師の施術に係る医師の同意書等の臨時的な取扱いについて」をWebサイトに掲載。
（公社）埼玉県鍼灸師会	日付不明	厚生労働省「新型コロナウイルスを防ぐには」、日本鍼灸師会危機管理委員会「新型コロナウイルスの対応について（第3報）」、厚生労働省「新型コロナウイルス感染症に関するはり師、きゅう師及びあん摩マッサージ指圧師の施術に係る医師の同意書等の臨時的な取扱いについて」、埼玉県鍼灸師会「COVID-19（新型コロナウイルス）関連に対して」をWebサイトに掲載。
	日付不明	院内掲示物等を会員限定Webページに掲載。
（公社）千葉県鍼灸師会	日付不明	厚生労働省の新型コロナウイルスに関するページのリンクをWebサイトに掲載。
	日付不明	4月12日に予定していた生涯研修学術講習会、療養費適正運用指導講習会を中止。
（公社）東京都鍼灸師会	2月18日	3月1日に予定されていた2020東京マラソンのボランティア活動を中止。
	2月21日	3月8日に予定していたSG（鍼灸学生交流会）を中止。
	2月23日	4月5日、12日に予定していた傾聴集中講座を中止。
	2月25日	3月29日に予定していた三多摩ブロック学術講習会を中止。
	2月28日	3月22日に予定していた練馬こぶしハーフマラソン2020を中止。
	3月12日	3月から5月に予定されていた症例検討会・鍼灸臨床セミナーを中止。
	3月17日	厚生労働省「新型コロナウイルス感染症に関するはり師、きゅう師及びあん摩マッサージ指圧師の施術に係る医師の同意書等の臨時的な取扱いについて」をWebサイトに掲載。
	4月5日	新型コロナウイルス感染症に関して、髙田常雄会長の挨拶をWebサイトに掲載。「消毒用エタノール（100リットル）を各ブロック長並びにいくつかの支部長先生宅に無料で届け、近隣の会員の方々に使っていただける処置」を行ったことを報告。
	4月7日	「緊急事態宣言下におけるはりきゅう施術所の対応について」をWebサイトに掲載。施術について、「患者さんの健康に資するため施術を継続することも一考」と伝えるとともに、「始業前の検温を励行」「3つの密（密閉、密集、密接）が重ならないようにすること」「感染防止対策の徹底」など、施術にあたっての注意喚起も行う。

会　　名	掲載日・更新日など	事　項
（公社）東京都鍼灸師会	4月10日	「新型コロナウイルス関連お役立ち情報」として、経済産業省新型コロナウイルス感染症関連のURL、東鍼会受診時確認項目チェック表のURLをWebサイトで紹介。
	4月13日	日本鍼灸師会「新型コロナウイルス感染症に対する日本鍼灸師会の考え方〜緊急事態宣言を受けて〜」をWebサイトに掲載。
	4月14日	東京都の休業要請に関する「対象施設FAQ」のURLをFacebookに掲載。鍼灸マッサージについては、医療として病院・診療所と同じく、対象外の旨。
	日付不明	東京都の新型コロナウイルス感染症対策サイトのリンクをWebサイトに掲載。
（公社）神奈川県鍼灸師会	日付不明	3月20日に予定していた療養費適正運用研修会を中止。
	日付不明	厚生労働省「新型コロナウイルス感染症に関するはり師、きゅう師及びあん摩マッサージ指圧師の施術に係る医師の同意書等の臨時的な取扱いについて」をWebサイトに掲載。
（公社）新潟県鍼灸師会	日付不明	4月19日に予定していた春期研修会「ICCO式美容はり」、4月26日に予定していた鍼灸相談会「体のメンテとテシゴトマルシエ」を中止。
（公社）富山県鍼灸マッサージ師会	3月7日	3月8日に予定していた青年部講習会を中止。
	日付不明	全日本鍼灸マッサージ師会「新型コロナウイルス感染拡大防止について」、日本鍼灸師会危機管理委員会「新型コロナウイルスの対応について（第3報）」、日本鍼灸師会「新型コロナウイルス感染症関連情報」をWebサイトに掲載。
（公社）静岡県鍼灸師会	2月6日	2月24日に予定していた静岡県鍼灸師会中部支部講習会を中止。
	日付不明	日本鍼灸師会「新型コロナウイルス感染症に対する日本鍼灸師会の考え方〜緊急事態宣言を受けて〜」をWebサイトに掲載。
（一社）愛知県鍼灸師会（愛知県鍼灸マッサージ師会鍼灸局日鍼会部会）	日付不明	3月8日に予定していた第66回鍼灸臨床補習講座の中止をFacebookに掲載。
	日付不明	厚生労働省「感染症対策へのご協力をお願いします」をWebサイトに掲載。
（一社）三重県鍼灸師会	2月7日	「新型コロナウイルス感染症に係る注意喚起について（第二報）」をWebサイトに掲載。参考となるリンク先や感染症対策を紹介。
	2月21日	2月29日に予定していた「慢性の痛みシンポジウム」を中止。
	4月7日	「新型コロナウイルス感染症の対応について（第4報）」をWebサイトに掲載。参考となるリンク先や感染症対策を紹介。
	4月9日	日本鍼灸師会「新型コロナウイルス感染症に対する日本鍼灸師会の考え方〜緊急事態宣言を受けて〜」をWebサイトに掲載。
	4月11日	三重県の新型コロナウイルス「感染拡大阻止緊急宣言」をWebサイトにて紹介。
（一社）滋賀県鍼灸師会	2月6日	会員向けお知らせ情報として「新型コロナウイルス対応について」「新型コロナウイルス対応について2」をWebサイトに掲載。
	4月10日	日本鍼灸師会危機管理委員会「新型コロナウイルス感染症に対する対応と院内感染対策」「新型コロナウイルス感染防止ガイドライン」をWebサイトに掲載。
（公社）京都府鍼灸師会	1月31日	日本鍼灸師会危機管理委員会「新型コロナウイルス関連肺炎に対する対応と院内感染対策」をWebサイトに掲載。
	2月10日	日本鍼灸師会危機管理委員会「新型コロナウイルス感染症に対する対応と院内感染対策（第二報）」をWebサイトに掲載。
	3月5日	3月15日に予定していた「保険でできる往療鍼灸マッサージ」「令和の新時代における鍼灸マッサージの役割」を中止。
	3月9日	日本鍼灸師会危機管理委員会「新型コロナウイルス感染症に対する対応と院内感染対策（第三報）」をWebサイトに掲載。
	3月17日	厚生労働省「新型コロナウイルス感染症に関するはり師、きゅう師及びあん摩マッサージ指圧師の施術に係る医師の同意書等の臨時的な取扱いについて」をWebサイトに掲載。
	3月23日	会員への消毒用アルコール含浸綿の優先販売のお知らせ。
	4月3日	4月19日に予定していた「竹村文近実技セミナー」、6月28日に予定していた「膝関節のみかた〜変形性関節症からスポーツ傷害まで〜」を延期。日程は未定。
	4月8日	京都府鍼灸師会の森岡正和会長による「緊急事態宣言下における鍼灸院の扱いについて」をWebサイトに掲載。厚生労働省から「あはき業（はり・きゅう、あん摩マッサージ指圧）は停止業種に当たらない」との回答を得ているとい報告。
	4月12日	日本鍼灸師会危機管理委員会「新型コロナウイルス感染症に対する対応と院内感染対策」「新型コロナウイルス感染防止ガイドライン」をWebサイトに掲載。

会　　名	掲載日・更新日など	事　　項
（公社）大阪府鍼灸師会	3月2日	3月8日に予定していた「生活習慣病における鍼灸師の役割」、3月22日に予定していた「周産期女性の冷え症に対する鍼灸治療」を中止。
	3月30日	4月12日に予定していた素問勉強会を中止。
	4月4日	厚生労働省「新型コロナウイルス感染症に関するはり師、きゅう師及びあん摩マッサージ指圧師の施術に係る医師の同意書等の臨時的な取扱いについて」をWebサイトに掲載。
	4月4日	「新型コロナウイルス感染症 大鍼会からの発信」をWebサイトに掲載。営業自粛は求めない旨を発信。
	4月8日	4月12日に予定していた「素問勉強会」、5月10日に予定していた「素問勉強会」、「第1回学術講習会」を中止。6月14日に予定している素問勉強会は未定。
	4月8日	大阪府知事の「『緊急事態宣言』発令を受けた更なる措置の実施について」をWebサイトに掲載。施設の使用制限を要請する場合、該当する業種などを説明。
	4月11日	「COVID-19補助金・助成金関連情報」として、参考となるWebサイトを紹介。
（一社）兵庫県鍼灸師会	2月29日	「新型コロナウイルス感染症に係る注意喚起について（第三報）」をWebサイトに掲載。参考となるWebサイトや感染症対策を紹介。
	4月10日	日本鍼灸師会「新型コロナウイルス感染症に対する日本鍼灸師会の考え方〜緊急事態宣言を受けて〜」、日本鍼灸師会危機管理委員会「新型コロナウイルス感染防止ガイドライン」「新型コロナウイルス感染症に係る注意喚起について（第四報）」をWebサイトに掲載。
（一社）奈良県鍼灸師会	2月24日	3月1日に予定していた県民公開講座「女性と子供にやさしい東洋医学」、鍼灸学術研修会「明日から使えるPNST」を延期。日程は未定。
	3月19日	厚生労働省「新型コロナウイルス感染症に関するはり師、きゅう師及びあん摩マッサージ指圧師の施術に係る医師の同意書等の臨時的な取扱いについて」をWebサイトに掲載。
	3月22日	会員への消毒用アルコール含浸綿の優先販売のお知らせ。
	4月7日	会員向けに「新型コロナウイルス感染症の対応について」の院内患者への案内文をWebサイトに掲載。
	4月10日	日本鍼灸師会「新型コロナウイルス感染症に対する日本鍼灸師会の考え方〜緊急事態宣言を受けて〜」をWebサイトに掲載。
（公社）岡山県鍼灸師会	2月5日	「新型コロナウイルス肺炎の集団発生に係る注意喚起について」を鍼灸おかやまメールマガジンおよびFacebookに掲載。
	2月17日	日本鍼灸師会危機管理委員会「新型コロナウイルス感染症に対する対応と院内感染対策」を鍼灸おかやまメールマガジンおよびFacebookに掲載。
	3月2日	日本鍼灸師会危機管理委員会「日本災害医学会での緊急特別講演」を鍼灸おかやまメールマガジンおよびFacebookに掲載。
	3月17日	5月29日〜5月31日に予定していた「第69回全日本鍼灸学会学術大会 京都大会」の、9月11日〜9月13日への延期をFacebookに掲載。
	3月21日	会員への消毒用アルコール含浸綿の優先販売のお知らせを鍼灸おかやまメールマガジンおよびFacebookに掲載。
	4月13日	日本鍼灸師会「新型コロナウイルス感染症に対する日本鍼灸師会の考え方〜緊急事態宣言を受けて〜」、日本鍼灸師会危機管理委員会「新型コロナウイルス感染防止ガイドライン」をFacebookに掲載。
（公社）福岡県鍼灸マッサージ師会	2月28日	日本鍼灸師会危機管理委員会「新型コロナウイルス感染症に係る注意喚起について（第三報）」をWebサイトに掲載。
	3月17日	厚生労働省「新型コロナウイルス感染症に関するはり師、きゅう師及びあん摩マッサージ指圧師の施術に係る医師の同意書等の臨時的な取扱いについて」をWebサイトに掲載。
	3月18日	会員への消毒用アルコール含浸綿の優先販売のお知らせ。
	4月8日	「【緊急】【会員の皆様へ：コロナウィルス休業要請業種について】」と題し、全日本鍼灸マッサージ師会の伊藤久夫会長による「あはき業が停止業種にあたるのか」という質問に対する回答のメール、および、緊急事態宣言発令に向けた東京都の対応策「【基本的に休止を要請する施設】」をWebサイトに公開。
	4月10日	「新型コロナウィルス特設ページ」をWebサイトに掲載し、日本鍼灸師会危機管理委員会「新型コロナウイルス感染防止ガイドライン」、日本鍼灸師会危機管理委員会「新型コロナウイルス感染症に係る注意喚起について（第四報）」、日本鍼灸師会危機管理委員会「新型コロナウイルス感染症に対する対応と院内感染対策」、日本鍼灸師会「来院された方へのお願い　入口掲示用（印刷してお使いください）」「来院された方へのお願い　院内掲示用（印刷してお使いください）」「患者向け案内文書　院内掲示用（印刷してお使いください）」、厚生労働省「新型コロナウイルスを防ぐには」のリンクを掲載。

※上記は、一般公開されている公式Webサイトおよび公式SNSに掲載されている情報を元に作成しています。
　会員向けページ（一般公開されていない）の情報は含まれていません。

新型コロナウイルス感染症の拡大に対する各師会の対応（全日本鍼灸マッサージ師会）（2020年4月15日現在。編集部調べ）

会　　名	掲載日・更新日など	事　　項
（一社）宮城県鍼灸マッサージ師会	2月25日	3月8日に予定していた共催学術研修会を中止。
（一社）秋田県鍼灸マッサージ師会	日付不明	「新型コロナウイルス感染予防についてのお知らせ」をWebサイトに掲載。一般の方に向け、「所属会員に対して新型コロナウイルス感染予防対策を徹底しております」と紹介。
（公社）福島県鍼灸あん摩マッサージ指圧師会	日付不明	「緊急事態宣言が出ても、あはき業は停止業種にならないと、厚生労働省が回答しました」のお知らせをWebサイトに掲載。
	日付不明	5月10日に予定していた県南セミナーを中止。
	日付不明	4月19日に予定していた令和2年度定時社員総会を6月7日に延期。なお、今後変更となる場合あり。
（公社）埼玉県鍼灸マッサージ師会	2月27日	3月1日に予定していた生涯研修会、3月22日に予定していた久喜マラソンのボランティアを中止。
	3月19日	厚生労働省「新型コロナウイルス感染症に関するはり師、きゅう師及びあん摩マッサージ指圧師の施術に係る医師の同意書等の臨時的な取扱いについて」をWebサイトに掲載。
（公社）千葉県鍼灸マッサージ師会	日付不明	3月1日に予定していた第2回学術研修会を中止。
	日付不明	3月8日に予定していた東葛鍼灸マッサージ師会主催セミナー「私なりの鍼灸施術を目指して」を中止。
	日付不明	3月22日に予定していた「SNSを活用した治療院集客術」を中止。
	日付不明	3月22日に予定していた保険研修会「今後の鍼灸・マッサージ療養費保険について」を中止。
（公社）東京都はり・きゅう・あん摩マッサージ指圧師会	2月26日	3月1日に予定していた第7回東京都委託施術者講習会を中止。
	3月26日	4月12日に予定していた第1回東京都委託施術者講習会を中止。
	3月30日	4月4日に予定していた松塾を中止。
	4月7日	5月に予定していた杉塾を中止。
（一社）新潟県鍼灸マッサージ師会	3月19日	はり師きゅう師あん摩マッサージ指圧師は公衆衛生学を学んでいること、施術所内では感染症対策が取られていることを、Facebookで紹介。
（公社）富山県鍼灸マッサージ師会	3月7日	3月8日に予定していた青年部講習会を中止。
	日付不明	「新型コロナウイルスについて各種情報」として、全日本鍼灸マッサージ師会「新型コロナウイルス感染拡大防止について」、日本鍼灸師会危機管理委員会「新型コロナウイルス感染症に係る注意喚起について（第三報）」、日本鍼灸師会「新型コロナウイルス感染症関連情報」をWebサイトに掲載。
（公社）石川県鍼灸マッサージ師会	2月24日	「新型コロナウイルスについて」として、鍼灸・マッサージ院に来院される患者さんについてのお願い、当会員の鍼灸マッサージ院での対応、新型コロナウイルス感染症についての相談・受診の目安（石川県HPより）をWebサイトに掲載。
（一社）愛知県鍼灸マッサージ師会	日付不明	3月8日に予定していた第66回鍼灸臨床補習講座を中止。
	日付不明	厚生労働省「感染症対策へのご協力をお願いします」をWebサイトに掲載。
（一社）三重県鍼灸マッサージ師会	3月14日	3月2日付の共同通信のニュース「感染予防にマスク着用不要過度の使用控えて」をWebサイトに掲載。
	3月19日	厚生労働省「新型コロナウイルス感染症に関するはり師、きゅう師及びあん摩マッサージ指圧師の施術に係る医師の同意書等の臨時的な取扱いについて」をWebサイトに掲載。
	4月11日	会員向けに、外出自粛による運動不足を解消するための室内でできる運動を紹介したメールを送信。
	日付不明	厚生労働省「新型コロナウイルスに関するQ&A（一般の方向け）」へのリンクをWebサイトに掲載。
	日付不明	厚生労働省の「あはき業は、停止業種にはならない」の回答をWebサイトに掲載。
（一社）滋賀県鍼灸マッサージ師会	日付不明	全日本鍼灸マッサージ師会の伊藤久夫会長の「新型コロナウィルス感染症対策について」のコメントをWebサイトに掲載。
（公社）京都府鍼灸マッサージ師会	3月11日	3月5日に予定していた府市民健康教室、3月8日に予定していたツーデーウォーク、3月15日に予定していた府市民健康文化講演会、3月22日に予定していた災害コーディネーター研修会を中止。
（公社）大阪府鍼灸マッサージ師会	2月21日	府民向けの情報として、大阪府「新型コロナウイルスを防ぐには」をWebサイトに掲載。
	3月9日	YouTubeで公開されている「新型コロナウイルス感染症に対する個人防護具の適切な着脱方法／長崎大学病院提供」をWebサイトに紹介。

会　　名	掲載日・更新日など	事　　項
（公社）大阪府鍼灸マッサージ師会	3月9日	YouTubeで公開されている「福祉・介護施設における新型コロナウイルス感染症の対策／長崎大学病院提供」をWebサイトに紹介。
	3月9日	厚生労働省「新型コロナウイルスに関するQ&A（医療機関・検査機関の方向け）」へのリンクをWebサイトに掲載。
	3月17日	厚生労働省「新型コロナウイルス感染症に関するはり師、きゅう師及びあん摩マッサージ指圧師の施術に係る医師の同意書等の臨時的な取扱いについて」をWebサイトに掲載。
	3月21日	3月29日に予定していた保険特別講習会を中止。
	3月28日	府民向けの情報として、「お灸のチカラで免疫力アップ！」をWebサイトに掲載。
（公社）兵庫県鍼灸マッサージ師会	3月11日	人民網日本語版「新型肺炎患者が中医学治療により退院－中国」の記事をWebサイトで紹介。
	4月7日	「患者さんへ（新型コロナウイルス関連）」として、「患者さんへのお願い」「お灸で免疫力を高めよう」をWebサイトに掲載。
（公社）岡山県鍼灸師会	2月5日	「新型コロナウイルス肺炎の集団発生に係る注意喚起について」を鍼灸おかやまメールマガジンおよびFacebookに掲載。
	2月17日	日本鍼灸師会危機管理委員会「新型コロナウイルス感染症に対する対応と院内感染対策」を鍼灸おかやまメールマガジンおよびFacebookに掲載。
	3月2日	日本鍼灸師会危機管理委員会「日本災害医学会での緊急特別講演」を鍼灸おかやまメールマガジンおよびFacebookに掲載。
	3月17日	5月29日～5月31日に予定していた「第69回全日本鍼灸学会学術大会 京都大会」の、9月11日～9月13日への延期をFacebookに掲載。
	3月21日	会員への消毒用アルコール含浸綿の優先販売のお知らせを鍼灸おかやまメールマガジンおよびFacebookに掲載。
	4月13日	日本鍼灸師会「新型コロナウイルス感染症に対する日本鍼灸師会の考え方～緊急事態宣言を受けて～」、日本鍼灸師会危機管理委員会「新型コロナウイルス感染防止ガイドライン」をFacebookに掲載。
（一社）広島県鍼灸マッサージ師会	3月27日	会員への消毒用アルコール含浸綿の優先販売のお知らせをFacebookに掲載。
	4月7日	厚生労働省「あはき業は、停止業種にはならない」の回答をFacebookに掲載。
（公社）徳島県鍼灸マッサージ師会	日付不明	会員への消毒用アルコール含浸綿の優先販売のお知らせ。
（公社）愛媛県鍼灸マッサージ師会	3月18日	厚生労働省「新型コロナウイルス感染症に関するはり師、きゅう師及びあん摩マッサージ指圧師の施術に係る医師の同意書等の臨時的な取扱いについて」をWebサイトに掲載。
	4月7日	4月5日に予定していた鍼灸師のための周産期ケア基礎講座を中止。
	4月7日	5月16日～5月17日に予定していた令和2年度スポーツ鍼灸マッサージ指導者育成講習会を10月24日（土）～10月25日（日）に延期。会場は横浜市技能文化会館から川崎市生活文化会館（てくのかわさき）に変更。
（公社）福岡県鍼灸マッサージ師会	2月28日	日本鍼灸師会危機管理委員会「新型コロナウイルス感染症に係る注意喚起について（第三報）」をWebサイトに掲載。
	3月17日	厚生労働省「新型コロナウイルス感染症に関するはり師、きゅう師及びあん摩マッサージ指圧師の施術に係る医師の同意書等の臨時的な取扱いについて」をWebサイトに掲載。
	3月18日	会員への消毒用アルコール含浸綿の優先販売のお知らせ。
	4月8日	「【緊急】【会員の皆様へ：コロナウィルス休業要請業種について】と題し、全日本鍼灸マッサージ師会の伊藤久夫会長による「あはき業が停止業種にあたるのか」という質問に対する回答のメール、および、緊急事態宣言発令に向けた東京都の対応策【基本的に休止を要請する施設】」をWebサイトに公開。
	4月10日	「新型コロナウィルス特設ページ」をWebサイトに掲載し、日本鍼灸師会危機管理委員会「新型コロナウイルス感染防止ガイドライン」、日本鍼灸師会危機管理委員会「新型コロナウイルス感染症に係る注意喚起について（第四報）」、日本鍼灸師会危機管理委員会「新型コロナウイルス感染症に対する対応と院内感染対策」、日本鍼灸師会「来院された方へのお願い 入口掲示用（印刷してお使いください）」「来院された方へのお願い 院内掲示用（印刷してお使いください）」「患者向け案内文書 院内掲示用（印刷してお使いください）」、厚生労働省「新型コロナウイルスを防ぐには」のリンクを掲載。
（一社）沖縄県はり・きゅう・マッサージ師会	3月4日	3月15日に予定していたあはき師災害支援実技講習会を中止。

※上記は、一般公開されている公式Webサイトおよび公式SNSに掲載されている情報を元に作成しています。
　会員向けページ（一般公開されていない）の情報は含まれていません。

新型コロナウイルス感染症の拡大に対する鍼灸関連4団体の対応（2020年4月17日現在。編集部調べ）

会　　　名	掲載日・更新日など	事　　項
（公社）全日本鍼灸学会	2月18日	5月にオランダ・アムステルダムにて予定していた「WFAS2020」が9月25日、26日に延期。それに伴い、海外研究発表助成の追加募集を停止。募集については追ってWebサイトで案内予定。
	3月17日	5月29日〜31日に予定していた「第69回（公社）全日本鍼灸学会学術大会 京都大会」を9月11日〜13日に延期。
	4月12日	「第69回（公社）全日本鍼灸学会学術大会　京都大会」の事前参加申し込みを7月28日まで延期。
	4月13日	全日本鍼灸学会「緊急事態宣言の発令にともなう事務局体制について」を掲載。
	4月15日	全日本鍼灸学会 学術研究部 安全性委員会「鍼灸施術における新型コロナウイルス感染の拡大防止のための注意点」を掲載。
	4月17日	会員向けに臨時のメールマガジン「鍼灸施術における新型コロナウイルス感染の拡大防止のための注意点について」を配信。鍼灸施術を行う際の注意点をまとめたもの。
（公社）日本鍼灸師会	1月28日	日本鍼灸師会危機管理委員会「新型コロナウイルス関連肺炎に対する対応と院内感染対策」を掲載。
	1月30日	日本鍼灸師会危機管理委員会「新型コロナウイルス肺炎の集団発生に係る注意喚起について」を掲載。
	2月5日	日本鍼灸師会危機管理委員会「新型コロナウイルス感染症に係る注意喚起について（第二報）」を掲載。日本鍼灸師会危機管理委員会「新型コロナウイルス感染症に対する対応と院内感染対策」を改訂。
	2月24日	日本鍼灸師会危機管理委員会「新型コロナウイルス感染症に対する対応と院内感染対策」を改訂。
	2月25日	日本鍼灸師会危機管理委員会「新型コロナウイルス感染症に係る注意喚起について（第三報）」を掲載。
	3月17日	厚生労働省「新型コロナウイルス感染症に関するはり師、きゅう師及びあん摩マッサージ指圧師の施術に係る医師の同意書等の臨時的な取扱いについて」を掲載。
	3月18日	日本鍼灸師会「新型コロナウイルスによる衛生材料等の不足への対応について」を掲載。
	4月10日	日本鍼灸師会「新型コロナウイルス感染症に対する日本鍼灸師会の考え方〜緊急事態宣言を受けて〜」を掲載。
	日付不明	日本鍼灸師会「新型コロナウイルス感染拡大防止のための事務局体制についてのお知らせ」を掲載。
（公社）全日本鍼灸マッサージ師会	3月1日	「3月の研修会等のご案内」を掲載。「※新型コロナウイルス感染対策に基づき、研修会等が中止となっている場合がありますので、必ず各師会にご確認ください」の注意文言あり。
	3月1日	厚生労働省の作成掲示物「新型コロナウイルスの集団感染を防ぐために」「ご家族に新型コロナウイルス感染が疑われる場合家庭内でご注意いただきたいこと〜8つのポイント〜」を掲載。
	3月9日	YouTubeの動画「福祉・介護施設における新型コロナウイルス感染症の対策／長崎大学病院提供」「新型コロナウイルス感染症に対する個人防護具の適切な着脱方法／長崎大学病院提供」を紹介。
	3月11日	首相官邸「新型コロナウイルス感染症に関する緊急対応策 −第2弾−」を掲載。
	3月31日	「新型コロナウィルス感染拡大防止について」として、厚生労働省「新型コロナウイルス感染症に係る雇用維持等に対する配慮に関する要請について」「新型コロナウイルス感染症緊急事態宣言を受けた出勤者7割削減を実現するための在宅勤務等の推進について」、啓発用に「施術所掲示用ポスター」「お灸啓発チラシ」を掲載。
	4月1日	「4月の研修会等のご案内」を掲載。「※新型コロナウイルス感染対策に基づき、研修会等が中止となっている場合がありますので、必ず各師会にご確認ください」の注意文言あり。
	4月3日	「スポーツ鍼灸マッサージ指導者育成講習会（10/24〜10/25）開催要項」を掲載。※5月16日、17日開催予定が延期。
	4月10日	災害支援鍼灸マッサージ師合同委員会DSAM「鍼灸マッサージ施術における新型コロナウイルス感染防止ガイドライン」を掲載。
	4月14日	「新型コロナウィルス感染拡大防止について」として、厚生労働省「新型コロナウイルス感染症に係る雇用維持等に対する配慮に関する要請について」「新型コロナウイルス感染症緊急事態宣言を受けた出勤者7割削減を実現するための在宅勤務等の推進について」、啓発用に「施術所掲示用ポスター」「お灸啓発チラシ」を再度掲載。
（公社）東洋療法学校協会	3月2日	厚生労働省「新型コロナウイルス感染症の発生に伴う医療関係職種等の各学校、養成所及び養成施設等の対応について（周知）」、文部科学省「児童生徒等に新型コロナウイルス感染症が発生した場合の対応について（第二報）」を掲載。
	3月13日	「あはき師国家試験における合格発表の掲示方法について」として、東洋療法研修試験財団からの通知を掲載。新型コロナウイルス感染症の感染拡大防止の観点から、合格者の受験地および受験番号の掲示による発表を取りやめる旨。
	3月24日	文部科学省「令和2年度における専門学校等の授業の開始等について（通知)」を掲載。
	3月24日	文部科学省「令和2年度における小学校、中学校、高等学校及び特別支援学校等における教育活動の再開等について」を掲載。
	4月2日	文部科学省「専門学校等における臨時休業の実施に係る考え方等について」を掲載。
	4月8日	文部科学省「専門学校等における遠隔授業の実施にあたっての生徒の通信環境への配慮等について」「『Ⅱ．新型コロナウイルス感染症に対応した臨時休業の実施に関するガイドライン』の改訂について」を掲載。

※上記は、一般公開されている公式Webサイトおよび公式SNSに掲載されている情報を元に作成しています。
　会員向けページ（一般公開されていない）の情報は含まれていません。

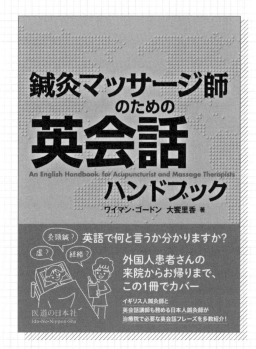
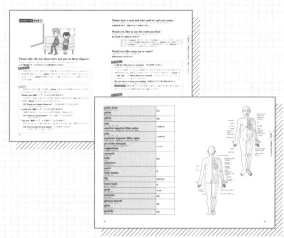

NEWS 業界ニュース

報告・機構改革・訃報・人事

🔲 第28回あマ指師・はり師・きゅう師・
柔整師国家試験の合格者状況発表

──────────────■ 報告

　3月26日、公益財団法人東洋療法研修試験財団
は、第28回あん摩マッサージ指圧師、はり師、きゅ
う師国家試験の合格者状況を、公益財団法人柔
道整復研修試験財団は、第28回柔道整復師国家

試験の合格者状況をそれぞれ発表した。
　あん摩マッサージ指圧師国家試験の受験者は
1,432人のうち合格者1,213人（合格率84.7%）、は
り師国家試験は受験者4,431人のうち合格者3,263
人（合格率73.6%）、きゅう師国家試験は受験者
4,308人のうち合格者3,201人（合格率74.3%）だっ
た。また、柔道整復師国家試験は受験者5,270人
のうち合格者3,401人（合格率64.5%）だった。

第28回あん摩マッサージ指圧師国家試験　学校別合格者状況

（2020年3月26日　公益財団法人東洋療法研修試験財団発表）

学　校　名	総　　　数			新　　　卒			既　　　卒		
	受験者数	合格者数	合格率	受験者数	合格者数	合格率	受験者数	合格者数	合格率
赤門鍼灸柔整専門学校	49	40	81.6	41	37	90.2	8	3	37.5
東京医療専門学校	57	55	96.5	57	55	96.5	0	0	0.0
東洋鍼灸専門学校	60	56	93.3	58	56	96.6	2	0	0.0
東京医療福祉専門学校	39	35	89.7	37	35	94.6	2	0	0.0
東京衛生学園専門学校	49	48	98.0	49	48	98.0	0	0	0.0
日本鍼灸理療専門学校	131	119	90.8	120	117	97.5	11	2	18.2
長生学園	96	71	74.0	77	69	89.6	19	2	10.5
日本指圧専門学校	90	72	80.0	77	71	92.2	13	1	7.7
国際鍼灸専門学校	41	40	97.6	40	40	100.0	1	0	0.0
湘南医療福祉専門学校	16	14	87.5	16	14	87.5	0	0	0.0
神奈川衛生学園専門学校	42	39	92.9	42	39	92.9	0	0	0.0
東海医療学園専門学校	24	21	87.5	23	21	91.3	1	0	0.0
呉竹鍼灸柔整専門学校	68	68	100.0	67	67	100.0	1	1	100.0
専門学校名古屋鍼灸学校	30	30	100.0	30	30	100.0	0	0	0.0
中和医療専門学校	78	69	88.5	69	69	100.0	9	0	0.0
京都仏眼鍼灸理療専門学校	31	28	90.3	28	28	100.0	3	0	0.0
大阪行岡医療専門学校長柄校	49	41	83.7	44	41	93.2	5	0	0.0
関西医療学園専門学校	33	32	97.0	31	31	100.0	2	1	50.0
四国医療専門学校	26	26	100.0	26	26	100.0	0	0	0.0
鹿児島鍼灸専門学校	17	17	100.0	17	17	100.0	0	0	0.0
呉竹医療専門学校	61	59	96.7	61	59	96.7	0	0	0.0
晴眼者の養成校の合格者合計	1,087	980	90.2	1,010	970	96.0	77	10	13.0
盲学校、視力障害センターの合計	345	233	67.5	258	221	85.7	87	12	13.8
総　合　計	1,432	1,213	84.7	1,268	1,191	93.9	164	22	13.4

第28回はり師国家試験　学校別合格者状況

（2020年3月26日　公益財団法人東洋療法研修試験財団発表）

学　校　名	総　数			新　卒			既　卒		
	受験者数	合格者数	合格率	受験者数	合格者数	合格率	受験者数	合格者数	合格率
明治国際医療大学	63	43	68.3	42	38	90.5	21	5	23.8
関西医療大学	41	27	65.9	28	26	92.9	13	1	7.7
帝京平成大学	77	54	70.1	53	51	96.2	24	3	12.5
鈴鹿医療科学大学	25	20	80.0	17	17	100.0	8	3	37.5
森ノ宮医療大学	63	48	76.2	48	43	89.6	15	5	33.3
東京有明医療大学	24	20	83.3	20	19	95.0	4	1	25.0
常葉大学	27	8	29.6	16	8	50.0	11	0	0.0
九州看護福祉大学	48	21	43.8	38	19	50.0	10	2	20.0
宝塚医療大学	25	16	64.0	16	15	93.8	9	1	11.1
倉敷芸術科学大学	14	4	28.6	6	1	16.7	8	3	37.5
九州保健福祉大学	11	6	54.5	9	6	66.7	2	0	0.0
北海道鍼灸専門学校	57	44	77.2	45	41	91.1	12	3	25.0
赤門鍼灸柔整専門学校	71	45	63.4	46	40	87.0	25	5	20.0
東京医療専門学校	119	107	89.9	113	106	93.8	6	1	16.7
東洋鍼灸専門学校	133	108	81.2	113	106	93.8	20	2	10.0
人間総合科学大学鍼灸医療専門学校	1	0	0.0	0	0	0.0	1	0	0.0
東京医療福祉専門学校	69	57	82.6	60	54	90.0	9	3	33.3
東京衛生学園専門学校	51	48	94.1	49	48	98.0	2	0	0.0
日本鍼灸理療専門学校	197	149	75.6	155	144	92.9	42	5	11.9
国際鍼灸専門学校	47	32	68.1	40	32	80.0	7	0	0.0
関東鍼灸専門学校	35	20	57.1	23	20	87.0	12	0	0.0
湘南医療福祉専門学校	35	24	68.6	26	23	88.5	9	1	11.1
神奈川衛生学園専門学校	54	36	66.7	42	36	85.7	12	0	0.0
東海医療学園専門学校	30	22	73.3	23	20	87.0	7	2	28.6
呉竹鍼灸柔整専門学校	100	93	93.0	95	93	97.9	5	0	0.0
専門学校名古屋鍼灸学校	30	28	93.3	29	28	96.6	1	0	0.0
中和医療専門学校	109	79	72.5	85	74	87.1	24	5	20.8
京都仏眼鍼灸理療専門学校	20	14	70.0	15	14	93.3	5	0	0.0
大阪行岡医療専門学校長柄校	71	46	64.8	44	41	93.2	27	5	18.5
明治東洋医学院専門学校	104	72	69.2	73	69	94.5	31	3	9.7
関西医療学園専門学校	103	68	66.0	72	60	83.3	31	8	25.8
森ノ宮医療学園専門学校	104	68	65.4	63	62	98.4	41	6	14.6
四国医療専門学校	64	53	82.8	53	49	92.5	11	4	36.4
鹿児島鍼灸専門学校	24	17	70.8	17	16	94.1	7	1	14.3
東洋医療福祉専門学校	1	0	0.0	0	0	0.0	1	0	0.0
了徳寺学園医療専門学校	41	37	90.2	37	37	100.0	4	0	0.0
新潟看護医療専門学校	4	4	100.0	4	4	100.0	0	0	0.0
神戸東洋医療学院	36	29	80.6	28	28	100.0	8	1	12.5
福岡医療専門学校	49	49	100.0	49	49	100.0	0	0	0.0
札幌青葉鍼灸柔整専門学校	29	23	79.3	25	22	88.0	4	1	25.0
浦和専門学校	8	4	50.0	5	4	80.0	3	0	0.0
中央医療学園専門学校	28	19	67.9	20	17	85.0	8	2	25.0
専門学校浜松医療学院	29	23	79.3	25	23	92.0	4	0	0.0
兵庫鍼灸専門学校	16	12	75.0	13	11	84.6	3	1	33.3
IGL医療福祉専門学校	18	15	83.3	15	15	100.0	3	0	0.0
北海道メディカル・スポーツ専門学校	41	27	65.9	24	21	87.5	17	6	35.3
福島医療専門学校	25	24	96.0	24	24	100.0	1	0	0.0
日本健康医療専門学校	44	42	95.5	42	42	100.0	2	0	0.0
日本工学院八王子専門学校	28	23	82.1	23	20	87.0	5	3	60.0
早稲田速記医療福祉専門学校	11	6	54.5	6	6	100.0	5	0	0.0

日本医学柔整鍼灸専門学校	136	94	69.1	106	89	84.0	30	5	16.7
東京メディカル・スポーツ専門学校	44	40	90.9	40	38	95.0	4	2	50.0
国際東洋医療学院	62	33	53.2	31	31	100.0	31	2	6.5
東洋医療専門学校	55	45	81.8	47	43	91.5	8	2	25.0
履正社医療スポーツ専門学校	50	33	66.0	39	31	79.5	11	2	18.2
平成医療学園専門学校	54	48	88.9	47	47	100.0	7	1	14.3
日本統合メディカル専門学校	1	0	0.0	0	0	0.0	1	0	0.0
朝日医療大学校	50	28	56.0	41	28	68.3	9	0	0.0
大川学園医療福祉専門学校	1	1	100.0	0	0	0.0	1	1	100.0
岐阜保健大学医療専門学校	16	9	56.3	9	8	88.9	7	1	14.3
大阪医療技術学園専門学校	46	22	47.8	23	19	82.6	23	3	13.0
神戸医療福祉専門学校中央校	21	17	81.0	16	15	93.8	5	2	40.0
福岡天神医療リハビリ専門学校	37	26	70.3	27	26	96.3	10	0	0.0
九州医療専門学校	18	17	94.4	18	17	94.4	0	0	0.0
仙台青葉服飾・医療福祉専門学校	1	0	0.0	0	0	0.0	1	0	0.0
新宿医療専門学校	39	31	79.5	34	31	91.2	5	0	0.0
国際メディカル専門学校	15	8	53.3	11	8	72.7	4	0	0.0
名古屋平成看護医療専門学校	39	31	79.5	36	31	86.1	3	0	0.0
ユマニテク医療福祉大学校	8	5	62.5	5	4	80.0	3	1	33.3
福岡医健・スポーツ専門学校	54	39	72.2	41	39	95.1	13	0	0.0
鹿児島第一医療リハビリ専門学校	11	11	100.0	10	10	100.0	1	1	100.0
東日本医療専門学校	14	12	85.7	12	12	100.0	2	0	0.0
横浜医療専門学校	43	27	62.8	27	25	92.6	16	2	12.5
信州スポーツ医療福祉専門学校	30	19	63.3	22	17	77.3	8	2	25.0
浜松医療福祉専門学校	14	7	50.0	11	7	63.6	3	0	0.0
専門学校白寿医療学院	9	9	100.0	8	8	100.0	1	1	100.0
京都医健専門学校	60	56	93.3	56	55	98.2	4	1	25.0
九州保健福祉大学総合医療専門学校	11	4	36.4	4	3	75.0	7	1	14.3
盛岡医療福祉専門学校	45	27	60.0	37	26	70.3	8	1	12.5
育英メディカル専門学校	20	20	100.0	20	20	100.0	0	0	0.0
大分医学技術専門学校	21	8	38.1	12	6	50.0	9	2	22.2
神奈川柔整鍼灸専門学校	16	14	87.5	16	14	87.5	0	0	0.0
専門学校中央医療健康大学校	9	9	100.0	8	8	100.0	1	1	100.0
大阪ハイテクノロジー専門学校	45	28	62.2	31	25	80.6	14	3	21.4
お茶の水はりきゅう専門学校	35	29	82.9	27	25	92.6	8	4	50.0
専門学校名古屋医専	35	25	71.4	30	25	83.3	5	0	0.0
朝日医療専門学校広島校	37	32	86.5	28	28	100.0	9	4	44.4
長崎医療こども専門学校	2	0	0.0	0	0	0.0	2	0	0.0
こころ医療福祉専門学校	34	26	76.5	30	26	86.7	4	0	0.0
呉竹医療専門学校	104	85	81.7	95	80	84.2	9	5	55.6
アルファ医療福祉専門学校	19	10	52.6	13	10	76.9	6	0	0.0
専門学校首都医校	14	12	85.7	10	10	100.0	4	2	50.0
金沢医療技術専門学校	13	6	46.2	9	6	66.7	4	0	0.0
静岡医療学園専門学校	26	24	92.3	24	23	95.8	2	1	50.0
専門学校大阪医専	19	16	84.2	18	16	88.9	1	0	0.0
河原医療福祉専門学校	38	31	81.6	32	30	93.8	6	1	16.7
中野健康医療専門学校	33	29	87.9	30	28	93.3	3	1	33.3
九州医療スポーツ専門学校	63	52	82.5	49	47	95.9	14	5	35.7
近畿医療専門学校	59	50	84.7	50	47	94.0	9	3	33.3
専門学校沖縄統合医療学院	35	29	82.9	31	28	90.3	4	1	25.0
名古屋医健スポーツ専門学校	23	22	95.7	22	21	95.5	1	1	100.0
札幌スポーツアンドメディカル専門学校	34	23	67.6	27	21	77.8	7	2	28.6
晴眼者の養成校の合格者合計	4,172	3,113	74.6	3,284	2,954	90.0	888	159	17.9
盲学校、視力障害センターの合計	259	150	57.9	182	141	77.5	77	9	11.7
総　合　計	4,431	3,263	73.6	3,466	3,095	89.3	965	168	17.4

第28回きゅう師国家試験　学校別合格者状況

（2020年3月26日　公益財団法人東洋療法研修試験財団発表）

学　校　名	総　数			新　卒			既　卒		
	受験者数	合格者数	合格率	受験者数	合格者数	合格率	受験者数	合格者数	合格率
明治国際医療大学	59	41	69.5	42	38	90.5	17	3	17.6
関西医療大学	40	27	67.5	28	26	92.9	12	1	8.3
帝京平成大学	72	53	73.6	53	51	96.2	19	2	10.5
鈴鹿医療科学大学	24	19	79.2	17	17	100.0	7	2	28.6
森ノ宮医療大学	62	46	74.2	48	42	87.5	14	4	28.6
東京有明医療大学	24	20	83.3	20	19	95.0	4	1	25.0
常葉大学	27	7	25.9	16	7	43.8	11	0	0.0
九州看護福祉大学	47	21	44.7	38	19	50.0	9	2	22.2
宝塚医療大学	24	17	70.8	16	15	93.8	8	2	25.0
倉敷芸術科学大学	14	4	28.6	6	1	16.7	8	3	37.5
九州保健福祉大学	11	6	54.5	9	6	66.7	2	0	0.0
北海道鍼灸専門学校	54	44	81.5	45	41	91.1	9	3	33.3
赤門鍼灸柔整専門学校	69	43	62.3	46	39	84.8	23	4	17.4
東京医療専門学校	117	107	91.5	113	106	93.8	4	1	25.0
東洋鍼灸専門学校	131	107	81.7	113	106	93.8	18	1	5.6
人間総合科学大学鍼灸医療専門学校	1	0	0.0	0	0	0.0	1	0	0.0
東京医療福祉専門学校	69	56	81.2	60	54	90.0	9	2	22.2
東京衛生学園専門学校	50	48	96.0	49	48	98.0	1	0	0.0
日本鍼灸理療専門学校	194	145	74.7	155	141	91.0	39	4	10.3
国際鍼灸専門学校	46	32	69.6	40	32	80.0	6	0	0.0
関東鍼灸専門学校	34	19	55.9	23	19	82.6	11	0	0.0
湘南医療福祉専門学校	34	24	70.6	26	23	88.5	8	1	12.5
神奈川衛生学園専門学校	53	36	67.9	42	36	85.7	11	0	0.0
東海医療学園専門学校	29	20	69.0	23	19	82.6	6	1	16.7
呉竹鍼灸柔整専門学校	100	91	91.0	95	91	95.8	5	0	0.0
専門学校名古屋鍼灸学校	30	28	93.3	29	28	96.6	1	0	0.0
中和医療専門学校	108	77	71.3	85	74	87.1	23	3	13.0
京都仏眼鍼灸理療専門学校	18	14	77.8	15	14	93.3	3	0	0.0
大阪行岡医療専門学校長柄校	67	43	64.2	44	41	93.2	23	2	8.7
明治東洋医学院専門学校	101	71	70.3	73	68	93.2	28	3	10.7
関西医療学園専門学校	100	67	67.0	72	61	84.7	28	6	21.4
森ノ宮医療学園専門学校	100	67	67.0	63	62	98.4	37	5	13.5
四国医療専門学校	61	49	80.3	53	48	90.6	8	1	12.5
鹿児島鍼灸専門学校	23	16	69.6	17	16	94.1	6	0	0.0
東洋医療福祉専門学校	1	0	0.0	0	0	0.0	1	0	0.0
了德寺学園医療専門学校	42	37	88.1	37	37	100.0	5	0	0.0
新潟看護医療専門学校	4	4	100.0	4	4	100.0	0	0	0.0
神戸東洋医療学院	34	28	82.4	28	28	100.0	6	0	0.0
福岡医療専門学校	49	49	100.0	49	49	100.0	0	0	0.0
札幌青葉鍼灸柔整専門学校	29	24	82.8	25	23	92.0	4	1	25.0
浦和専門学校	8	4	50.0	5	4	80.0	3	0	0.0
中央医療学園専門学校	28	18	64.3	20	17	85.0	8	1	12.5
専門学校浜松医療学院	29	23	79.3	25	22	88.0	4	1	25.0
兵庫鍼灸専門学校	15	12	80.0	13	12	92.3	2	0	0.0
IGL医療福祉専門学校	17	15	88.2	15	15	100.0	2	0	0.0
北海道メディカル・スポーツ専門学校	40	24	60.0	24	20	83.3	16	4	25.0
福島医療専門学校	25	24	96.0	24	24	100.0	1	0	0.0
日本健康医療専門学校	43	41	95.3	42	41	97.6	1	0	0.0
日本工学院八王子専門学校	27	24	88.9	23	21	91.3	4	3	75.0
早稲田速記医療福祉専門学校	12	6	50.0	6	6	100.0	6	0	0.0

日本医学柔整鍼灸専門学校	132	92	69.7	106	88	83.0	26	4	15.4
東京メディカル・スポーツ専門学校	43	39	90.7	40	38	95.0	3	1	33.3
国際東洋医療学院	60	32	53.3	31	31	100.0	29	1	3.4
東洋医療専門学校	52	45	86.5	47	44	93.6	5	1	20.0
履正社医療スポーツ専門学校	46	33	71.7	39	31	79.5	7	2	28.6
平成医療学園専門学校	53	48	90.6	47	47	100.0	6	1	16.7
日本統合メディカル専門学校	1	0	0.0	0	0	0.0	1	0	0.0
朝日医療大学校	49	31	63.3	41	31	75.6	8	0	0.0
大川学園医療福祉専門学校	1	1	100.0	0	0	0.0	1	1	100.0
岐阜保健大学医療専門学校	14	8	57.1	9	8	88.9	5	0	0.0
大阪医療技術学園専門学校	40	20	50.0	23	20	87.0	17	0	0.0
神戸医療福祉専門学校中央校	21	17	81.0	16	15	93.8	5	2	40.0
福岡天神医療リハビリ専門学校	37	26	70.3	27	26	96.3	10	0	0.0
九州医療専門学校	18	17	94.4	18	17	94.4	0	0	0.0
仙台青葉服飾・医療福祉専門学校	1	0	0.0	0	0	0.0	1	0	0.0
新宿医療専門学校	37	31	83.8	34	31	91.2	3	0	0.0
国際メディカル専門学校	14	8	57.1	11	8	72.7	3	0	0.0
名古屋平成看護医療専門学校	39	29	74.4	36	29	80.6	3	0	0.0
ユマニテク医療福祉大学校	7	4	57.1	5	4	80.0	2	0	0.0
福岡医健・スポーツ専門学校	53	40	75.5	41	40	97.6	12	0	0.0
鹿児島第一医療リハビリ専門学校	10	10	100.0	10	10	100.0	0	0	0.0
東日本医療専門学校	14	12	85.7	12	12	100.0	2	0	0.0
横浜医療専門学校	40	25	62.5	27	25	92.6	13	0	0.0
信州スポーツ医療福祉専門学校	27	18	66.7	22	17	77.3	5	1	20.0
浜松医療福祉専門学校	14	8	57.1	11	8	72.7	3	0	0.0
専門学校白寿医療学院	8	8	100.0	8	8	100.0	0	0	0.0
京都医健専門学校	59	54	91.5	56	53	94.6	3	1	33.3
九州保健福祉大学総合医療専門学校	8	4	50.0	4	3	75.0	4	1	25.0
盛岡医療福祉専門学校	44	27	61.4	37	26	70.3	7	1	14.3
育英メディカル専門学校	20	20	100.0	20	20	100.0	0	0	0.0
大分医学技術専門学校	20	9	45.0	12	7	58.3	8	2	25.0
神奈川柔整鍼灸専門学校	16	14	87.5	16	14	87.5	0	0	0.0
専門学校中央医療健康大学校	9	9	100.0	8	8	100.0	1	1	100.0
大阪ハイテクノロジー専門学校	43	26	60.5	31	25	80.6	12	1	8.3
お茶の水はりきゅう専門学校	35	29	82.9	27	25	92.6	8	4	50.0
専門学校名古屋医専	34	25	73.5	30	25	83.3	4	0	0.0
朝日医療専門学校広島校	35	31	88.6	28	28	100.0	7	3	42.9
長崎医療こども専門学校	2	0	0.0	0	0	0.0	2	0	0.0
こころ医療福祉専門学校	36	28	77.8	30	27	90.0	6	1	16.7
呉竹医療専門学校	103	85	82.5	95	81	85.3	8	4	50.0
アルファ医療福祉専門学校	18	10	55.6	13	10	76.9	5	0	0.0
専門学校首都医校	14	11	78.6	10	9	90.0	4	2	50.0
金沢医療技術専門学校	13	6	46.2	9	6	66.7	4	0	0.0
静岡医療学園専門学校	26	23	88.5	24	22	91.7	2	1	50.0
専門学校大阪医専	18	15	83.3	18	15	83.3	0	0	0.0
河原医療福祉専門学校	37	29	78.4	32	28	87.5	5	1	20.0
中野健康医療専門学校	33	29	87.9	30	28	93.3	3	1	33.3
九州医療スポーツ専門学校	60	51	85.0	49	47	95.9	11	4	36.4
近畿医療専門学校	57	47	82.5	50	46	92.0	7	1	14.3
専門学校沖縄統合医療学院	34	29	85.3	31	28	90.3	3	1	33.3
名古屋医健スポーツ専門学校	23	22	95.7	22	21	95.5	1	1	100.0
札幌スポーツアンドメディカル専門学校	34	22	64.7	27	20	74.1	7	2	28.6
晴眼者の養成校の合格者合計	4,058	3,055	75.3	3,284	2,941	89.6	774	114	14.7
盲学校、視力障害センターの合計	250	146	58.4	182	139	76.4	68	7	10.3
総　合　計	4,308	3,201	74.3	3,466	3,080	88.9	842	121	14.4

第28回柔道整復師国家試験　学校別合格者状況

（2020年3月26日　公益財団法人柔道整復研修試験財団発表）

学　校　名	総　数			新　卒			既　卒		
	受験者数	合格者数	合格率	受験者数	合格者数	合格率	受験者数	合格者数	合格率
帝京平成大学ヒューマンケア学部	82	73	89.0	76	70	92.1	6	3	50.0
明治鍼灸大学医療技術短期大学部	1	0	0.0	0	0	0.0	1	0	0.0
明治国際医療大学	44	30	68.2	36	28	77.8	8	2	25.0
了徳寺大学	63	57	90.5	54	53	98.1	9	4	44.4
帝京短期大学	63	43	68.3	51	43	84.3	12	0	0.0
帝京大学	62	46	74.2	51	42	82.4	11	4	36.4
帝京平成大学健康医療スポーツ学部	57	53	93.0	52	50	96.2	5	3	60.0
関西医療大学	46	29	63.0	23	23	100.0	23	6	26.1
東京有明医療大学	39	26	66.7	29	21	72.4	10	5	50.0
帝京科学大学医療科学部柔道整復学科	31	17	54.8	18	15	83.3	13	2	15.4
帝京科学大学医療科学部東京柔道整復学科	72	52	72.2	55	48	87.3	17	4	23.5
常葉大学	32	12	37.5	16	10	62.5	16	2	12.5
宝塚医療大学	42	15	35.7	22	13	59.1	20	2	10.0
環太平洋大学	57	44	77.2	50	42	84.0	7	2	28.6
東亜大学	17	7	41.2	8	7	87.5	9	0	0.0
上武大学	31	20	64.5	23	19	82.6	8	1	12.5
日本体育大学	67	50	74.6	50	42	84.0	17	8	47.1
北海道柔道整復専門学校	42	33	78.6	24	23	95.8	18	10	55.6
日本工学院北海道専門学校	14	6	42.9	7	5	71.4	7	1	14.3
北海道メディカル・スポーツ専門学校	38	21	55.3	21	18	85.7	17	3	17.6
札幌青葉鍼灸柔整専門学校	61	29	47.5	44	29	65.9	17	0	0.0
盛岡医療福祉専門学校	68	46	67.6	57	41	71.9	11	5	45.5
赤門鍼灸柔整専門学校	36	22	61.1	21	20	95.2	15	2	13.3
仙台接骨医療専門学校	57	43	75.4	47	43	91.5	10	0	0.0
東日本医療専門学校	49	28	57.1	28	26	92.9	21	2	9.5
福島医療専門学校	54	35	64.8	40	33	82.5	14	2	14.3
郡山健康科学専門学校	14	11	78.6	12	11	91.7	2	0	0.0
前橋東洋医学専門学校	15	10	66.7	9	9	100.0	6	1	16.7
育英メディカル専門学校	44	44	100.0	44	44	100.0	0	0	0.0
さいたま柔整専門学校	57	55	96.5	55	55	100.0	2	0	0.0
大川学園医療福祉専門学校	25	21	84.0	22	20	90.9	3	1	33.3
大宮医療専門学院	32	16	50.0	16	15	93.8	16	1	6.3
東京柔道整復専門学校	154	149	96.8	148	146	98.6	6	3	50.0
東京医療専門学校	41	34	82.9	37	34	91.9	4	0	0.0
日本柔道整復専門学校	75	55	73.3	55	50	90.9	20	5	25.0
大東医学技術専門学校	1	0	0.0	0	0	0.0	1	0	0.0
帝京医学技術専門学校	3	0	0.0	0	0	0.0	3	0	0.0
日本体育大学医療専門学校	36	18	50.0	16	13	81.3	20	5	25.0
了徳寺学園医療専門学校	59	37	62.7	42	36	85.7	17	1	5.9
日本総合医療専門学校	40	23	57.5	26	20	76.9	14	3	21.4
中央医療学園専門学校	48	21	43.8	14	13	92.9	34	8	23.5
東京メディカル・スポーツ専門学校	73	45	61.6	46	40	87.0	27	5	18.5
日本医療ビジネス大学校	8	1	12.5	2	1	50.0	6	0	0.0
日本健康医療専門学校	67	56	83.6	58	55	94.8	9	1	11.1
日本工学院八王子専門学校	56	31	55.4	29	24	82.8	27	7	25.9
日本医学柔整鍼灸専門学校	89	51	57.3	64	48	75.0	25	3	12.0
関東柔道整復専門学校	49	20	40.8	26	16	61.5	23	4	17.4
山野医療専門学校	23	7	30.4	6	3	50.0	17	4	23.5
北豊島医療専門学校	12	9	75.0	7	7	100.0	5	2	40.0
東京医学柔整専門学校	3	1	33.3	0	0	0.0	3	1	33.3
新宿医療専門学校	57	47	82.5	50	47	94.0	7	0	0.0
呉竹鍼灸柔整専門学校	79	48	60.8	76	46	60.5	3	2	66.7
神奈川柔整鍼灸専門学校	30	29	96.7	26	25	96.2	4	4	100.0
横浜医療専門学校	76	44	57.9	54	41	75.9	22	3	13.6
信州スポーツ医療福祉専門学校	47	34	72.3	37	33	89.2	10	1	10.0
長野救命医療専門学校	13	8	61.5	7	7	100.0	6	1	16.7
北信越柔整専門学校	25	23	92.0	22	22	100.0	3	1	33.3
岐阜保健大学医療専門学校	17	7	41.2	11	7	63.6	6	0	0.0

学校名								
専門学校浜松医療学院	44	33	75.0	36	33	91.7	8	0	0.0
静岡医療学園専門学校	53	48	90.6	49	48	98.0	4	0	0.0
専門学校白寿医療学院	22	20	90.9	20	19	95.0	2	1	50.0
常葉学園医療専門学校	1	0	0.0	0	0	0.0	1	0	0.0
米田柔整専門学校	66	59	89.4	59	57	96.6	7	2	28.6
中和医療専門学校	49	29	59.2	40	29	72.5	9	0	0.0
保育・介護・ビジネス名古屋専門学校	1	0	0.0	0	0	0.0	1	0	0.0
ルネス紅葉スポーツ柔整専門学校	34	17	50.0	14	14	100.0	20	3	15.0
京都衛生専門学校	3	0	0.0	0	0	0.0	3	0	0.0
京都仏眼医療専門学校	15	1	6.7	0	0	0.0	15	1	6.7
京都医健専門学校	91	76	83.5	81	73	90.1	10	3	30.0
大阪行岡医療専門学校長柄校	34	14	41.2	19	10	52.6	15	4	26.7
関西医療学園専門学校	58	20	34.5	25	16	64.0	33	4	12.1
明治東洋医学院専門学校	62	36	58.1	41	36	87.8	21	0	0.0
森ノ宮医療学園専門学校	99	40	40.4	42	33	78.6	57	7	12.3
アムス柔道整復師養成学院	8	1	12.5	0	0	0.0	8	1	12.5
平成医療学園専門学校	78	41	52.6	46	32	69.6	32	9	28.1
国際東洋医療学院	62	24	38.7	22	17	77.3	40	7	17.5
履正社医療スポーツ専門学校	57	22	38.6	24	21	87.5	33	1	3.0
西日本柔道整復専門学校	4	0	0.0	0	0	0.0	4	0	0.0
大阪ハイテクノロジー専門学校	102	44	43.1	57	42	73.7	45	2	4.4
東洋医療専門学校	108	80	74.1	84	74	88.1	24	6	25.0
関西健康科学専門学校	125	70	56.0	75	62	82.7	50	8	16.0
朝日医療大学校	73	43	58.9	57	42	73.7	16	1	6.3
朝日医療専門学校広島校	55	25	45.5	35	23	65.7	20	2	10.0
IGL医療福祉専門学校	30	18	60.0	21	16	76.2	9	2	22.2
四国医療専門学校	54	28	51.9	30	25	83.3	24	3	12.5
福岡医療専門学校	84	84	100.0	84	84	100.0	0	0	0.0
福岡医健・スポーツ専門学校	84	29	34.5	33	23	69.7	51	6	11.8
福岡天神医療リハビリ専門学校	18	14	77.8	14	14	100.0	4	0	0.0
大分医学技術専門学校	22	13	59.1	14	12	85.7	8	1	12.5
今村学園ライセンスアカデミー	16	13	81.3	13	12	92.3	3	1	33.3
鹿児島第一医療リハビリ専門学校	20	19	95.0	19	19	100.0	1	0	0.0
専門学校琉球リハビリテーション学院	19	13	68.4	13	12	92.3	6	1	16.7
仙台医健・スポーツ&こども専門学校	59	40	67.8	45	36	80.0	14	4	28.6
東海医療科学専門学校	19	9	47.4	9	9	100.0	10	0	0.0
名古屋平成看護医療専門学校	21	18	85.7	17	17	100.0	4	1	25.0
こころ医療福祉専門学校	42	22	52.4	27	22	81.5	15	0	0.0
専門学校沖縄統合医療学院	60	44	73.3	44	40	90.9	16	4	25.0
専門学校中央医療健康大学校	54	27	50.0	37	26	70.3	17	1	5.9
名古屋医専	48	26	54.2	23	22	95.7	25	4	16.0
大阪府柔道整復師会専門学校	8	7	87.5	7	7	100.0	1	0	0.0
近畿医療専門学校	81	35	43.2	44	32	72.7	37	3	8.1
兵庫柔整専門学校	9	1	11.1	0	0	0.0	9	1	11.1
MSH医療専門学校	12	10	83.3	10	10	100.0	2	0	0.0
河原医療福祉専門学校	53	26	49.1	33	24	72.7	20	2	10.0
九州医療スポーツ専門学校	102	85	83.3	86	80	93.0	16	5	31.3
長崎医療こども専門学校	16	13	81.3	13	13	100.0	3	0	0.0
呉竹医療専門学校	69	45	65.2	63	43	68.3	6	2	33.3
アルファ医療福祉専門学校	29	20	69.0	19	18	94.7	10	2	20.0
首都医校	20	17	85.0	18	16	88.9	2	1	50.0
新潟柔整専門学校	99	60	60.6	64	55	85.9	35	5	14.3
大阪医専	11	9	81.8	10	9	90.0	1	0	0.0
九州医療専門学校	35	17	48.6	18	17	94.4	17	0	0.0
東京医療福祉専門学校	24	19	79.2	20	19	95.0	4	0	0.0
臨床福祉専門学校	24	3	12.5	18	3	16.7	6	0	0.0
名古屋医健スポーツ専門学校	35	21	60.0	23	20	87.0	12	1	8.3
こころ医療福祉専門学校佐世保校	17	9	52.9	11	9	81.8	6	0	0.0
札幌スポーツアンドメディカル専門学校	37	22	59.5	25	18	72.0	12	4	33.3
SOLA沖縄保健医療工学院	19	17	89.5	18	17	94.4	1	0	0.0
八戸保健医療専門学校	15	8	53.3	12	7	58.3	3	1	33.3
晴眼者の養成校の合格者合計	5,262	3,396	64.5	3,701	3,139	84.8	1,561	257	16.5
盲学校、視力障害センターの合計	8	5	62.5	7	5	71.4	1	0	0.0
総　合　計	5,270	3,401	64.5	3,708	3,144	84.8	1,562	257	16.5

		2016年 第24回	2017年 第25回	2018年 第26回	2019年 第27回	2020年 第28回
あマ指師	受験者数	1,687	1,601	1,584	1,498	1,432
	合格者総数	1,422（84.3）	1,354（84.6）	1,315（83.0）	1,300（86.8）	1,213（84.7）
	新卒	1,383（93.2）	1,301（93.5）	1,280（92.4）	1,234（95.8）	1,191（93.9）
	既卒	39（19.2）	53（25.2）	35（17.6）	66（31.4）	22（13.4）
はり師	受験者数	4,775	4,527	4,622	4,861	4,431
	合格者総数	3,504（73.4）	3,032（67.0）	2,667（57.7）	3,712（76.4）	3,263（73.6）
	新卒	3,321（87.6）	2,899（83.5）	2,554（73.9）	3,079（93.1）	3,095（89.3）
	既卒	183（18.6）	133（12.6）	113（9.7）	633（40.7）	168（17.4）
きゅう師	受験者数	4,732	4,443	4,555	4,655	4,308
	合格者総数	3,550（75.0）	3,010（67.7）	2,845（62.5）	3,656（78.5）	3,201（74.3）
	新卒	3,370（88.9）	2,891（83.3）	2,712（78.5）	3,115（94.2）	3,080（88.9）
	既卒	180（19.1）	119（12.3）	133（12.1）	541（40.1）	121（14.4）
柔道整復師	受験者数	7,122	6,727	6,321	6,164	5,270
	合格者総数	4,583（64.3）	4,274（63.5）	3,690（58.4）	4,054（65.8）	3,401（64.5）
	新卒	4,100（82.2）	3,789（82.9）	3,346（78.5）	3,502（86.1）	3,144（84.8）
	既卒	483（22.6）	485（22.5）	344（16.7）	552（26.3）	257（16.5）

■ 鍼灸・マッサージは休止要請の対象外　東京都が公表

■ 報告

　東京都は4月13日、新型コロナウイルス感染症拡大防止のため、東京都緊急事態措置に関する情報として、休止要請の「対象施設FAQ」を公表した。「社会生活を維持するうえで必要な施設」の「医療施設」（※有資格者が治療を行うもの）である「病院、診療所、歯科、薬局、鍼灸・マッサージ、接骨院、整体院、柔道整復」は、今回の休止要請の対象外となる。また、都民に向けた「東京都緊急事態措置に関するQ&A」でも、今回の外出自粛要請は「病院や診療所へ通院することを制限するものではありません」としている。

　そのほか、床面積の合計が1,000平方メートル超の「大学、専門学校」は休止要請の対象となり、はり師きゅう師、あん摩マッサージ指圧師、柔道整復師などの養成施設も、5月6日まで原則として施設の使用停止および催物の開催の停止を要請されている。また、3つの「密」（密閉・密集・密接）の防止として、集会・展示施設も休止要請の対象となっており、各師会の勉強会や研究会の開催にも影響が出ている。

　「東京都緊急事態措置に関する情報」は、下記URLより確認できる。

https://www.bousai.metro.tokyo.lg.jp/1007617/index.html

■ （一社）東洋はり医学会関西が（一社）日本はり医学会に会名改称

■ 報告

　（一社）東洋はり医学会関西は、2020年2月28日より（一社）日本はり医学会に会名を改称した。同会は今後も日本鍼灸経絡治療の学術研修と国内外への普及啓発に努めていく。また、会長である中野正得氏は、1月19日に発行された会報「メリディアン第60号」のなかで、同会で脉診流経絡治療を習得した会員を『日本はり医』として認定すると語っている。

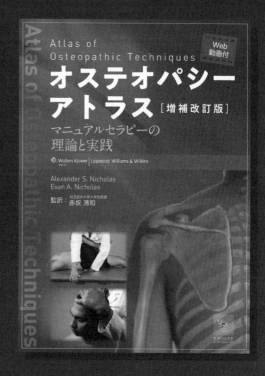

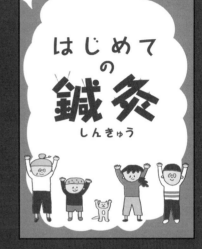
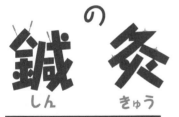
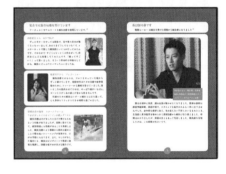
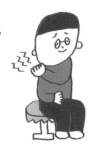
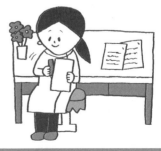

2019年4月号掲載 「続・あはき臨床 私の学び方 伝え方」 山下俊樹氏の学びをさらに深掘り！

技の原点 学びの原点

第4回 臨床で結果を出すために必要な学習法

楊中医鍼灸院

楊 志成 よう・しせい

1959年生まれ。幼少期に父親の仕事の関係で台湾から来日。1985年、台湾の中国医薬大学卒業。同年、WHO認定上海中医大学付属国際鍼灸トレーニングセンターにて臨床研修。1986年、東京医薬専門学校漢方専科修了。1989年、中和医療専門学校卒業。同年、吉祥寺にて楊中医鍼灸院を開業し現在に至る。たかの友梨ビューティークリニックで、カッピング（吸玉）の指導講師を務める。

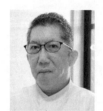

上海での恩師との出会い

　私は高校を出たあと、台湾の台中市にある中国医薬大学へ留学し、漢方学と鍼灸学を修めた。学びを終え中医師の資格を取得し、その後日本に帰国。しかし、大学生時代から中国本土の鍼灸臨床を一度見に行きたいという思いがあり、帰国後その気持ちが強くなった。「行けるときに行こう」と思い立ち、いろいろな資料を集め調べた。そして、上海中医学院（現在の中国上海中医大学）の構内にWHO認定の中国伝統医学トレーニングセンターという施設があることを知った。世界各国から短期・長期の留学生を募って中国伝統医学の基礎や臨床を学べる機関である。帰国して6カ月後には短期留学することを決意した。

　トレーニングセンターは国際色豊かであった。なかには何年も臨床に携わっている外国籍の医師や、各国の医学部の留学生などもいた。

　留学中は学生寮に宿泊していたので、現地の学生とも知り合い、学習に関して夜な夜な話をする機会を得た。彼らの学習意欲と学習量は半端ではない。いい刺激を受け、私自身の留学中の学習意欲は一層高まった。

　そのとき出会った担当教官が、私の臨床の恩師の一人である。

　先生は現在、日本で臨床に携わっており、鍼灸学校の講師なども務めている。『鍼灸の世界』（集英社新書）、『呉澤森の鍼灸治療あれこれQ&A』（医道の日本社）ほか多数を執筆されている呉澤森先生である。

　呉先生との出会いで、私は臨床家になるための心得を学ばせていただいた。そして鍼灸治療のすばらしさと臨床応用の幅を、大学で学習していた頃よりさらに深く認識した。

　今の私がいるのは、呉先生の指導の礎にあると思っている。

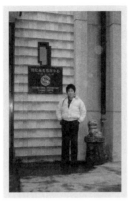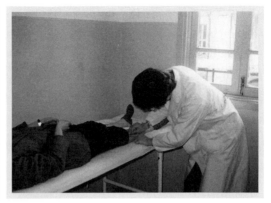

左：26歳のときの筆者。トレーニングセンターの前で。右：トレーニングセンターで臨床中の筆者

▌ 情報収集力と分析力が勝利をもたらす

呉先生のご指導でよく覚えていることがある。それは病の治療を戦争に例えたお話である。

「優れた指揮官は、敵（邪気・症状）をよく分析し、弱点（治療しやすい症状）をしっかり把握する。こうすれば勝利を収めることができる。もし指揮官が敵の分析を怠り、あれもこれもむやみに攻撃するならば、大勢の兵士（経穴）を使ってもよい結果を収めることはできない。したがって、勝利（治癒）を得るためには攻撃のポイントを絞り、精鋭兵（有効穴・特効穴）の経穴作用をよく理解して使うべきである」

要は、敵の動きの性質（内情）をよく察し、細かく分析し、どのような方針で戦うか、またどのような道具（経穴）が効果的かをよく考えることが、敵を制して勝利に結びつく、と話されていた。

この話を鍼灸の臨床に当てはめると、次のようになる。

患者さんのウイークポイントはどこで、病の起因は何に当たるのかを突き止める。そして現在の症状の程度、段階（敵の病の動きの性質〈内情〉）を細かく分析し、主軸となる治療ポイント、治療の法則、使う経穴を考える。主穴に対して補助の配穴の選択を考え、絞り込むことが治療では大切、ということになる。

理論的でないと意味がない。臨床ではどこ（臓腑・経絡）で、何（気・血・津液）が、どうなったか（多い、あるいは少ない、停滞）を分析し、把握することが重要なのである。

鍼灸治療の目的は体内に存在する各臓腑の生命活動の素、気・血・津液の乱れを、適材適所の経穴を巧みに使って調整し、バランスを回復することにある、ということも呉先生は強調されていた。

経穴の学習に関しても細かく指導されていた。経穴の部位をしっかり把握するのは当たり前であり、経穴の対症効能を丸暗記するのではなない。対症効能のみ理解しただけでは幅広い対症療法になってしまい、治療の適応範囲が狭くなり、応用力が欠如してしまう、とのことである。

臨床では穴性を理解することの重要性を説いていた。穴性とは経穴の性質、作用を意味する。そして特に要穴類をしっかりと学習し、理解するようにと先生はいわれていた。臨床では要穴の使用頻度が高いからである。例えば足三里。臨床上の一般的な効能作用は胃の疾患、下肢の痛みの改善

が挙げられる。しかし穴性作用で考えると、強身・調和気血・健胃止痛・通経活絡・防病保健などがあり、対症効能とは違う考え・働きがある。臨床上、胃や下肢などに痛みがなくても使える。目的は気の流れを調整したり、経穴を結ぶ経絡というエネルギーの通り道を調整したり、予防養生の目的のためである。

経穴を穴性作用で使う場合、配穴を行う。配穴とは足三里の効果を引き出すために組み合わせた経穴を同時に取穴し、施術を行うことを指す。例えば、足三里に合谷を組み合わせれば、より効果的に鎮痛・気血の調和・胃腸を整える、経絡エネルギーの道筋を調整する作用が強化される合谷の穴性作用は足三里に類似するためである。

▌ 上海での研修中に目撃したぎっくり腰への治療

呉先生は経絡についても、理解を深めることが大事であるとおっしゃっていた。ここでは、上海での研修時に遭遇した一例を紹介する。

ぎっくり腰の患者さんが歩行困難のため、診察室に担架で運ばれてきた。先生は、患者さんに「どうされました？」と尋ね、患者さんは「重たい荷物を持ち上げたときに腰を痛めてしまった、痛くて動けなくなった」と答えた。次に先生は、患者さんに「どこが一番痛みますか？」と尋ねた。患者さんは「腰の真ん中が痛い」と答えた。

先生は、患者さんの舌の色を確認し、「冷えと瘀血がある」といい、この場合は局所に鍼を施術するのではなく通経活絡・止痛を目的とし、痛みの部位の経気を通して痛みを緩和させることを心がけるのが大切、とおっしゃった。無理にうつ伏せにして腰に治療を行うと、余計に症状を悪化させ動けなくさせてしまう。先生は、担架の上に横たわっている患者さんの督脈上の経穴（人中）へ徐々に鍼を刺入させ、「得気がありますか？」と確認しながら、ゆっくりと鍼に撚鍼を行い、再度患者さんに「得気を感じますか？」と尋ね、さらに「腰に何か熱感（経絡に気が通り始めた証）など感じますか？」と尋ねた。患者さんが「ある」と答えると、ベッド上に置かれた担架から降りるよう指示。患者さんは恐る恐る担架から降り、立ち上がった。

その後先生は、患者さんの両足を肩幅程度に広げさせ、再度人中に鍼で刺激を与えた。患者さんには、上肢を下げたまま左右に上肢を回旋させながら腰も左右に動かすように指示。そして腰をゆっくりと動かし、その後腰を前屈後屈させる運動をさせた。3回ほど同じ動作をさせ、その間2回ほど人中に刺激を与えていた。

指示した運動動作がスムーズに行えるようになってから、人中に鍼を刺したまま、今度はしばらくゆっくり診察室を歩くように伝え、患者さんはゆっくりと歩き始めた。先生はスピードを徐々に上げて歩くように指示。気が付くと患者さんは普通に歩いていた。そして一人で歩いて帰っていった。担架で診察室へ運ばれてからわずか30分前後の出来事だった。

先生はこのとき、「疾患の起きている経絡をしっかりと把握して、中医学の理論を巧みに応用すれば、このように鍼1本でも結果を出す治療ができる」と話された。

このとき私は、理論の学習、経穴の効能・穴性作用・経絡学を深く理解することの大切さを再認識したのである。

基礎をしっかり学び、理論と再現性のある治療を

今現在、私も微力ながら中医鍼灸の普及に力を注いでいる。研修生を受け入れ、臨床の現場をたくさん見てもらい、患者さんへの接し方、症状と治則に関しての説明の大切さを伝えている。臨床で鍼灸は多種多様の疾患治療に活用できること知ってもらい、また穴性作用や配穴法などをアドバイスしている。

ただ単に鍼を打ったから効くのではなく、理論に基づいて治則を考え、フィールドバックし、治療結果の検証ができることの大切さも指導させてもらっている。要するに、何がどのように効果を発揮したのかが分かるように。

最後に、日本で鍼灸医療のよさがもっと普及されることを願っている。

✎ 座右の銘・支えの言葉 「来る者は拒まず、去る者は追わず」
「実るほど頭を垂れる稲穂かな」

❓ 山下俊樹氏（2019年4月号p.91）からの質問

20数年前に楊先生をお訪ねしたとき、先生は見ず知らずの私を快く受け入れてくださいました。先生が常に持たれている「来るものを拒まない姿勢」「惜しげなくご自身の技術や知識を提供される姿勢」には感銘を受けます。公の組織や肩書きに頓着がない謙虚な姿の原点は、どういったところにあるのでしょうか。

Ⓐ 回答

実生活で私は、人との出会い、縁を重んじています。座右の銘としている「来る者は拒まず、去る者は追わず」がそうさせています。故に私は、学びたい人を拒むことはしません。自分が学んできたことが、学びたい人の役に立てれば、と常日頃から考えています。

それと、微力ながら正しい伝統中医鍼灸を世の中に広めたい、という強い考えを持ってもいるからです。

私がこのように考えるのは、呉先生との出会いが大きいです。学んだものはすぐに使う、よいものは普及する、というのが呉先生の教えです。

そして、教えることにより自分自身を磨き、謙虚な気持ちを保つようにするためでもあります。縁あってお会いし、お互いに学びを高めることができると考えています。私のもう一つの座右の銘である「稔るほど頭を垂れる稲穂かな」は、開業するにあたり母から贈られた言葉です。「成功したとしても、いつも心を引き締めて、初心を忘れないように」。それが母の教えです。

実践「陰陽太極鍼」

吉川正子（東方鍼灸院院長）

● 第5回　頚・肩・膝・股関節など各種運動器の疾患 ●

☯ 1. 各種運動器疾患の治療

　今月は、腰痛以外の関節・運動器疾患を取り上げる。部位なら指、肘、膝、頚、肩、股関節など、組織なら筋肉、関節、神経など、種々の要素が絡んだ多彩な疾患があるが、毎回述べているように、陰陽太極鍼治療の基本的なアプローチ方法や手順に変わりはない。ただ、運動器疾患では局所の陰陽バランスに着目した施術が大変重要であるため、その考え方や治療法を紹介する。

☯ 2. 各種運動器疾患の治療手順

　各種運動器疾患に取り組む場合も、まず全身の気の状態、すなわち陰陽のバランスを把握し、その乱れを調整するという点において、何ら目新しいことはない。ただ、第3回（2020年3月号掲載）で紹介した腰痛の場合と同じく、局所の陰陽バランスの異常に照準を合わせた選穴を治療に加えることで、より効果的で即効性のある治療を行うことができる。陰陽バランスを調整する方法には、巨刺法や繆刺法などの古典的

な方法があるが、ここでは、筆者が臨床を通して開発した陰陽太極鍼に着目して解説する。

　陰陽太極鍼は、局所を通過する経絡の同名経と表裏関係にある経絡上の経穴を、局所の反対側に求め治療穴とする治療法である。この治療を行うと、一穴で上下、左右、表裏の陰陽が整い、経脈や臓腑に及んだ病症に対して改善効果が期待できる。

　陰陽太極鍼を運動器疾患に適用する場合、その仕組み上、局所と治療穴が身体の物理的な位置において対角線で結んだ関係になる。このことから、治療穴は局所から遠隔であるほど効果が高く、またバランスを調整するという概念が視覚的に認識することが可能となる。そうした状態は、**表1**の取穴例からもよく理解できる。

　なお、この取穴法を用いた場合も、開穴としての反応があることが治療穴として用いる大前提となる。補瀉の判別も手順に則り、経脈の流れに沿って撫でたほうが過敏な（気持ちよい）場合には王府留行を、逆向きのほうが過敏な場合には皮内鍼を貼付する。一般に、局所の痛みが急性期の場合、局所は実しており「瀉」の適用になるので、遠隔の治療穴は逆向きの「補」

表1　陰陽太極鍼における経絡と局所、治療穴の組み合わせ

陰陽太極鍼による経絡の組み合わせ（同名経の表裏関係）	局所と治療穴の組み合わせ（治療穴は常に局所の反対側にとる）		
太陰肺経 陽明胃経	魚際 内庭	太淵 解渓	尺沢 足三里
陽明大腸経 太陰脾経	二間 大都	合谷 太白	曲池 陰陵泉
少陰心経 太陽膀胱経	少府 束骨	神門 崑崙	少海 委中
太陽小腸経 少陰腎経	前谷 然谷	腕骨 太渓	小海 陰谷
厥陰心包経 少陽胆経	労宮 侠渓	大陵 丘墟	曲沢 陽陵泉
少陽三焦経 厥陰肝経	液門 行間	陽池 太衝	天井 曲泉

（例）局所が右の魚際付近の場合、左の内庭を取穴する。

の方向を示す（補の方向が過敏になる）のがセオリーである。しかし、治療を行う際はあくまでも患者の感覚を最優先にする。

　当院では、五十肩の特効穴として「腎関穴」を用いている。「腎関穴（王穴とも呼ぶ）」の取穴位置は、陰陵泉の後下方で、強い圧痛のある部位である。これは中医学テキストを出版した際に親交のあった中医師から教わったもので、陰陽太極鍼を考案するヒントとなったものである。五十肩だけでなく肩周囲の痛みに広く活用できるので、ぜひ試してほしい。

　それでは、実際の症例を見てみよう。

　なお、症例中、経穴名のみの表示は補の鍼（王不留行の貼付）を、経穴名に（−）の表示は瀉の鍼（流注の逆方向に皮内鍼を貼付）を、L、Rはそれぞれ左、右を表す。

☯ 3. 症例

（1）膝痛、小趾痛の症例

【患者】

　50代、女性。

【主訴】

　左の膝痛は1年以上前から、右小趾の痛みは1カ月前から出ている。右小趾は痛む前に何度もぶつけたことがある。正座や歩くのがつらく、膝裏には水が溜まっている。

【既往歴】

　なし。

【問診時の特記事項】

　血圧が低めで、便秘気味。

【初診】

〈診察〉

舌診：裂紋、少苔、舌根の苔厚。

首周六合診：RL扶突に押圧痛。

腓腹筋診：右の中（腎）、下（肝）と左の中（腎）に押圧痛。

募穴診：左右の季肋部に押圧痛。

背部兪穴診：RL腎兪に押圧痛。

〈治療〉

・背臥位

　RL申脈（−）、L尺沢、L曲沢、R霊道（−）、RL外丘、L中封、RL解渓、RL湧泉（−）。

　また、L足竅陰、L厲兌、R至陰の瘀血を処理。

・腹臥位

　RL承山。また、RL腎兪に温灸。

　治療後、膝痛は楽になったが、正座をするとまだ痛いとのこと。

【第2診（初診の8日後）】

〈診察〉

　初診後、膝はよくなったが、右小趾にはまだ痛みがある。正座はほぼ大丈夫になった。また、初診のあとに頭痛がしたが翌日にはよくなった。

舌診：舌下静脈怒張。

首周六合診：RL扶突に押圧痛。

腓腹筋診：左右の中（腎）に圧痛。

募穴診：左右の季肋部とL肓兪に押圧痛。

背部兪穴診：L腎兪、L大腸兪、L関元兪に押圧痛。

〈治療〉

・背臥位

RL尺沢、RL内関、L霊道、RL公孫（−）、水泉（−）、RL太衝（−）、RL外丘（−）、RL申脈（−）、RL解渓。

また、中脘に温灸。L足竅陰、L厲兌、R至陰の瘀血を処理。

・腹臥位

L承山。また、L腎兪、L大腸兪、L関元兪に温灸。

（2）肩痛の症例

【患者】

50代、女性。

【主訴】

3カ月前に右肩に痛みが発症し、整形外科で炎症があると診断された。その後、3カ月経過してもよくならなかったので来院。痛みは右肩のほぼすべての動作によって起こる。

【既往歴】

右足の舟状骨骨折。痔の手術。また、来院の前年に、頚椎椎間板ヘルニアと診断され、牽引とブロック注射を受けた。

【問診時の特記事項】

熱がり（上半身）。睡眠が浅い。コレステロール値が少し高い。服薬は睡眠導入剤。

【初診】

〈診察〉

右肩関節の外転は90度、また屈曲は70〜80度。右肩の前面と後面が痛いが、前面がより痛い。

首周六合診：RL扶突、RL天窓、RL翳風に押圧痛。

腓腹筋診：左右の上（脾）、中（腎）と右の下（肝）に押圧痛。

募穴診：左季肋部、巨闕、中脘、L肓兪に押圧痛。

背部兪穴診：RL心兪に押圧痛。

〈治療〉

・背臥位

L手三里（−）、L陽谷（−）、RL湧泉、RL足三里（−）L腎関穴、RL三陰交（−）、RL丘墟、RL太衝（−）。

・腹臥位

R心兪に温灸。

治療後には、右肩関節の外転160度、屈曲90度に改善した。

【第2診（初診の11日後）】

〈診察〉

右肩の前面にまだ自発痛が半分ほど残っている。また、初診時の治療によって右肩関節の外転が160度に改善したが、第2診来院時にはもと（初診時）の90度に戻っていた。

舌診：薄苔、舌尖紅。

首周六合診：R扶突、R翳風に押圧痛。

腓腹筋診：左右の上（脾）に押圧痛。

募穴診：左右の季肋部、中脘、関元に圧痛。

背部兪穴診：R風門、L厥陰兪、RL心兪に圧痛。

〈治療〉

・背臥位

RL湧泉（−）、RL太衝、RL三陰交、R尺沢、R中渚。

また、中脘に温灸。

・腹臥位

RL風門、RL厥陰兪、RL心兪。

また、R心兪に温灸。

【結果】

治療後、右肩関節の外転、屈曲ともに再び160度に改善し、痛みも軽減した。

【考察】

この症例は、当院の研修生が治療したもので

ある。研修生は鍼灸師資格の取得後、当院で研修を始めて約6カ月を経過した頃であった。初診だけでかなりよくなっていたが、残念なことに第2診までに間隔が空きすぎたため、症状が戻っていた。症例1にもいえることだが、治療初期は間隔を空けずに治療をし、身体に働きかけ続けたほうがよい効果を得られる。

（3）変形性股関節症の症例

【患者】

40代、女性。

【主訴】

それまで動作に伴い左の股関節に痛みがあったが、来院する3カ月ほど前から寝ていても痛むようになり、立ち上がる際にも痛みが出始めた。整形外科医院にて左変形性股関節症と診断されたが、処方は痛み止めと湿布薬のみであった。

【既往歴】

来院の前年に子宮の全摘手術を受けたが、その際に出血が多かった。

【問診時の特記事項】

手足の冷え。便秘。排尿が近く多尿。睡眠が不良で夜間によく目が覚める。夜間の口渇。服薬は、痛み止めを時々。血圧が低い。金属アレルギー。

【初診】

〈診察〉

首周六合診：RL扶突に押圧痛。

腓腹筋診：左の中（腎）に押圧痛。

募穴診：下脘、L肓兪に押圧痛。

背部兪穴診：RL督兪、RL脾兪、RL胃兪、L腎兪、L大腸兪に押圧痛。

左右の小野寺殿部圧痛点に押圧痛。

〈治療〉

・背臥位

RL曲池、R手三里（－）、R曲沢、R天井、R

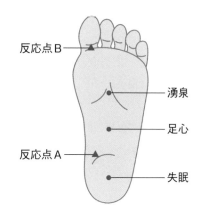

図1　足心、足底穴

後渓、L尺沢、L郄門、L少海下方、L曲池。RL湧泉（－）、RL足心（－）※、RL上湧泉、RL上湧泉（やや足の母指寄り）（－）、RLの反応点A※。胆経、膀胱経、足裏に開穴が多く現れていた（※は**図1**参照）。

・腹臥位

L督兪、R督兪（－）、RL胃兪、R腎兪、R脾兪（＋）、R意舎（－）。

また、L脾兪に温灸。

【結果】

来院時、足を引きずっていたが、治療後に痛みが半減したとのこと。

【第2診（初診の2日後）】

〈診察〉

舌診：舌辺に瘀斑、舌尖紅。

首周六合診：RL風池に押圧痛。

腓腹筋診：左の下（肝）に押圧痛。

募穴診：中脘、L大巨に圧痛。

背部兪穴診：RL脾兪、L胆兪、RL胃兪、RL腎兪に圧痛。

〈治療〉

・背臥位

RL湧泉、RL反応点A※（－）、RL上湧泉、RL反応点B、RL労宮、RL下曲沢、RL丘墟（※は**図1**参照）。

また、左の季肋部（不容）に温灸。

・腹臥位

R胆兪、R脾兪、RL胃兪、RL腎兪。

また、L脾兪に温灸。

【結果】

痛むのは左殿部の外側の奥のほうだが、最初より痛みが和らいでいるとのこと（初診時10→3）。なお、この症例は、当院の研修生たちの治療記録である。

（4）高齢者の膝、背中、肩、頚、腰、足などの多様な不調の症例

本症例の患者は長期にわたってさまざまな疾患で来院しているが、2011年の初診以降で、いくつかの関節・運動器疾患の来院を抜粋する。

なお、2011年は3回の治療で、2015年と2018年は1回の治療で、主訴を改善することができた。

【患者】

90代、女性。

●2011年

【主訴】

①右膝、背中の痛み。

②肩の張り、足のふらつき。

③味覚異常

【既往歴】

50代のときに脳梗塞を発症。病院では「脳の中央部に空洞がある」と言われた。また、脳腫瘍がある（10年以上前からあるが、現在も異常なし）。

【問診時の特記事項】

体質：熱がり。

便が固く、尿量が少ない。睡眠は不良で、睡眠薬使用。盗汗。コレステロールと血圧が高い。

【初診】

〈診察〉

舌診：厚苔、黄苔、舌下静脈怒張。

首周六合診：R天窓に押圧痛。

腓腹筋診：左中（腎）、右下（肝）に押圧痛。

募穴診：右季肋部、中脘、R天枢、R大巨、L肓兪、R陰谷に押圧痛。

気血津液弁証：血瘀。

〈治療〉

・背臥位

RL壬穴、RL然谷、R尺沢、RL行間（−）、L曲池。

また、左の耳尖から瘀血を処理。

・腹臥位

L陽綱（−）⇒（+）、L肓門（−）⇒（+）。

注）上記は、はじめ瀉の施術をしたが、その後、反応が変化し補の施術を行ったもの。

【第2診（初診の3日後）】

〈診察〉

身体全体が軽くなったが、まだ膝がカクッとなる。そのほか、喉の違和感や肩の張り、背中、膝は以前よりかなり楽になった。

首周六合診：R扶突、R天窓、R翳風、R天柱に押圧痛。

募穴診：中脘、L肓兪に押圧痛。

〈治療〉

・背臥位

RL照海、L商丘、R尺沢、RL郄門（−）、L曲池。

また、左耳の大腸、腎、脾に王不留行を貼付、さらに、左の耳尖から瘀血を処理。

・腹臥位

L胃倉、RL志室、R意舎。

【第3診（第2診の4日後）】

〈診察〉

第2診のあと、無理をしたら膝痛（内側、裏）が出たが今日は調子よいとのこと。肩の調子はよいが、左肩と左肘が冷える。また、手足が冷たい。

首周六合診：R扶突、R天窓、R翳風、R天柱に

押圧痛。

募穴診：巨闕、下脘、R肓兪に押圧痛。

〈治療〉

・背臥位

RL湧泉（−）⇒（＋）、RL大都（−）、R陰陵泉、RL少海（−）、L尺沢（−）、RL第2厲兌、L足竅陰、R申脈（−）。

そのほか、左耳の肝陽から瘀血を処理。下脘に温灸。

・腹臥位

L陽綱、RL脾兪、L意舎、L志室、RL胞肓。

●2015年

【主訴】

①左頚が1週間ほど前から熱っぽく、動かすと痛い。

②左足が2〜3カ月前から冷たい。

③2〜3カ月前から右の腰部に時々つままれたような痛みがある。

④両目がちかちかする。

【第1診】

〈診察〉

舌診：黄苔。

腓腹筋診：L中（腎）に押圧痛。

募穴診：右季肋部、中脘、R天枢に押圧痛。

両足に浮腫みがあり左足は冷たい。左耳の肝陽が赤い。喉に違和感あり。

〈治療〉

・背臥位

L郄門、R尺沢、R合谷、RL足三里、RL行間（−）、R然谷、RL隠白（−）、L湧泉（−）。

・腹臥位

L肝兪、R胃兪、R胆兪、L胃兪（−）、R腎兪（−）。

●2018年

【主訴】

2〜3日前より左頚（天柱付近）と右肩の痛み。

【第1診】

〈診察〉

舌診：舌下静脈怒張。

首周六合診：R天窓、RL天柱に押圧痛。

腓腹筋診：左右の中（腎）に押圧痛。

募穴診：R中府、中脘、下脘、L大巨、L中注に押圧痛。

背部兪穴診：R心兪、R肝兪に押圧痛。

左頚の痛みは慢性痛で2〜3年前からある。

〈治療〉

・背臥位

R太渓、L反応点A（−）、L少海（−）、L太渓（−）。

そのほか、中脘に温灸と少海に瀉の向きのローラー鍼。右耳の胃と脾に王不留行を貼付した。

・腹臥位

L肝兪、L心兪。

☯ 4. まとめ

今回紹介した4つの症例では、足底にある経穴や反応点を多用している。通常の鍼治療では足底や手掌への刺鍼は強い痛みを伴うので敬遠されがちであるが、陰陽太極鍼は刺さないので躊躇なくそれらの部位に施術が可能である。

手足の反射区や頭鍼、耳鍼などには全身の縮図があり、陰陽太極鍼治療ではそうした部位にある過敏点を注意深く探して治療に活用している。そこには、部分と全体という陰陽関係が成り立っている。

※本連載中の各種診察法や施術法については、今後、出版予定の単行本にて詳細に解説する。

経穴の主治を生かせる
池田政一の臨床

第35回

腰痛治療の本治法

漢方池田塾主宰
池田政一（いけだ・まさかず）

1. はじめに

　新型コロナウイルス感染症が世界的に流行し、深刻な状況が続いている。なぜか日本は検査が遅い。もっと早く検査できるようにしたほうがよいと思う。ただし、全国民を検査して陽性反応が出たからと、すべての人を入院させるのは不可能だ。例えば東京で1万人に陽性反応が出ただけで医療崩壊になる。

　3月17日時点の大阪方式のように、発熱して肺炎の恐れがある人だけ入院させる。無症状の人はもちろんのこと、軽い症状の人も入院させない、というのがよい。

　新型コロナウイルスは温病と同じようである。つまり、少陰経の陰気が虚して熱が発生し、それが咽喉に集まって痛む。咽喉が痛いために咳が出る。このときの咽喉痛は夜になると激しくなる特徴がある。

　また太陰経や陽明経からの陽気の発散が悪い。その発散されない陽気も咽喉に集まって痛みを出す。発散されない陽気が停滞するから発熱もする。

　この状態を改善する漢方薬なら、小青竜湯加石膏が最もよいようである。弟子の薬剤師が、温病の症状が出ている数人の患者に投与したところ、みな1週間ほどで寛解したそうである。ただし、症状だけで新型コロナウイルスだとは診断されていない。

　私の弟子の鍼灸師も、咽喉に火の玉が詰まっているような状態になり、咳が出て、緑黄色の痰が出ていたが、小青竜湯加石膏（Z社のエキス）を送ったところ、10日ほどで完治した。こちらも新型コロナウイルスかどうかは分からないが、同様の症状を緩和するヒントにはなるかもしれない。

　4月2日時点のアメリカの弟子からのメールによると、カリフォルニア州は銀行などの金融機関、鍼灸治療院も含めた医療機関、食料品店以外は3週間の閉鎖だそうだ。スーパーに行くと野菜以外は何もないという。みんなが買い占めに走ったのだ。銃が飛ぶように売れているという。飢え死にする人が出るのではないか。いや、その前に暴動が起こるのではないかと心配していた。

嫌な話だ。みな神仏に試されていることを知らない。

消毒や手洗いをしっかりして、ウイルスに罹らないようにする。そうすると、ウイルスは宿主（人間）がいないと死ぬから、人間を殺さないように変異して弱毒化し、感染しても症状が軽くて終わる。ウイルスと人間は共生しないといけないらしい。完全に殺すことは不可能なのだろう。

そんなことだから感染しても慌てない。高齢者は肺炎を起こすリスクがあるから、腎虚にならないように気をつける。腎虚にならないためには第一に房事を慎む。睡眠をよく取る。乾燥すると腎虚になりやすく、ウイルスも元気になるから湿度を高くする。こんな注意事項を書いて患者に渡している。

しかし、基礎疾患があると肺炎になりやすいというのには困った。今の高齢者で基礎疾患のない人は少ない。大抵が高血圧で、血糖値も高い。

私ごとだが、昨年4月の検査で血糖値の平均の指標となるヘモグロビンA1c（HbA1c）が8.4%だった。正常値は5.6～5.9%以下である。「薬を飲みますか」とドクターにいわれたが、「ちょっと待ってくれ」と言って、食事を変えることにした。好きなチョコレート、和菓子、洋菓子など甘い物は厳禁。野菜、肉、魚、玄米などを普段より多く食べていたら1カ月で7.2%になり、年末には6.2%になった。それ以外の血液検査もすべて正常範囲になった。

2. 腰痛治療の本治法

本治法とは何か。これは主に陰経の補瀉をいったものだが、陽経の補瀉を含めてもよいと思うし、経絡を調整することが本治法なら、すべて本治法といえなくもない。

しかし、腰痛で患部の治療をして治ったように見えても、本治法が間違っていると、翌日には元に戻っていることがある。このことから考えると、陰経の補瀉は極めて重要だと思っている。

①肝虚陰虚熱証

証の詳しい病理、病証などは拙著『漢方主治症総覧』（医道の日本社）をお読みいただきたい。

肝虚陰虚とは、脈が弦で大、重按すると虚している状態で、腎の津液と肝血が虚して、栄気は残っている。肉体労働によって痛めるケースが大半である。

基本の治療穴は湧泉、大敦、陰谷、曲泉である。

脈が浮いて強いときは大敦、湧泉を補う。いずれも深く刺さない。湧泉は接触して押手で固定し、自然と約1mm鍼が入るのがよい（写真1）。

脈が浮いて大きいが、重按して虚が目立つときは陰谷、曲泉を補う。これは約5mm刺入してよい。押手が緩むと効果はない。

いずれの経穴に刺したときも10呼吸くらいは押手で鍼を固定しておく。そうして気が至ったと思えば鍼を抜く。

もし、肝虚陰虚の熱が胆経に多いときは陽輔を軽く瀉法してもよい。外関を用いてもよい。

②肝虚陽虚寒証

血も栄気も虚して冷えている状態である。極端な場合は、全体の脈が弱である。しかし、軽按して胆経の脈が感じられないときは、すべて肝虚陽虚証として治療する。ただし、いろいろと注意事項がある。

まず腎の陽気と肝血を多くする必要があ

るので太渓、太衝を補う。もし、急性の腰痛なら中封を併用する（写真2）。

軽按して胆の脈が感じられなくて、重按すると肝の脈があると思われることがある。しかし、この肝の脈が実しているかどうかによって治療法は変わる。もし、実していると判断すれば肝実証である。このときは中封を経の流れに逆らって刺鍼する。これは瘀血が多いためで、多くは腎経を補ってから中封を寫法する。つまり、肺虚肝実証なのである。

ところが、肝の脈があるにはあるが、実とはいえないときがある。このときは肝鬱なので、太衝を補って肝血を多くし、胆の脈が浮いてくるように治療する。

さらに難しいことをいう。

脈は明らかに肝虚陽虚寒証なのだが、右の寸口と関上の脈が強いことがある。軽按して力があると感じ、やや力を入れて按ずるとやはり強い。要するに軽按、中按、重按の3段階で診たときに、中按より上の部分で脈が強く拍動していることがある。

このときに、もし呼吸器の症状があれば肝虚肺熱証として復溜、中封、魚際を補う。しかし、呼吸器の症状がなく、腰痛があり、なおかつ、その人の体質が肺虚であれば肺虚証として治療する。

肺虚体質者は体毛が多い。女性なら色白で産毛が多い。もっとも高齢の女性は分かりにくい。

肺虚体質者の腰痛は、肺虚で治療して治る。そのときは太淵を補い、合谷を寫法する。漢方薬では葛根湯の証である。

大塚敬節先生が「葛根湯で腰痛を治した」と『症候による漢方治療の実際』（南山堂）に記していた。若い頃は、そんなことがあるのかと思った。しかし、体質が肺虚で前述したような脈であれば肺虚で簡単に治る。

③脾虚証

腰痛は肝と腎が虚した状態、つまり、肝虚証がほとんどだが、前述したように肺虚のこともある。そうして、数は少ないが一部は脾虚で治療しないと治らない。脾虚の腰痛には2種類あり、一つは、湿である。要するに余分な水が多いということ。もう一つは、瘀血である。

湿邪の腰痛は、全体の脈が沈、弦である。脾虚ではあるが、胃腸の病証は少ない。ただし、小便が少ない。これは、本人の自覚がないことが多い。

難しく考える必要はない。大陵、太白を補い、小腸兪や大腸兪を併用すれば、案外簡単に治ってしまう。

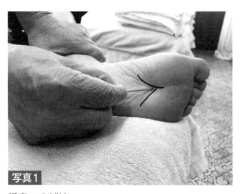

写真1
湧泉への補法

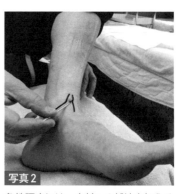

写真2
急性腰痛には、中封への補法を加える

ただし、同じ脾虚でも瘀血のある腰痛は治りにくい。慢性化している人が多いからである。

脈は全体に沈、細、濇、実である。特に左関上の脈が実になっている。この実脈は強くはない。『脈経』に記されているように、重按すると結ぼれたようになって細く残る。

これも大陵、太白を補うが、曲泉または血海の寫法が必要である。もちろん腹部の瘀血があるところや八髎穴に灸頭鍼を行うなどの工夫が必要である。

④腎虚証

通常は尺沢、復溜の補法である。ただし、これは素直な腎虚である。腎が虚して脾も虚していることがある。これは糖尿病型の脈である。このときは陰谷、陰陵泉を補う。

ただし、腎虚の脈にも数種類ある。全体の脈が沈、弦で、左尺中を軽按して感じ、重按して何も感じない脈であれば、通常の腎虚証と考えてよい。ところが腎の脈がやや細くて滑で重按すると、ときには虚と感じ、ときには脈があるように感じることがある。

この状態は、少陰経の虚熱と腎の津液不足が重なった状態で、最悪の場合は萎縮腎である。クレアチニンの数値が高くなっている可能性がある。もしそうでない場合は糖尿病か痛風がある。

この状態で腰痛があるときは非常に治しにくい。治療してもよいが病医院での検査状態を聴くとよい。

半年前に疲れと腰痛を主訴としてきた人

がいた。肥満している。脈が上記したような状態なので、かかりつけの医院があるか聞くと、狭心症で薬を飲んでいるという。「薬手帳を見せてください」というと、ないと答える。ないはずがないのだが、どのような薬を飲んでいるのか無関心な人らしい。

念のために血圧を測ると上が95mmHgしかない。これは低血圧で疲れていると思ったので、かかりつけ医に行かせた。そのときの検査ではクレアチニンが4.5であった。「病院の先生は何も言わないのですか」と聞いたが「何も言わない」と答える。それで近所の泌尿器専門の病院を紹介し、血圧の薬を少なくし、糖尿病の治療も受けているそうである。いずれは人工透析になるだろう。

3. まとめ

本治法の話が最後は横道にそれた。この道、50年を過ぎた。いろいろな患者が来る。そのなかには生命にかかわる疾患を持った人も多い。私ではどうすることもできない。

先日も両足が痺れるという後期高齢者が来た。「糖尿はない」と頑固に言い張る。脈は沈、細、緊であった。「病院に行きなさい」と伝えたが、1週間後に急死した。子どもの頃から治療に来ている娘さんが治療代を払いに来たが、受け取らなかった。

簡単に治る腰痛だけ来てくれればよいと、弱気なことを考えている今日この頃である。

［古典の新解釈！］
松本岐子 の 鍼灸臨床

松本岐子　協力：清藤直人

第3回｜腎治療（2）

はじめに

　前回、薬の飲みすぎによって引き起こされる副作用の一つで、腎機能の低下が考えられるという話をした。慢性疾患の患者ほど薬漬けになっており、結果的に腎臓を傷つけている。これを東洋医学的に古典から紐解くと、『黄帝内経素問』上古天真論篇に「64歳で腎、天癸竭れ尽きる。腎気が衰えると、五臓皆衰える」とある。つまり、五臓六腑の精も衰え、それにより五臓がみな衰える。例えるなら腎不全によって、ドミノ倒しのように多臓器不全を招くと考える。この状態を「天癸尽きる」と表現しているのではないか。ならば、腎臓を活性化することにより「天癸尽きる」までの期間を伸ばせるのではないだろうか。五臓六腑の精は、水の臓である腎が蔵していることから、水について考えてみたい。

水について考える"腎は水を主る"

　古代中国の哲学書『淮南子』「原道訓」には、次のように書かれている。

　「無形は物の大祖なり。無音は声の大宗なり。その子は光。その孫は水を為す。……故に、有像の類〈有形〉、水より尊きはなし。水が最も尊い」

　これを時系列で表現してみると、図1のようになる。

　水ができて有像の類である万物が誕生する順を見ていくと、水は有像（四臓六腑）の母であることに気づかされた。

　相生の図（図2）をみると、五臓はイコールの存在に思われるが、腎〈水〉はすべての母、故にイコールではない。水の大祖である無形、そして光も腎臓中に潜んでいるのではないか。

　古代中国人は、水・腎、そして電解質（カリウム、カルシウム、ナトリウム、マグネシウム、リン）の関係性を知っていたのではないだろうか。

無形、無音である大祖→その子である光 ━━━━┃━━→水→そして有像の類である万物
　　　　　　　　ここまで無形 ━━┃━→ ここから有形

図1 水は有像の母

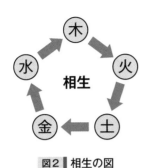

図2 相生の図

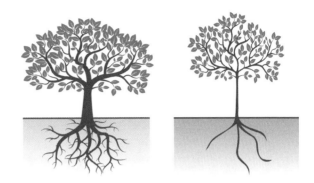

図3 土の上に立つ木（左）、水に浮かぶ木（右）

NHKスペシャル「人体」より

　2017年10月1日に放送されたNHKスペシャル「人体」の中で、「腎臓があなたの寿命を決める」という報告がなされた。つまり腎臓が健康ならば寿命が延びるということ。それは、健康長寿のカギとなる「ある物質」を腎臓が調節しているからである。これがリンと関係があるという。よって腎機能が低下すると、過剰なリンが排出されなくなり、血液中にリンが増えることにより、血管が石灰化して硬くなる。またカルシウムとリンのバランスが崩れることにより、副甲状腺機能が亢進し、骨粗鬆症が引き起こされて寿命が縮まる。

　寿命といえば、天が決めるものであろう。長野潔先生は「兪府が副甲状腺のツボ」と言い、骨治療には「復溜―兪府」を使う。さすが私が選んだ先生だ。天といえば天癸ではないか。上古天真論篇では「女性は7歳、腎気盛んと始まり、腎、天癸竭れ尽きる」で終わっている。天癸尽きると、身体は重く歩行不正となる。これは、もしかして骨粗鬆症、または血管の石灰化により起こる間欠性跛行のことだと考えられるのではないだろうか。

　天癸尽きる、つまり、老いるのは八八の64歳。でもこれは素問の時代の話。腎臓を健康にすることにより、「天癸尽きる」ときを伸ばすことができるのではないか。『難経』八難では、「生気の

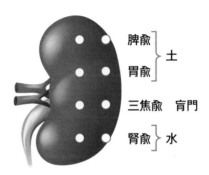

図4 土（脾兪）と水（腎兪）は有形

原、腎間の動気、十二経の根、この根絶する時は茎葉枯れる」とある。老いることを「茎葉枯れる」と表現している。水と土で茎葉は長く生きる。しかし、水のみでは長く生きられないことは切り花から容易に推察できるであろう（図3）。

　土（脾兪）と水（腎兪）は有形である。形のある脾兪と腎兪の間に、三焦兪が存在する。三焦は有名無形（『難経』三十八難）、名前はあるが腎臓のように形は存在しない（図4）。

　肓門の肓は、身体の内部のよく見えない場所を表す。肓と三焦は同系の言葉としてとらえられないだろうか。このツボ、三焦兪の隣りに存在する。無形ゆえ、よく見えないのは当然でないだろうか。そして、これらの経穴の裏にあるのが腎臓である。土だけでも水だけでも水土一

体にはならない。この中央の三焦が水土を一体化にさせているのである。これが無形そして無光の力なのである。

膀胱（水の陽）

兪穴の兪には、「臓腑の気が注ぐところ」といった経穴的な意味だけではなく、「中身を抜き取った丸木舟」といった意味があるのをご存知だろうか。

背中の膀胱経を川にたとえると、各々の五臓六腑から排泄される老廃物を、兪という丸木舟に載せて、腎、膀胱へと運んでいく（図5）。しかし、これらにこりがあると舟は動かず老廃物が蓄積されてしまうのである。

ところで、どうして「膀」と「胱」なのか。大腸、小腸はともかく胆、胃のように膀の一字のみでいいのではないか。だがそこにはちゃんとわけがある。それは「膀」と「胱」がそれぞれ「尿袋」という意味があり、それぞれに理由がある。

「膀」の旁は左右、上下に張れる。パンパンに張ったふくろ。尿袋（いばりぶくろ）という。

「胱」（いばりぶくろ）と尿袋（いばりぶくろ）を2回も強調する必要があるのだろうか。

そこで胱の光に着目すると、四方に輝く光、黄色いほのぼのとしたひかり。そしてそれは、黄と同系のことば、であるということである。

そして、私は次のような考えに至った。「胱」

をつけた理由は2つあり、「①無形→光→水→万物（五臓六腑を含む）」。これは、光は無形の子、水の親。光から排泄される老廃物だということ。

もう一つは「②黄色。尿は水と違って黄色。光は黄色のひかり」。黄色といえば、土。脾兪胃兪も腎臓の裏にある。

尿川（いばりがわ）

「兪」はくり抜いた木でつくった丸木舟（カヌーのこと）のことを表現している。

膀胱は『大漢和辞典』（藤堂明保・著、学研）によると、「尿袋（いばりぶくろ）」と呼ばれている。つまり兪（カヌー）は、膀胱経という経絡を流れる川、尿（いばり）川を流れていくと考えられる。風門から風が吹かれることにより、カヌーは膀胱経川、尿川を下ることができる。

カヌーはそれぞれの臓腑から、不要になった老廃物、ミネラルをカヌーに乗せて尿川を下る。腎兪でいったん止まり、老廃物を処理する。不用な物はそのままカヌーに乗せて下る。再利用できるものは、腎から腎静脈を通し全身をまわる。カヌーはまた、廃棄物（尿の原料）を乗せて、膀胱兪、白環兪まで運ばれる。カヌーは手で漕いでいく。そして仙骨のところで、いばり川を上ることになる。手漕ぎゆえに、カヌーを漕ぐ手は疲れてしまい、膀胱兪あたりで力尽きる。そして膀胱兪から膀胱へ入っていき尿袋に溜まる。つまりこれが尿となり排泄されていくこと

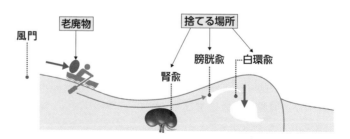

図5｜背中の膀胱経を川にたとえると……

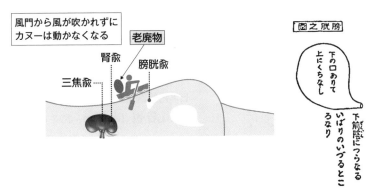

図6 風邪を引くとカヌーは動かなくなる

となる。

尿は腎臓から尿管へ、そして膀胱であるが、『鍼灸重宝記』にある「膀胱之図」を見ていただきたい。

"上にくちなし、下の口ありて"とある。下の口から尿がでるのは分かるが、上の口がないのであれば、いったい尿はどのように尿袋へ入っていくのだろうか。

無形、無光、黄色い光から出る老廃物も黄色。これらを運び、カヌーは膀胱兪まで進み、ここから膀胱へ行く。その過程は、浸透圧のような形で黄色い老廃物は膀胱（尿袋）へ行くのである。

ところで風邪を引くと、邪が風門に入り、風門の働きを阻害する。すると風門から風を吹かすことができなくなる。よってカヌーは動かなくなり、それぞれの兪穴は強ばってくる。背中が強ばり痛くなる。カヌーが動かないと、老廃物は蓄積される（図6）。

次回は、腎治療の治療方法と症例報告を紹介する。

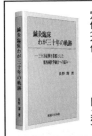
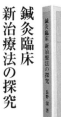
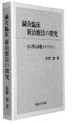

古典から鍼灸師の仕事を見直す

第27回 『千金方』
——医療者の心構え

日本内経医学会会長／鶯谷書院主宰

宮川浩也 （みやかわ・こうや）

今回のポイント

❶ 大慈の心・惻隠の心を起こせ

❷ 患者さんの苦悩を除くことに志を立てよ

❸ 身命を惜しまないこと、保身に走らないこと

❹ 分け隔てしないこと

　今回は、唐の孫思邈が記した『千金方』の「大医精誠第二」の中から、医療者の心構えが書いてある一節を取り上げます。『千金方』全30巻は、姉妹編の『千金翼方』全30巻とともに、唐代を代表する医学全書です。その第1巻は、読まねばならない医書とその理由が書いてある「大医習業第一」に始まり、医療者の心構えが書いてある「大医精誠第二」へと続きます。日本の丹波康頼の『医心方』巻1は「大医精誠第二」を引用して「治病大体第一」と名付けました。中国でも日本でも医療者の心構えが重要なことは変わりません。現代とて同じはずですが、あまり話題にならないのは、残念であります。

　NHKの「プロフェッショナル 仕事の流儀」という番組で紹介された心臓外科医の天野篤先生は、急を要する連絡が入ればどんなに疲れていようと手術室に向かい、入院している患者さんの急変にも対応できるように、月曜から金曜まで自宅に帰らず、医師室に泊まり込んでいるそうです。こうした生活を30年以上も続けているとのこと。この話から、外科医としての腕前だけでなく、医療に身を捧げることがいかに重要であるかが判明します。

　現在、新型コロナウイルスの感染が広がっていますが、最前線の医師は、自分が感染するかもしれないリスクを抱えながら現場に立っています。怖いからといって逃げ出さず奮闘している姿を思うと、やはり身を捧げるという心構えが欠かせないことが分かります。

　医療者を目指したからには、身を捧げるのは覚悟しなければなりません。鍼灸師も例外ではないでしょう。鍼灸師が緊急の現場や危険な現場に立つことはまれですから、上記の

医師と同じようなことをしなくてよいのですが、患者さんに最善の医療を提供するために、勉強を怠らず、技術をさび付かせない、という緊迫感を持ち続けるべきではないでしょうか。今までの連載では、どちらかというと技術者の心構えに触れましたが、今回は「大医精誠第二」を題材にして、医療者としての心構えを取り上げます。

1. 大慈の心を

原文	凡大医治病、必当安神定志、無欲無求、先発大慈惻隠之心、誓願普救含霊之苦、
和訓	凡そ大医の病を治するや、必ず当に神を安んじ志を定め、欲無く求むること無かるべし。先ず、大慈・惻隠の心を発して、普ねく含霊の苦を救わんことを誓願すべし。
意訳	優れた医療者ならば、治療に当たっては、心を安らかにし、私欲を滅却させなければならない。それよりもまず、大慈の心、惻隠の心を起こし、広く民衆の苦悩を救うことを決意すべきである。

心を落ち着かせ、私欲をしりぞけるのは、冷静に診察し、迷いなく証を決め、円滑な治療をするためであり、これは技術者としての心構えをいっています。

患者さんをいつくしみ、哀れみ、同情する心を奮い起こし、そして民衆の苦悩を救うことに志を立てよというのは、医療者としての心構えを述べています。

医療者としての心構えを優先すべきなので

「先ず」(それよりもまず)といっています。「大慈」とは仏教語で、菩薩が衆生をいつくしみ、その苦しみ・悩みを救う大きな慈悲のこと。「惻隠」は孟子の四端の一つで、他人の不幸な状態を哀れみ同情する心。「誓願」も仏教語で、衆生を救済しようとする誓い、決意。「含霊」とは、心の働きを有するもの、つまり人民・民衆。

みなさんは、鍼灸師になろうと思い、学校に入り、免許を取った。そのそれぞれの時点で、大慈の心、惻隠の心を起こしたでしょうか？ 患者さんの苦悩を取り除きたいと志を立てたでしょうか？ 個人的なことをいえば、私の場合は心も起こさず、志も立てず、なんとなく開業してしまって今に至ります。医療者失格だと思います。やり直したい気分です。

2. 患者の病にのみ集中する

原文	若有疾厄来求救者、不得問其貴賎・貧富・長幼・妍蚩・怨親・善友・華夷・愚智、普同一等、皆如至親之想、
和訓	若し疾厄有りて来り、救いを求むる者あらば、其の貴賎、貧富、長幼、妍蚩、怨親、善友、華夷、愚智を問うを得ざれ。普ねく同じく一の等とし、皆な至親の想の如くせよ。
意訳	もし病気で救いを求め来たならば、その地位、財産、年齢、美貌、親しさ、国の内外、賢さなどを問題にしてはならない。みなすべて同じ仲間とみなし、肉親を思うように対応すべきである。

地位や財産などに心を奪われてはならない。また年齢や見た目も気にかけてはいけない。近しいとか、親類だとかといって、手ごころを加えてはいけない。ただ、患者さんの病気だけ診ればいいのです。

いま病院に行けば、孫思邈が願う、差別のない医療になっています。個人的には、開業したてのころ、刺青がある患者さんに冷や汗をかき、美人さんにも冷や汗をかき、治らない患者さんにも冷や汗をかいていました。かなり差別していたようです。今はそうではありませんが、その下地はゼロにはなっていないでしょう。

「妍蚩」は、美醜のこと。「善友」はおそらく「善尤」の誤りでしょう。善人と尤（罪）ある人を、区別しないで診ること。「華夷」は、中華（華）と周辺民族（夷）。中華とは世界の中央に位置し、文化が発達して、悠久たる歴史を有する国。「一等」は、一つの仲間。「至親」は、父母など、最も身近な親族のことです。

●●●

3. 身命を惜しまず

原文	**亦不得瞻前顧後、自慮吉凶、護惜身命、**
和訓	亦た、前を瞻（み）、後ろを顧（かえり）み、自ら吉凶を慮（おもんぱか）り、身命（しんみょう）を護り惜しむことを得ざれ。
意訳	先のことを案じたり、結果を振り返ったり、自分で吉凶を思ったりして、身命を惜しんではならない。

「身命を護り惜しむ」とあるので、「前を瞻（み）、後ろを顧（かえり）み、吉凶を考える」のは、保身のためだと分かります。「前を瞻（み）」は先々のことを心配すること。「後ろを顧（かえり）み」は結果を引きずること。うまく治ってくれるだろうか、治らなかったらどうしようか、と思い悩むこと。「吉凶を慮（おもんぱか）り」は、治療の吉凶を占うこと。もし凶だったら手を出さないのでしょうから、患者さんを見捨てることになります。

このように、治るか、治らないか、心配しているようではいけないし、自分勝手な予測を立てて、手加減するようなことはあってはならないのです。

「身命」は、貴乃花の横綱昇進のときの口上「……相撲道に不惜身命（ふしゃくしんみょう）を貫く所存でございます」を思い出します。「不惜身命」とは、仏道を修めるために身命をためらわずに捧げること。救急医療に携わり、感染症のリスクがありながら果敢に立ち向かっている医師がよいお手本になります。

原文	**見彼苦悩、若已有之、深心悽愴、**
和訓	彼の苦悩を見て、己に之を有するが若くし、心を深くし、悽愴す。
意訳	患者さんの苦悩を、自分の苦悩に置き換え、重く受け止め、傷み悲しむこと。

和田東郭（1743～1803）の『蕉窓雑話』の「医則」に「古人の病を診るや、彼を視るに彼をもってせず、すなわち彼をもって我となす。それ既に彼我の分なし、これをもってよく病の情に通ず」（古人が病を診るとき、患者さんをすなわち自分だと思っていて、患者さんと自分の境界がなかった。境界がないからこそ、患者さんの病気の状態をよく知ることができたのである）とあります。ここでは「彼我の分なし」ということが大事で、分け隔ての心がないので、患者さんを自分だと思えるので

す。分け隔ての心があれば、患者さんの気持ちになれといわれてもできないものです。心がつくる見えない壁があるのです。頭で分かっていてもできないのですから、おそらく潜在的な意識がそうさせるのだと思います。

好きな人だと親身になれますが、嫌いな人ならば遠ざけてしまいます。つまり「2. 患者の病にのみ集中する」でいう「みなすべて同じ仲間とみなし、肉親を思うように対応すべきである」ことに通じるのです。すぐにこの境地に至るわけではありませんから、親身になって診察するのが、せめてもの心持ちでしょう。

> **原文** 勿避嶮巇・昼夜・寒暑・飢渇・疲労、一心赴救、無作功夫形迹之心、
>
> **和訓** 嶮巇、昼夜、寒暑、飢渇、疲労を避くる勿く、一心に赴むき救い、形迹を功夫するの心を作す無かれ。
>
> **意訳** 危うくけわしい道のりでも、昼夜を問わず、寒い暑いをいわず、お腹が空いて喉が渇いていても、疲れていても、一心に治療に駆けつけよ。そして功績を残そうと思ってはならない。

往診の困難な道のりや夜間の診療を避けるな。厳寒、酷暑の地域への往診も逃げるな。空腹、のどの乾きも我慢せよ。ただ一心に駆けつけ、救え。手柄を立てようなどと思ってはいけない。この文章を読むと、冒頭の天野篤先生が浮かび上がります。

正直、この年齢になっても「治した自慢」をしたい気持ちはあり、あの病気を治した、あの人を治した、たくさん治した、ああして治した、こうして治した、と切りがありません。これは上述の「後ろを顧み」に相当し、結果

を引きずっているのですから、実のところは身命を惜しんでいるのです。

4. 保身に走らず

> **原文** 如此可為蒼生大医、反此則是含霊巨賊、
>
> **和訓** 此くの如きは蒼生の大医為るべし。此に反するは、則ち是れ含霊の巨賊なり。
>
> **意訳** 上述したような医療者であれば、民衆のための優秀な医療者といえる。そうでなければ、民衆に危害を加える大悪人である。

医療者でありながら自己中心的で、保身に走り、困難を避け、手柄自慢をするのは、実は大悪人だ、とはよくいったものです。

「蒼生」は、草木が蒼々として多いことから、民衆を意味します。「巨賊」は、大賊、大悪人のことです。

この回は、「身命を惜しむべからず」と反省しつつ原稿を書きました。

身命を惜しんでいては、心が安定しないし、知識は深められないし、技術も高められません。スポーツ選手に置き換えると分かりやすいかと思います。選手である間は、遊びたいとか、のんびりしたいとか、楽をしたいとか、そういう気持ちは引退するまで禁止なのです。それなのに、学生時代から飲み会に忙しく、開業してからも美味美食に耽っているようでは、孫思邈先生に叱られるでしょう。

次回は、和田東郭先生の『蕉窓雑話』の「医則」を取り上げましょう。

素朴な疑問から臨床のコツまで！

呉澤森の鍼灸治療あれこれ

Q&A

著：呉 澤森・孫 迎
B5判 オールカラー 182頁
定価：（本体：3,400円＋税）

初学の鍼灸師に呉澤森氏が贈る 治療に自信をつける89のアドバイス！

　臨床歴50年の中医師、呉澤森氏が「初学の鍼灸師の悩みを少しでも解消し、よりよい治療に役立ててほしい」と立ち上がった。

　本書は、約1年半の時間をかけて執筆された、バラエティ豊かな質疑応答集である。今さら聞けない鍼灸に対する疑問や、臨床でふと悩んだこと、患者からの質問への回答例など、呉氏ならではの目線で質問をセレクトし、解説。さらに不妊治療や婦人科疾患、ぎっくり腰、不眠症など、実際の症例も惜しみなく掲載している。初学者が知りたい現場の不安を、まるで著者から直接指導を受けているような感覚で学べる1冊。

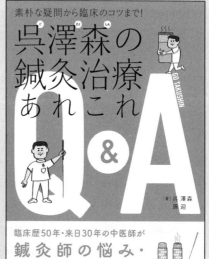

素朴な疑問から臨床のコツまで！
呉澤森の鍼灸治療あれこれ Q&A
GO TAKUSHIN
[著] 呉澤森 孫迎
臨床歴50年・来日30年の中医師が
鍼灸師の悩み・不安に答えます
医道の日本社

認知症は
鍼灸で予防できますか？

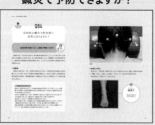

排卵を促進する
鍼灸治療はありますか？

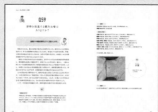

主な内容

Part 1　患者からの質問と相談
Part 2　鍼灸と中医学の基礎知識
Part 3　鍼の臨床への質問
Part 4　灸と特殊な鍼への質問
Part 5　婦人科疾患への質問
Part 6　さまざまな症状への質問

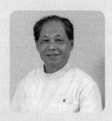

呉 澤森（ご・たくしん）

1946年中国上海市生まれ。中医師。上海中医学院（現・上海中医薬大学）大学院修士課程修了。1983年よりWHO上海国際鍼灸養成センター臨床指導教官、上海市鍼灸経絡研究所主治医師（のち教授）。1988年、社団法人北里研究所東洋医学総合研究所研究員として来日。1993年、日本の鍼灸師資格を取得。翌年、東京恵比寿に呉迎上海第一治療院（現・GS第一伝統治療院）設立。2008年、上海中医薬大学鍼灸学院と提携、日本中医臨床実力養成学院を設立。著書に『鍼灸の世界』（集英社）、『「証」の診方・治し方』『経穴の臨床実践』（ともに東洋学術出版社・共著）などがある。

医道の日本社　　フリーダイヤル 0120-2161-02　Tel.046-865-2161　ご注文FAX.046-865-2707
1回のご注文 1万円（税込）以上で梱包送料無料〈1万円未満：梱包送料880円（税込）〉

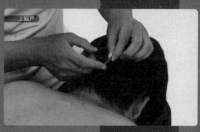
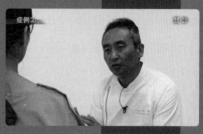
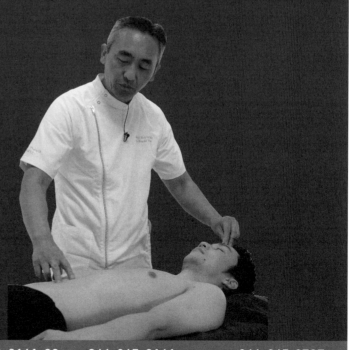

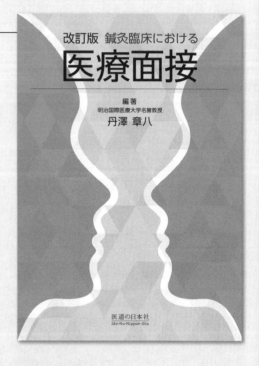
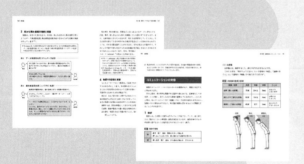
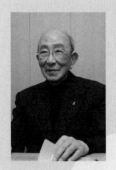

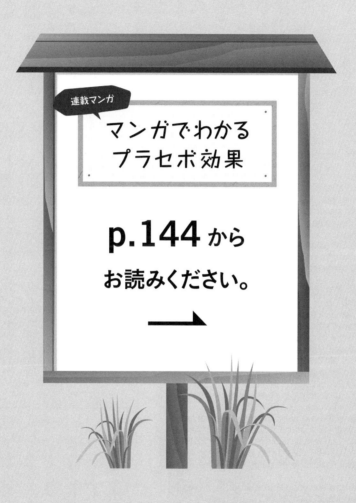

しながら鍼治療方針について20秒間沈思黙考し、「私はIBS治療について成功体験があり、この臨床試験でも鍼が有益な治療であることが示されると期待しています」と、自信と期待を持って対話しました。

その結果、3週後の包括的改善スケールの平均スコア（大きいほうがよい）は①群3・8、②群4・3、③群5・0、症状が十分楽になったと答えた人の割合は①群28%、②群44%、③群62%となり、それぞれ統計学的に有意差が認められました[5]。すなわち、「本物の治療」を受けなくても、①群の自然経過・平均回帰・ホーソン効果（第10回参照）などによる改善に、②群でニセ鍼の物理的刺激効果もありますが[8][9]、さらに③群では良好で支持的な患者—治療者関係（温柔で共感的で自信に満ちた対話）の効果が積み重なることによって、より大きな自覚症状の改善が得られたのです。このRCTによって、治療における非特異的効果（本物の治療による効果以外の効果）の構成要素とその積み重ね効果が示されました。言い方を換えれば、治療者の③群のような温柔で共感的な働きかけによって生じ

る臨床的な相互作用の結果として、プラセボ効果は相当に増大するということです[10]。

医療者は多忙なため、患者の話を十分に聴く、丁寧に説明する、サポートする気持ちを表現するなどができない状況があるかもしれません。しかし、それができた場合とできなかった場合とでは患者の苦痛軽減の度合いが大きく異なります。もし治療者に笑顔がなく、視線を合わせないで単調な声で患者に接すると、ノセボ効果を助長してしまいます[11]。プラセボ効果を最大限に活用して臨床的に満足できる結果を得るためには、良好な患者—治療者関係を築くことが重要なのです[12][13]。

ちなみに今回紹介したRCTでは[5]、患者への接し方を標準化し台本化していたにもかかわらず、治療者によって臨床効果に大きな差がありました[10]。最善の治療手段・治療技術・患者対応をマニュアル化したとしても、それを超えて臨床効果に差をつける「何か」が存在するようです。

◆ 参考文献

1. Van Oudenhove L, et al. Biopsychosocial aspects of functional gastrointestinal disorders: how central and environmental processes contribute to the development and expression of functional gastrointestinal disorders. Gastroenterology 2016; 150: 1355-67.
2. Laird KT, et al. Comparative efficacy of psychological therapies for improving mental health and daily functioning in irritable bowel syndrome: a systematic review and meta-analysis. Clin Psychol Rev 2017; 51: 142-52.
3. 福土審. 過敏性腸症候群（IBS）. 日本消化器病学会雑誌 2009; 106: 346-55.
4. Wu IXY, et al. Acupuncture and related therapies for treating irritable bowel syndrome: overview of systematic reviews and network meta-analysis. Therap Adv Gastroenterol 2019; 12: doi: 10.1177/1756284818820438.
5. Kaptchuk TJ, et al. Components of placebo effect: randomised controlled trial in patients with irritable bowel syndrome. BMJ 2008; 336: 999-1003.
6. Streitberger K, et al. Introducing a placebo needle into acupuncture research. Lancet 1998; 352: 364-5.
7. Kleinhenz J, et al. Randomised clinical trial comparing the effects of acupuncture and a newly designed placebo needle in rotator cuff tendonitis. Pain 1999; 83: 235-41.
8. Yamashita H, et al. Minimal acupuncture may not always minimize specific effects of needling. Clin J Pain 2001; 17: 277.
9. Chae Y, et al. How placebo needles differ from placebo pills? Front Psychiatry 2018; 9: 243.
10. Kelley JM, et al. Patient and practitioner influences on the placebo effect in irritable bowel syndrome. Psychosom Med 2009; 71: 789-97.
11. Daniali H, et al. A qualitative systematic review of effects of provider characteristics and nonverbal behavior on pain, and placebo and nocebo effects. Front Psychiatry 2019; 10: 242.
12. Evers AWM, et al. Implications of placebo and nocebo effects for clinical practice: expert consensus. Psychother Psychosom 2018; 87: 204-10.
13. Blasini M, et al. The role of patient-practitioner relationships in placebo and nocebo phenomena. Int Rev Neurobiol 2018; 139: 211-31.

06

治療の臨床効果は
良好で支持的な患者―治療者関係に
よって増大する

変雀
和尚

野瀬坊は自分の症状の悪化因子について心当たりがあるようですね。変雀和尚が言ったように、過敏性腸症候群（IBS）は体質すなわち生物医学的な側面だけでなく、心理社会的な要因との複雑な相互作用が関与しているため、薬物療法だけでなく認知行動療法などの心理療法も有効とされています[1,3]。

鍼灸治療も、通常の薬物療法で十分な効果がなかったり副作用が強かったりする場合に、選択肢の一つとなる可能性が示されていますが[4]、野瀬坊が極端に怖がるので、風来瀬坊も沙羅も当面は鍼を刺してい

るフリをしていました。ところが二人とも同じニセの治療をしていたにもかかわらず、臨床的な改善度にはずいぶん差が出てしまったようです。どうやら野瀬坊との信頼関係と施術中の雰囲気に違いがあったようです。その重要性を示唆する、偽鍼を使って行われたIBSに関する有名なランダム化比較試験（RCT）を紹介しましょう[5]。

IBSの患者262人が3群にランダム割り付けされました：①治療待機（つまり無処置）群87人、②患者との交流を最小限にした偽鍼処置群88人、そして③温柔で共感的で自信に満ちた患者―治療者関係を

築いた偽鍼処置群87人。②③群で使用された偽鍼は、刺さったように見えるだけの伸縮型の偽鍼（第13回参照）であり[6,7]、これを週に2回、計6回、上肢・下肢・腹部の非経穴（ツボでないところ）6〜8カ所に「刺鍼」しました。

患者との交流を制限した②群では、治療者は初回時に5分未満で自己紹介して問診票を読んだことを告げ、「これは科学的な研究であり、患者さんと会話しないように指導されています」と言って、偽鍼を20分間置鍼する（刺しておく）フリをして患者を一人で寝かせたままにしたあと、抜くフリをしました。2回目以降の「治療」もこのようなやり方です。一方、患者との交流を促した③群では、偽鍼による「治療」の方法は同じですが、治療者は初診時に45分かけて「患者の症状」「IBSが人付き合いやライフタイルにどう影響しているか」「腹部以外の症状があるか」「IBSの原因と意味についてどう理解しているか」などについて質問しました。そして温柔で親しみを込めた態度で積極的に傾聴し、「あなたにとってIBSがどんなに大変だったか分かります」などと共感的に話し、脈診を

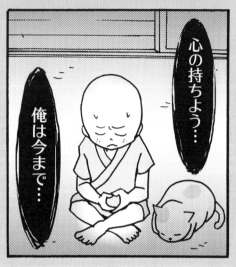

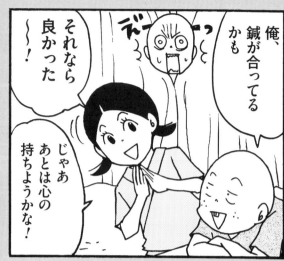

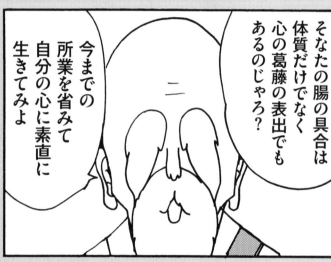

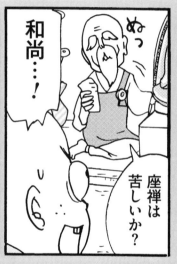

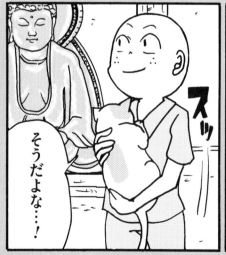

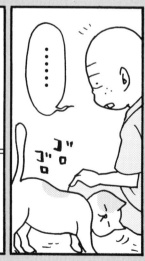

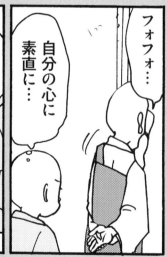

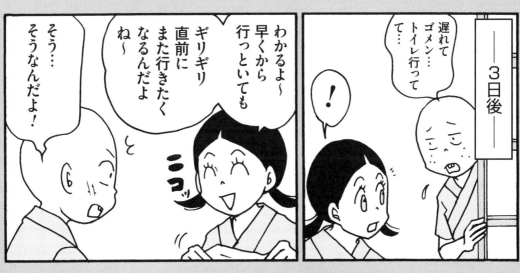

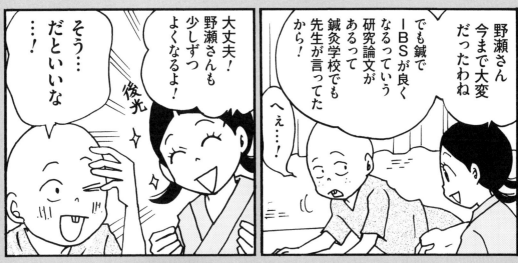

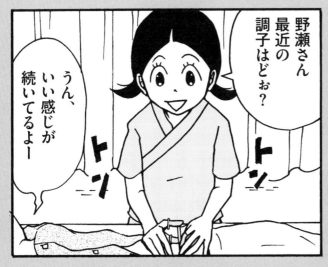

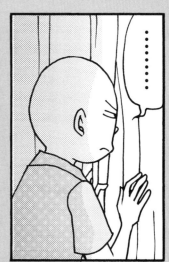

03

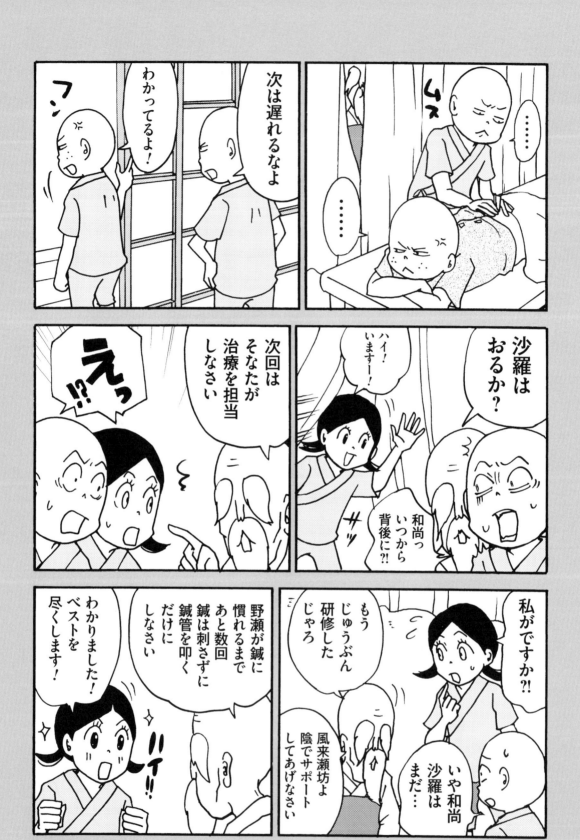

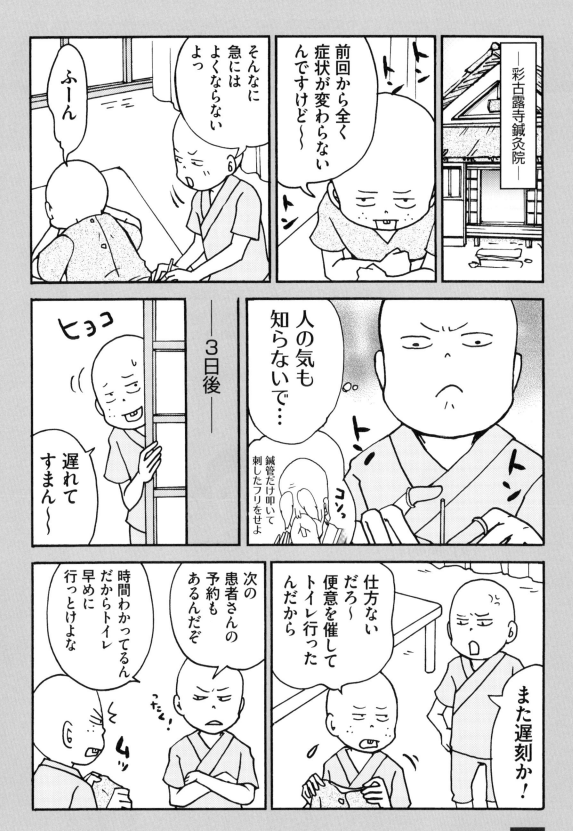

マンガでわかる プラセボ効果

さまざまな場面で生じる「プラセボ効果」。
新たな知見とともにそのイメージや可能性も変わってきました。
本連載でプラセボ効果を正しく理解しましょう。

第14回

野瀬坊、
悟りを開く⁉

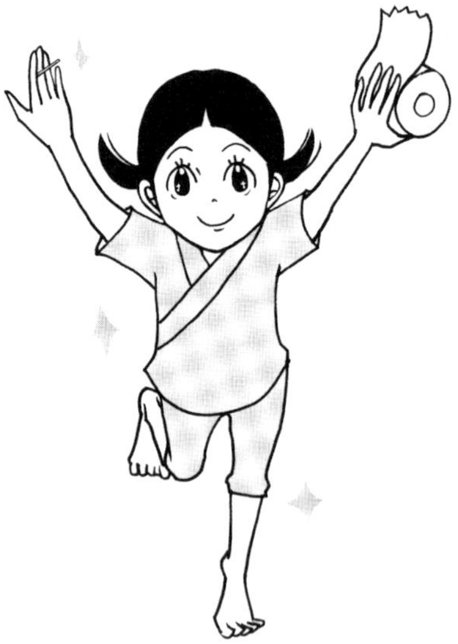

監修・解説：山下仁
絵：犬養ヒロ

覚えておきたい事故防止の知識

鍼灸臨床インシデント

増補改訂版

監修・解説：山下仁　画：犬養ヒロ　定価：（本体1,800円＋税）A5判 207頁

新たに4話、40P増の増補改訂版！
付録に危険予知トレーニング（KYT）を収録

臨床の現場でいつ起きるかわからないヒヤリハット。「これまで事故なんて起きたことがないよ」という人も、たまたま大事にいたっていないだけかもしれません。

本書は、鍼灸の現場で遭遇しやすいインシデントとその防止法について、楽しいマンガと、エビデンスに基づいた解説で分かりやすく説明。「鍼の抜き忘れ」「火傷」「温灸による熱傷」など臨床現場で昔からあるインシデントから、「個人情報の保護」「カルテの記載と開示請求」「電動ベッドの事故」などを完全網羅しました。

さらに増補改訂につき、月刊「医道の日本」2015年8月号に掲載した4話を新たに収録。そして、事故につながるリスクを事前に察知するための「危険予知トレーニング（KYT）」で、マンガで得た知識を臨床の現場にフィードバックすることができます。

主な内容

- ●鍼の抜き忘れ／火傷／理学検査による傷害／深刺し／気分不良／手洗い／折鍼防止／B型肝炎対策／古い感染対策情報／抜鍼困難／温灸による熱傷／埋没鍼／個人情報の管理／皮下出血／子供の監視／施術後の疲労感と眠気／認知障害・失見当識の患者／カルテの記載と開示請求／東洋医学用語の誤解／膻中の刺鍼／患肢の取り違え、など28項目
- ●番外編①楳田川青年の事件簿／番外編②手指の衛生管理と適切な消毒法／番外編③インシデント報告システム
- ●資料集、索引
- ●付録1：危険予知トレーニング（KYT）
- ●付録2：学生　江崎直人

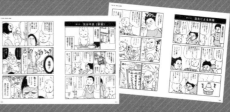

＼ やってみよう！ KYT ／

Q 以下の写真から、どんな危険ストーリーが作れますか？

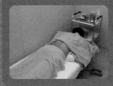

患者さんが脱衣して電動ベッドに腹臥位になり、鍼灸施術を受ける準備ができたところ。

答えは、本書で！

医道の日本社

フリーダイヤル **0120-2161-02**　Tel.046-865-2161　ご注文FAX.046-865-2707
1回のご注文1万円（税込）以上で梱包送料無料〈1万円未満：梱包送料880円（税込）〉

鍼灸字源探検
— 白川静の漢字世界と中国医学の知 —

♦ ♦ ♦

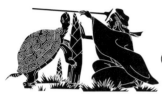

久保裕之
（立命館大学白川静記念東洋文字文化研究所）
イラスト：金子都美絵

第15回 「土」の系統

今回は「土」です。「土」の字の成り立ちについて、西暦100年にできた字典『説文解字』では、「地の生物を吐くものなり。二は地の下、地の中をかたどり、物が出づる形なり」と説いています。地中から植物が生えてくる様子を断面的に見たということになります。しかし甲骨の発見と研究により、その説は覆されます。

甲骨文の「土」は「Ω」という形で、地面の上に土の塊のあるさまです。この土の塊は神が降りてくる場所であり、崇拝の対象物なのです。この字に神饌（神への供え物を置くテーブル）の形である「示（示）」を加えると、「社」になります。日本の神道でもそうですが、古代中国でも自然崇拝と考えられ、祭壇は原始的なものでした。「社」は土地の神様のことで、信仰の対象として人々が集まることから、何かを行うために組織されたものも指すようになりました。そして、もともとは土地の神様への集まりの意味であった「社会」や「会社」という言葉が、幕末から明治初期にかけて西洋から日本に入ってきた「society」や「company」の訳語として定着します。

「土」の系統の漢字は、①崇拝物、②土や土地の形状、③土による構造物、④土に基づく抽象概念、に分類できます。①は「坐・座・怪」が挙げられます。神を迎えるところに人が2人座っている様子が「坐（坐）」で、本来は神を迎えて訴訟を行うことを意味します。その場所が「座」で、後に「社」と同じく組織を表すようになりました。本来は「坐」がすわる行為を、「座」がすわる場所を表しますが、日本では「座」がどちらの意味にも使われるようになりました。そして聖所に手（又）を添えているのが「怪」です。

②の字としては、「壊（壞）・塊・坦・坂」がありますが、これらの旁の部分はすべて音を表す字の付いた形声によるものです。「坂」の旁の「反」は「厂＋又」で、崖に手をかけて登る様子です。

③についてはその用途で分けてみます。水に関係するものでは、川の水を留める「堤」や水によって外界から隔絶する「堀」があります。「堀」はもともと地面に掘った穴に水を

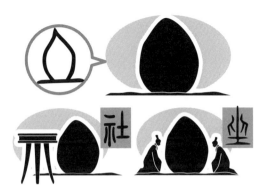

図1 甲骨文における「土」（図上）は神が降りてくる場所のことである。土地の神様を表す「社」（図左下）や、人が向かい合って座り神を迎えて訴訟を行う「坐」（図右下）など、神に関連する字に「土」があるのはそのためである

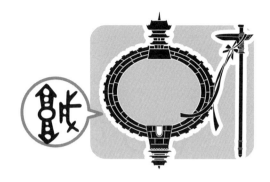

図2 中国における「城」は「まち」を表す。金文に見られる「城」は、偏が都市を囲んだ城壁と物見やぐらの形、旁が武器の「戈」にまじないの飾りをつけている形になっており、都市全体が武装している様子を表している

張った「濠」とは別物でしたが、日本では「ほり」という言葉にまとめられ、どちらも使われます。

次は自分たちの住処と外界とを隔てるものです。中国では「城」というと「まち」を意味します。王も家来も庶民も含めた居住地の周りを、土塁で囲って外敵の襲来に備えました。土塁はやがて堅牢な城壁につくり替えられます。中国では現在でもあちこちに城壁が残っていますし、その最たるものが何千kmにもわたる「万里の長城」です。

「城」という字は金文から見られ、「𩫏」という字です。偏は「土」ではなく「郭（くるわ）」という字の元になったもので、都市を囲んだ城壁と物見やぐらの形です。また、旁の「成」は武器の「戈」にまじないの飾りをつけている形です。都市全体が武装している様子が分かります。「境・堺」はそのようにして土塁で区切られた「さかい」ということです。まちの中は四角く区切られ、その区画を「坊」といいます。「方」には「正方形・長方形」で分かるように、「四角い」という意味があります。日本では寺院の中も区分けされ、そこの

主なので「坊主」というわけです。

また、建物の基盤とするために土を盛り上げたものが「基」と「壇」です。「基」の「其」は「箕（ちりとり）」の形で、こちらも四角いことを表します。「壇」の旁の「亶」は土台の上に倉が建っている形です。「墓・墳・塚」に「土」がつくのは亡骸を土に埋めるからです。「塔」は仏塔の「stūpa（ストゥーパ）」を訳するためにつくった字で、「卒塔婆」と訳されました。これが日本では形も変えて「そとば」となったのはご存じでしょうか。

④土に基づく抽象概念ですが、「均・増・堅」などが挙げられます。「均」の旁の「匀」は一定量の金属を鋳込んだ塊の形で「ひとしい」ことを表します。また、「増」の旁の「曽」は蒸し物をする器具である甑の「曾」で、「だんだんと重ねていく」ことを表すようになり、「層・贈」にもつながります。「堅」はもともと「かたい土」という意味でした。

次回は、「金と水」についてお話しします。「水」にかかわる字はとても多いので、2回に分けることとします。

医道の日本.comのマガジンページ先行で、
2020年4月8日にスタートしたお灸のコラム。7月号まで本誌にも掲載します。

やわらかな澤田流

治ろうとする力を伸ばすお灸

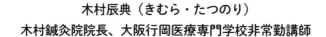

木村辰典（きむら・たつのり）
木村鍼灸院院長、大阪行岡医療専門学校非常勤講師

✅ Web第1回 ／ 大好きなお灸、大好きな『鍼灸真髄』（2020/04/08）

- -

▶ 運命の書『鍼灸真髄』

　専門学校に入りたての頃、恩師の上田静生先生（上田鍼灸院院長）から、代田文誌先生の『沢田流聞書 鍼灸真髄』（医道の日本社）を暗記するまで読み込むようにいわれました。
　以後、読んでは、患者さんにお灸を据え、迷ったときにはまた読んで、座右の書として、今もこの本から学び続けています。

　『鍼灸真髄』は数多くの臨床例から、灸穴の反応の出方や治療配穴が詳しく書かれています。上田先生が、なぜ『鍼灸真髄』を読み込むようにおっしゃったのか。駆け出しの僕に明確な答えは与えてくれませんでした。しかし今、その理由が少し理解できます。

　そして、この本のおかげで、日々、大好きなお灸を患者さんに据え続けることができています。

　本当のことをいうと、最初からスラスラ内容が入ってきたわけではないのです。
　よく分からないまま、症状が取れたとされる特効穴について記載されている部分にマーカーを引き、澤田先生の名言に付箋を貼ることで安心をしていた時期が長くありました。
　その頃の僕は、この本を完全に誤解していました。

　この本は、知識を増やすための本ではなく、澤田先生が生きた身体の反応をどのようにとらえ

ていたのか、それを時系列で学び、追体験することができる、実践的なガイドブックだったのです。

　そう気づいたきっかけをこうして伝えることで、皆さんに澤田流に興味を持ってもらえることができれば、こんなに嬉しいことはありません。お灸を据えることと同じで、「澤田流って面白そう」と思ってもらうことが一番ですから。

▶ 整理整頓されていない本、だから面白い

　『鍼灸真髄』は、特別な本です。

　何といっても、主人公である澤田健先生ではなく、お弟子さんの代田文誌先生が書いている。しかも内容は治療見学風景で、ときには患者さんとの会話まで、師匠を情熱溢れる眼差しで描写しています。それによって、澤田先生の人間性、臨床力、昭和初期の時代背景などが生き生きと伝わってくるのです。

　繰り返し読んでも、新しい発見や感動があります。それはどうしてだろう、という疑問がずっとありました。あるとき、僕なりの答えが見つかり、そこからいろいろなことがつながり、臨床における学び方にも大きな変化があったのです。

　その答えとは、少し誤解を与える言い方かもしれませんが、この本の「まとめられていない構成」そのものではないか、ということです。

　普通の鍼灸の本といえば、生理観、病理観、治療法、手技などによってきちんと構成され、その内容に矛盾はありません。しかし『鍼灸真髄』は、昭和2年から12年までの約10年間の聞書のため、そのときに澤田先生が影響を受けていた書物や宗教によって治療法も変化し、書かれている内容も変化しています。

　ときには、前にいっていたことと矛盾することでさえ、そのまま記載されています。そもそも本にするために発言していたわけではなかったからです。

　澤田先生の死後、代田先生は澤田先生の治療室で見聞したことをまとめ、本として世に出すときに、矛盾点を編集しませんでした。そして、澤田先生の伝記を付されました。この本の「序」に書かれているように、代田先生は「述べて作らず」の編集方針を選んだのです。

　ここに、代田先生のすばらしい人間性と師匠への尊敬を感じます。

　代田先生の配慮によって、澤田流が初めから完成されたものではないことを、後学の僕たちは知ることができます。

「完成されたものではなく、もっと柔軟な治療法」——このように考えると、本の読み方が変わり、臨床で自分の感覚でとらえた、生きた身体の経穴反応を中心にして、この本を読んでいくようになるのです。

お灸を据えるのがもっと楽しくなる『鍼灸真髄』。
しばらくの間、一緒に読み進めていきましょう。

● ●

✓ Web第2回／自宅でお灸（2020/04/20）

4月20日現在、新型コロナウイルス感染症の拡大のため、急遽「自宅でお灸」のコラムを書いていただき、Webで配信しました。

現在、新型コロナウイルス感染症の感染拡大により、多くの先生方がリスク管理の苦労やクラスターを発生させてしまわないかという不安のなか、日々の治療にあたられていることと思います。

今まで、治療のことだけを考えていればよかった日常が、どれほどありがたいことなのかを痛感しつつ、僕も患者さんと向き合っています。

そのようななかで、当院でお灸をどのように活用しているかを、少しだけ紹介します。

まず、最初にお断りさせていただきます。
・新型コロナウイルス感染症はまだまだ未知の感染症のため、鍼灸院での治療対象とは考えていません（疑うような症状を相談されれば、適切な医療機関、または保健所に連絡してもらいます）。
・もちろん新型コロナウイルス感染症に感染した患者さんの臨床経験もありません。
・感染予防のため、お灸を適切な経穴に、適切な刺激量で継続することができれば、免疫力が低下するのを防いだり、改善したりするのを助けると考えています。

以上のことをご理解いただき、お読みになってください。

こういった時期だからといって、治療については特に変わることはありません。澤田流は病名にとらわれることのない治療ですので、基本的な治療方針は脾・腎を補うこと。あとはしっかりと体表観察をして、脾腎の弱りを疑う反応にお灸を据えていく。これに尽きます。

『鍼灸真髄』には次のような話が出てきます。

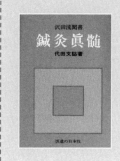

代田文誌
『沢田流聞書 鍼灸真髄』
（医道の日本社）

▶詳しくはこちら
🖥 https://www.idononippon.com/book/shinkyu/1013-6.html

「肺が悪いから肺を治そうとするようなのは小局的な治療です」(p.99)
　「治療の上から即ち本体から見れば、肺は一番なほり易い所で、次に肝臓がなほり、一番あと
に脾臓と腎臓が残るのです。だから肺がひどく悪くなつたという時には、脾臓と腎臓とは肺より
ももつと以上に悪くなっているのです」(p.173)

　たとえ呼吸器疾患であったとしても、肺だけが病んでいるわけではなく、結局、われわれの身
体は、外邪（異物）と全身（五臓）の総力をもって闘っているのだと思います。

　そうなると、先天の原気である腎、後天の原気である脾の弱りというものがあれば、これを補
うに越したことはない、ということがご理解いただけると思います。

　では、肺へアプローチすることは全くないのかというと、そうではありません。
　局所にばかり目が行ってしまうことを戒めるために、そのような言い方をしているだけで、実
際には、背部の五柱（大椎・陶道・身柱・両風門〈p.305〉）などを呼吸器の症状で使われている
ことから、経穴反応が出ていれば、それに即して治療する、という方針を取っています。

　普段から取り入れていることですが、今、僕が患者さんへ特に勧めていることがあります。
　それは自宅でのお灸です。

　ご家族が協力的であれば背部兪穴に、自宅でお灸を据えてもらう人もいますが、家でお灸を継
続して据えることは鍼灸師でもなかなかハードルが高いものです。ですので、多くの方には、ま
ず、足三里に灸点をおろして、自宅で温筒灸を据えてもらっています。

　足三里はいわずと知れた名灸穴ですが、近年モクサアフリカの活動によっても免疫力への作用
を示すデータが確認されていることから、患者さんへの動機づけもしやすく、何といっても、一
人でも据えやすい、分かりやすいツボということがあります[1]。

　治療師の目線で厳選したツボを、患者さんに据えてもらえなかったことは何度も経験しました。

いくらよいツボでも、据えてもらえなければ意味がありませんので、患者さんに継続してもらうためのポイントを挙げておきます。

　1. 据えやすいツボを選び、数は最小限からスタートする。
　2. 火傷のリスク管理を伝える（温筒灸でも火傷することはあります）。
　3. 治療院で灸点をおろすメリットを伝える。
　　・正しいツボの位置を取れる。
　　・反応が変わればツボをずらしたり、やめたりの判断がつく。
　　・治療効果が高まる。

　灸点はすぐに消えてしまうので、自宅施灸のあとには、自分で印をつけ足すことを伝えておくことも大切です。

　もちろん、足三里だけに施灸することでバランスが崩れ、不調を訴える人もいますので、そういった方は、ほかのツボを組み合わせるか、灸点をおろさないようにしています。

　自宅施灸を継続してもらうと、患者さんの養生に対する意識が変わります。自宅施灸の効果だけではなく、それによって、治療に対するモチベーションも上がるため、身体の治ろうとする力が伸びるのかもしれません。

　ぜひ、お灸のよさを知らない患者さんへ教えてあげてください。

【参考文献】
1) 原寛，マーリン・ヤング. 灸の臨床4. -WFAS TokyoTsukuba 2016講演録. 直接灸による結核治療―原志免太郎とモクサ
　　アフリカー（鍼灸サイエンティフィックセッション②）, 医道の日本2017;（76）3: 103-15.

● ●

Profile

木村辰典　　きむら・たつのり

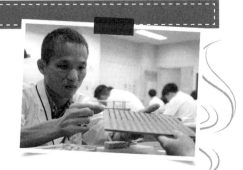

1976年生まれ。曾祖母が産婆と灸治療、母親と姉が鍼灸治療をしていた影響で鍼灸の世界に入る。2002年に大阪行岡医療専門学校鍼灸科に入学。2002年より母親の同級生である上田静生先生に師事。初対面のときに「鍼灸真髄を暗記するまで読みなさい」と言われ澤田流と出会う。2005年、大阪行岡医療専門学校鍼灸科卒業。あん摩マッサージ指圧師免許取得。その後、澤田流の基礎古典である『十四経発揮』の教えを受けつつ臨床にあたる。2010年より一元流鍼灸術ゼミにて伴尚志先生に師事。2012年より澤田流や灸術を学ぶための「お灸塾」を開講。

2007年4月より大阪行岡医療専門学校に勤務。現在は非常勤講師。2011年10月より同校の「お灸同好会」で指導。2009年より大阪ハイテクノロジー専門学校非常勤講師。2005年より母親が営む木村鍼灸院に勤務。2016年、自身の木村鍼灸院を開業。

鍼灸徒然草

―ふと臨床篇― その18

首藤傳明

はりいせんせい！

夜中の2時、けたたましく大きな声が病棟内に響きます。

「はりいせんせい、はりいせんせい、大至急、西病棟5階においでください」

手術を受けた夜で朦朧としていたから、どきっとしました。鍼医先生……、おれのことではないか。急患ですから、鍼治療をお願いします、か。まさか！

5回ぐらいの放送でやみました。

翌朝、看護師さんに聞いてみました。どういう字を書くの？ 播井先生？

看護師さん曰く「誰でもいい、早く先生来てください、の意味です」

「はりい」は英語のhurry、いそいで集合できるハリードクター、なるほど簡便的確な言葉でよいが、「鍼医」にとっては少し戸惑う話です。調べてみます。

ハリーコール
別表記：Hurry Call

「病院内でのアナウンスで、患者の容態が急変するなどして緊急を要する場合に、院内で対応できる医師を召集するための緊急コール」[1]

すなわち、院内の緊急事態、主に急変した患者が心肺停止になったとき、この緊急コールが院内に流れると、深夜早朝関係なしに、動ける状態の各科ドクターはすぐさまその要請箇所へ駆けつけることになるのです。

なるほど、了解しました。音痴、いや暗知でした＜影の声：そんな言葉はない！＞。そう？ ハリーコールも1990年代に国立循環器センターの針井先生＜影の声：これもまぎらわしい＞を呼んだ院内放送が初めてらしい、というから、りっぱな造語。超旋刺という造語もあるし、な。 おい！ 「無知」という言葉が合っている。

入院報告

話を戻しましょう。不整脈から下肢の浮腫、心不全の診断で公立病院に入院し、2週間で退院しましたが、依然不整脈は起こるし、するとめまいがして立っていられませ

ん。知人のすすめと紹介で、大分大学医学部附属病院に入院。今回も薬主体の治療です。数ある治療薬から適応するものを選ぶのです。

いいあんばいに適当な薬が見つかって、12日間で退院できました。あとは再発防止のため、カテーテルアブレーション手術を受けることです。あまり高齢ですとできないのですが、前述のように冠動脈造影検査では「若い血管＜影の声：！＞、手術可能」と出ました。

それでは、心房細動とは、アブレーションとはどういうものでしょうか。治療院の患者さんでも、受けた方が何人もいます。

心房細動とカテーテルアブレーション

まず、全身の組織から戻ってきた静脈血は下大静脈と上大静脈から右心房にかえってきます。右心房の収縮により、血液は三尖弁を通って右心室にうつります。右心室の収縮によって、肺動脈を通って肺に送られます。肺動脈には静脈血が通っています。肺でガス交換を終えた動脈血は、左右2本ずつの肺静脈によって左心室に戻されます。肺静脈には動脈血が流れています＜影の声：ややこしい。脳がすっきりしたときでないと……＞。左心房の収縮により、血液は左心房から左心室に送られます。左心室の収縮により、血液は大動脈を通り、全身に送られます[2]。

右心房の洞結節（発電所）から1分間に60〜80回の規則正しい興奮が発生し、心房に興奮が広がり、収縮します。心房と心室は電気的に切り離されており、興奮は房室結節のみに伝わります。房室結節から心室に興奮が伝播し、心室が興奮します。心臓の拍動は1日に10万回とのこと[3]。1万の間違いではと勘違いしますが、1分間70の拍動とすれば

70×60分＝4,200回…1時間
4,200回×24時間＝100,800回…1日
100,800回×365日＝3,679,200回…1年
3,679,200回×87歳＝3,200,904,000回

銀行を退職した患者さんですと、暗算で答えがすっと出ます。

数字にうといのですが、私は32億回になりますか。すごい働きです。神秘的でもあり、感動です。「しん（心）さん、ありがとう」なんていったことはありません。87年間、休みなく動いているわけですから、少しはずぼらになるのも無理はない。

ところが、洞結節とは無関係な場所から1分間に400〜600回の興奮が発生すると、心房は収縮できません。興奮は房室結節で適度に間引かれます。心室に伝わる興奮は1分間に70〜150回となりますが、伝わるタイミングがばらばらになります。これが不整脈です[3]。

①心房細動の原因

最近の研究により、心房細動は、肺からの血液を左心房に連絡する肺静脈という血管からの異常電気興奮が原因の一つとして分かってきました。肺静脈は左右の肺から2本ずつ、計4本左心房につながっています。

②カテーテルアブレーション

心房細動の原因となる肺静脈の異常電気興奮が左心房内に伝わらなければ、心房細動が持続しません。そこで、肺静脈の入口部を取り囲むように高周波通電（アブレー

ション）することで、肺静脈と左心房との電気的な交通を遮断する方法が行われるようになりました。大分大学医学部附属病院での治療法は、他院の不整脈に対するカテーテルアブレーション治療と比較して難易度が高く、通電する回数や時間が長くなり、そのため合併症の発生率も高い傾向にあります。

手術の成功率90%、再発率10〜30%。合併症としては、「心タンポナーゼ」1.22%（カテーテルが心臓を傷つけて心臓外へ血液が流出してしまい、心臓の働きが落ちる状態。心嚢腔穿刺や開胸手術が必要な場合もあります）。「大腿動脈仮性動脈瘤」0.53%ほか、とのことです[3]。

手術とその後

手術は朝9時に始まり、12時に終わりました。右鼠径部から挿入されたカテーテルが心臓にあたったなという感触はありましたが、全身麻酔、気がつけば、眠りから覚めたようなものです。12歳のときに受けた鼠径ヘルニアの手術、その痛かったこと、2時間泣き通したほどでした。医学の進歩はすごい。術後は6時間、右半身が動かせないので、腰痛が大変でした。

手術の翌々日には退院。うちのかあちゃん曰く、「もうちょっと入院させて。うるさいから！」。

というような経過です。

10日ほど休養して、臨床を再開しました。医療関係の方々、患者さん、業者の方、ご心配、励まし、歓び、我が事のようでした。涙ぼうだ＜影の声：いよいよ来たな＞。心から

感謝いたします。

この術式は1982年にアメリカで初めて臨床に応用され、日本でも1994年から保険適用により急速に普及しました。私の一生で西洋医学の恩恵に与（あずか）ったこと3回です。あと2回は結核と肺炎の抗生物質、今回の心臓の手術。昔なら考えられない事象です。西洋医学の進歩はiPS細胞、免疫治療とさらに進みます。比較して東洋医学は全体的に地味ですが、私の身体でお分かりのように、70年間、治病に健康増進にと毎日お世話になっています。彼我（ひが）の優劣でなく、病に応じて、症状に従って双方利用すればよいのです。基準は患者第一でしょう＜影の声：話が深刻…もっとやわらかく＞。

首藤門下の「徒然なるままに」

鍼灸師・村田守宏氏が、首藤氏の治療をベッドの下方や首藤氏の向かい側で眺めつつ、いろいろと書き留めました。臨床と人生のヒントが、ここにも。

感想

先日の治療見学では、「治療に対する気迫」を学ばせていただきました。以前、先生は「鍼を効かせるには、気合がいる」とおっしゃっていましたが、先生の姿を通してそのことを勉強させていただいたのです。

先生の「めまいがしてつらいとき、目を閉じ、座位で黙って秘鍼法（2019年2月号p.153）をされるお姿」「気力だけで小刻みに震う指の動き」は、私の眼に、心に、刻まれました。首藤傳明とは、こういう方なのです。名人としての先生の御心を感じさせていただき、とてもありがたかったです。それは、言語を超越

した感覚の世界です。

先生の治療院から帰宅後、怠けそうになるとき、くじけそうになるときは、あの秘鍼法の光景が、気力を奮い立たせてくれます。私も患者さんのために、この身を捧げることのできる本物の治療家を、生涯かけて目指していこうと思います。

臨床メモ

①耳鳴りの患者

問診：肺虚証のとき「咳、肩こり、気分の落ち込みないか？」

選穴：風池、翳風、聴会（圧痛）鍼灸、耳めまい点（図1：皮内鍼）

②股関節の診方

患者、背臥位。手掌部で関節の上から押さえ、圧痛を確認する。

③夜尿症（6歳、男児）

先週治療後、1週間で1回のみ漏らす。鍉鍼→曲泉、復溜、足三里、中脘、気海、曲骨、肝兪、腎兪、左志室、次髎、上仙（鍼灸も。図2）、跗陽、飛揚、委中、上天柱（図3）、風池、肩井、頭頂部（散鍼）、合谷（右）、曲泉（左SRT陽性）。

④アミラーゼ高値

肝虚証、曲泉、太衝（灸）、公孫、中脘、左梁門（皮内鍼）。

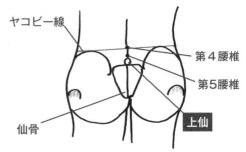

ヤコビー線は両側腸骨稜を結ぶ線をいう。成人においては第4腰椎棘突起を通過する。第5腰椎と仙骨との間が上仙穴。ヤコビー線と督脈の交わる点から少し下方、凹みがある

図2　筆者の取穴（上仙）
『首藤傳明症例集』（医道の日本社）p.87 より

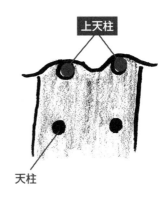

図3　筆者の取穴（上天柱）
『首藤傳明症例集』（医道の日本社）p.27 より

⑤良性頭位性眩暈の診方

患者を背臥位にし、側頭部を押さえ、左右に軽く回旋。左右どちらかで、めまいが誘発されれば、または頚に抵抗があれば、その側を患側とする。

首藤先生のことば

⊙私は、かっこよく死にたい。最後は「あー、よかった」となりたい。私の生き方は全力投球だから、後悔はない。ただし、死ぬときが心配。気が小さいので「死にたくない」とかいわないか（笑）。

⊙治療は理屈ではない。脈が沈んでいるときは深くというが、深く刺しても効かないこと

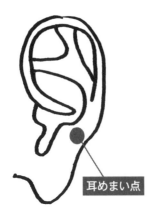

図1　筆者の取穴（耳めまい点）
『首藤傳明症例集』（医道の日本社）p.28 より

がある。刺してみないと分からない。

◉今日は、肺虚証の患者さんが多い。咳がある人は少ないのに。たぶん天気（曇天〜雨）の影響。

◉棘上筋、これは外からは分からない。肩を引っ張り上げる筋肉。鍼を刺して、その筋肉に当てます。

◉同級生が倒れたとき、脈を診たら、しっかり打っていたので大丈夫だと思った。左右の足の母指（太敦）を交互に指圧したら、すぐに意識が回復した。

◉東洋医学は、なんぼ勉強しても奥が深い。いろんな患者さんがいて、同じ人はいない。ちょっと違った患者さんが来ると、これは面白いとすぐ記録をつけるんよ。

参考文献
1) 実用日本語表現辞典 http://www.practical-japanese.com/p/blog-page.html
2) 野上靖雄, 山本正雅, 山口俊平. カラー図解　内臓のしくみ・はたらき事典. 西東社, 2011.
3) 大分大学医学部附属病院. 心房細動のアブレーション説明承諾書. 2版. 2018.

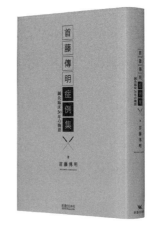

山元式新頭鍼療法 アメリカセミナー開催報告

 YNSA学会事務局長／康祐堂あけぼの漢方鍼灸院

冨田 祥史（とみた よしふみ）

2019年11月23日から25日の3日間、アメリカ、カルフォルニア州バークレー市にあるバークレー鍼・統合医療専門職大学院（Acupuncture and Integrative Medicine College, Berkeley：AIMC）において、山元式新頭鍼療法のセミナーを開催しました。

山元式新頭鍼療法は、医師の山元敏勝氏が考案した頭鍼療法で、通称YNSA（Yamamoto New Scalp Acupuncture）と呼ばれています。合谷や頚、上腕などの状態を診て、独自の診断点に対応した頭部の治療点に刺鍼する鍼法です。鍼灸師はもちろん、医師や歯科医師も多く取り入れており、YNSA学会には約300人の会員が所属しています。

筆者は、YNSA学会事務局長として、今回のセミナーに参加し、講演・実技を行いましたので、その模様を報告したいと思います。

AIMCでのセミナー開催

AIMC学長の田中康夫氏によると、アメリカの東洋医学教育のカリキュラムは、現代的中医学に準拠しており、カリフォルニア州では鍼灸に加えて湯液が必須項目となっているようです。また、同州では、鍼灸師はプライマリーケア・プロバイダーとして正式に認定されているとのことでした。

AIMCには数名の日本人講師がいて、日本人の卒業生も多く輩出しています。さらに、これまで、小川恵子氏による東方会方式の経絡治療、小林詔司氏と高橋大希氏による積聚治療、船水隆弘氏の鍉鍼治療などといった実技セミナーの開催実績があり、日本鍼灸の普及にも力を入れているということでした。特にアメリカ人は、痛みに対して神経質な人が多く、痛みを伴う手技は、患者さんに敬遠されがちなので、日本の優しい刺激の鍼灸治療は受け入れられやすいと考えられているそうです。

同校講師のHideko Pelzer氏によると、カルフォルニアの鍼灸学校のカリキュラムには、国際標準図穴による治療が含まれており、全員が現代的中医学の頭皮鍼を習うそうですが、世界的に高い知名度を有すYNSAセミナーがアメリカ西海岸ではいまだ開か

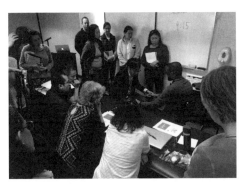

YNSAセミナーで合谷診を披露する筆者（中央）

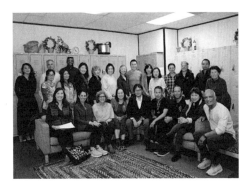

セミナー参加者たちと記念撮影

れていないため、今回の企画に結びついたとのことでした。

アメリカで活躍する参加者たち

　アメリカでのYNSAセミナーは、2007年に、ハーバード大学で創始者の山元敏勝氏が招待講演をして以来のセミナーということと、またアメリカ西海岸では初ということもあって、募集当初より大きな反響があり、最終的に定員20人を超える25人の参加者として、キャンセル待ちも数多く出たそうです。

　当日は、YNSAに強い興味を持った鍼灸師が、カリフォルニアだけでなく、アメリカ全土、そして日本からも集まりました。MLBサンフランシスコ・ジャイアンツのトレーナー小川波郎氏や、コロラド・ロッキーズのトレーナー仲谷国夫氏の参加もあり、アメリカで活躍する一流プロの間でもYNSAに対する注目度の高さがうかがわれました。余談ですが、参加者の仲谷氏によると、アメリカのメジャーリーグ30球団には約10人

の日本人トレーナーがいて、鍼灸師の資格はスポーツトレーナーにとって、大いに役立つ資格であるというお話が印象に残りました。

セミナー内容

　今回のセミナーでは、YNSA学会における従来の練習方法に則って実施し、AIMC卒業生の星野まき氏の通訳の下、実際の患者さんに対するデモンストレーション、2人1組での実技練習などを中心に行いました。

　デモンストレーションでは、筆者がモデル患者さんに対してYNSAを行いました。慢性的なストレスによる疲労や抑うつなどを抱えた患者さんでしたが、脳幹点、大脳点、基本A点、Y点肝臓、心包などの治療点を用いたYNSA治療によって、著効を示すことができました。その治療効果に、中医学による頭皮鍼を学んでいる鍼灸師の参加者からも、拍手や驚きの声が上がりました。

　アメリカ人の参加者からは、「YNSAによる治療は今までの頭皮鍼にない即効性があ

り、プロトコルも決まっているので、学び
やすく、分かりやすい」という感想があり
ました。また、鍼灸師である参加者も、意
外なほどに痛みが苦手のようで、刺入痛を
できるだけ起こさないように慎重に鍼を刺
し合う様子は、日本のYNSAセミナー以上
でした。YNSAの効果を実感した参加者た
ちからは、熱心な質問が相次ぎ、早くも
2020年度のセミナー開催への要望が数多
く寄せられました。

YNSAの疼痛治療への応用

　ここでは、筆者がセミナーで学んだアメ
リカの疼痛治療に関する情報から、YNSA
に期待される役割について述べたいと思い
ます。

　現在、アメリカでは、疼痛緩和に使用さ
れるオピオイドによる中毒死が相次ぎ、深
刻な社会問題となっています。2017年には、
トランプ大統領によって大統領令が発令さ
れ、オピオイド対策は医療界での緊急課題
に指定されました。「薬理療法以外の疼痛ケ
ア」については、全米の各病院で研修・勉
強会などが義務化されているそうです。

　AIMCも、カリフォルニア州立のUCSFベ
ニオフ小児病院（UCSF Benioff Children's
Hospital）からの要請を受け、同院のレジ
デント（研修医）を対象にしたワークショ
ップで、鍼による痛み治療について講義を行っ
ているとのことでした。

　また、AIMCでは、高齢者医療に対する
鍼灸治療の研究にも力を入れていて、ACE
（Acute Care for Elders）Unitと呼ばれてい
る高齢者の退院を早めるための医師、看護
師、理学療法士、作業療法士などで構成さ
れるチーム医療に、初めて鍼灸が組み込ま
れるプロジェクトを組んでいるとのことで
した。セミナーでは、そのなかにYNSAを
取り入れていきたいという意見もあったほ
か、オピオイドクライシスに対する有効な
治療法にYNSAはなり得るのではないか、
という意見もありました。

　鍼灸師が西洋医学の専門家たちと相互理
解・尊重の関係を構築していくためには、「共
通の言葉」を使用することが必要です。
AIMC学長の田中氏は、西洋医学の専門家
たちとコミュニケーションを図るためには
「リサーチペーパー（臨床研究報告）」が共通
の言葉になっていることを感じたそうです。

　アメリカのオピオイド中毒問題は深刻で
すが、一方で、疼痛緩和を通して鍼灸治療
がメインストリーム・メディスン（医療の
主流）に参画できる機会でもあり、注目さ
れています。鍼灸がメインストリームの一
角に参画するためには、病院（西洋医学）
との協調関係の構築が不可欠であり、この
点において、YNSAは開発者が医師である
こと、PubMedにリサーチペーパーが存在
すること、ペインクリニックなどの西洋医
学の世界でも取り入れられていることなど
から、大きな役割が期待されているのを感
じました。

　YNSAは、脳梗塞による麻痺、パーキン
ソン病など脳神経に関連する症状、急性疼
痛、慢性疼痛に顕著な効果をもたらすこと
が多くの臨床例で報告され、論文化されて
います。特に、疼痛治療の分野においては、
ますます有効活用されていくのではないか
と考えています。

謝辞

　最終日に行われたセミナーのアンケートでは、今回のYNSAセミナーは最高だったという意見が多く、筆者としても手応えを感じ、またアメリカにおける鍼灸治療の実情を知り得る学びの多いセミナーとなりました。今回の貴重な機会を与えてくださり、多大なご支援をいただいた田中学長を始めとしたAIMCの先生方、セミナー参加者、関係者の皆様に心より感謝申し上げます。そして筆者にYNSAを指導していただいた山元敏勝氏、加藤直哉氏にもあらためて御礼申し上げます。

　今後、YNSAがアメリカの多くの患者さんの助けになれば、望外の喜びです。

論文から読み解く科学的知見 **鍼灸ワールドコラム**

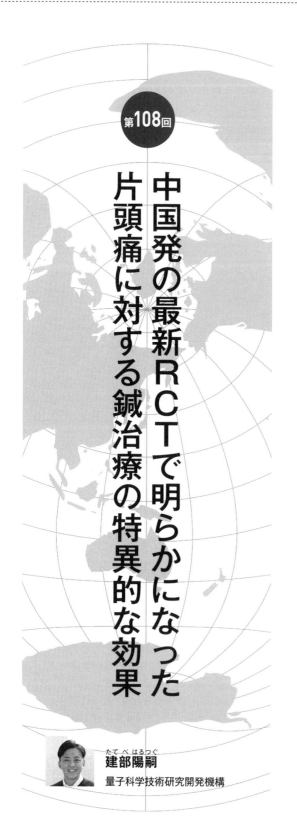

第108回

中国発の最新RCTで明らかになった片頭痛に対する鍼治療の特異的な効果

たて べ はるつぐ
建部陽嗣
量子科学技術研究開発機構

今度は通電ではなく手技を加えた鍼治療での研究

　近年、片頭痛に対する鍼治療効果について肯定的な結果が相次いでいる。本連載でも2017年に中国で行われた大規模RCTを紹介した[1][2]。そこでは、鍼通電療法がsham鍼治療（非経穴刺激）や通常治療と比較して片頭痛発作頻度を減少させることが分かった。

　そんななか、2020年3月、また中国から新たな論文が発表された。華中科技大学のXuらによる「Manual acupuncture versus sham acupuncture and usual care for prophylaxis of episodic migraine without aura: multicentre, randomised clinical trial.（前兆のない反復性片頭痛の予防における手技鍼治療対sham鍼治療／通常ケア：多施設無作為化臨床試験）」である[3]。Xuらは、鍼通電療法ではなく手技による鍼治療の片頭痛に対する効果を判定した。また、sham鍼では、皮膚を貫通しないプラセボ鍼を用いた点で新しい。

　Xuらの研究は、中国の7つのセンターで2016年6月5日〜2018年11月15日に実施された。4週間のベースライン評価、8週間の治療、12週間のフォローアップ期間を含む24週間の期間行われた。対象者は前兆のない片頭痛患者で、15〜65歳、12カ月以上前兆のない片頭痛の既往、50歳以前に初発、ベースライン段階で2〜8回の片頭痛発作、鍼治療未経験、インフォームドコンセントが可能な者とした。除外基準は、他のタイプの一次性および二次性頭痛、臨床的に重大な病歴、妊娠または授乳中、ベースライン時の頭痛日誌の非遵守であった。

　ベースライン評価後、患者を2：2：1の比率で鍼、sham鍼、通常治療にランダムに割り付

けた。鍼治療は、5年以上の臨床経験を有し、集中トレーニングに参加した14人の鍼灸師が行った。患者は、30分の鍼治療・sham鍼治療を20回、8週間にわたって受けた。まず1日おきに10回の治療を受け、9日間の休憩後、さらに10回の治療を受けた。通常治療群に振り分けられた患者は、研究終了後、無料で鍼治療を受けることができた。

　鍼治療部位は、両側の合谷（LI4）、太衝（LR3）、太陽（EX-HN5）、風池（GB20）、率谷（GB8）の10穴を必須の経穴とし、追加の経穴は、陽明経の頭痛には両側の頭維（ST8）、太陽経の頭痛には天柱（BL10）、厥陰経の頭痛には百会（GV20）が選択された。鍼灸師は、得気感覚を引き出そうと鍼を手で動かした。手技は各10秒間、10分間隔で4回繰り返された。sham鍼にはStreitberger鍼を用いた。この鍼は先端の尖りをなくし、鍼体が鍼柄の中に入り込む仕組みになっている。刺激部位は、背部と頭痛領域ではない、異なる分節の4つの両側非経穴とした。鍼治療群とsham鍼治療群との間で可能な限り同じ操作を行った。すべての患者に片頭痛頻度の増加に寄与する可能性のあるライフスタイルについて教育し、痛みが激しい場合（VAS＞8）、ジクロフェナクナトリウム腸溶性コーティング錠（ボルタレン坐薬）の使用が許可された。

150人をランダム化、ブラインド化にも成功

　主要評価項目は、4週ごとの平均片頭痛日数と片頭痛発作数の変化であり、治療開始時から試験終了までの頭痛日誌から評価した。副次評価項目には、VAS、片頭痛特有の生活の質アンケート（MSQ）、ピッツバーグ睡眠質問票

（PSQI）、片頭痛障害評価スコア（MIDAS）、ベック不安評定法（BAI）、ベックうつ病自己評価尺度-II（BDI-II）、使用された救急薬の量などが含まれた。また、鍼治療の期待尺度を使用して、鍼治療による肯定的な結果に対する患者の期待値も測定した。研究の終わりに、鍼が皮膚を貫通したと思っているかどうかを尋ねることにより、患者のブラインド化を判定した。

　210人の患者のうち150人がランダム化された。主な除外理由は、ベースライン期間において2～8回の片頭痛発作の基準を満たしていないというものだった。

　片頭痛日数と片頭痛発作回数は、治療期間以降、通常治療群よりも鍼治療群で有意に減少した。また、鍼治療はsham鍼群と比較しても、13～20週で片頭痛の日数を有意に減少させた。sham鍼治療でも、通常治療と比較して、5～20週間の片頭痛発作数が大幅に減少していた。

　副次評価項目では、鍼治療群は20週目にほかの2つの対象群と比較して、片頭痛特有の生活の質アンケート（MSQ）の大幅な改善、VASの低下が認められた。ピッツバーグ睡眠質問票（PSQI）と片頭痛障害評価スコア（MIDAS）は、通常治療群よりも有意に低かったのだが、鍼治療とsham鍼治療との間に差はなかった。また、救急薬の使用量、ベック不安評定法（BAI）、ベックうつ病自己評価尺度-II（BDI-II）では、3群間に差は見られなかった。

　研究の終わりに評価したブラインド化の信頼性では、割り当てを正しく推測できたかにおいて、鍼治療群とsham鍼治療群との間に有意な差は見られなかった（P＝0.891）。鍼治療群では、5人（8％）の患者が鍼治療に関連する有害事象を報告したのに対し、sham鍼治療群では1人もいなかった。鍼治療群の1人の患者が、有害事象が原因で研究を中止した。鍼治療または

sham鍼治療群のいずれの患者にも重篤な有害事象は発生しなかった。

片頭痛に対する鍼治療の特異的な効果を立証

いかがであっただろうか。前兆のない反復性片頭痛を伴う鍼治療未経験患者を対象に、20回の鍼治療は片頭痛の日数と片頭痛発作を比較的長期間減少させた。通常治療と比較して、鍼治療による片頭痛日数と片頭痛発作両方の減少は、治療開始後の最初の4週間から大きく、有意な減少はフォローアップ期間最後の4週（17〜20週）まで続き、明らかに増加していった。鍼治療群とsham鍼群との比較では、片頭痛の日数の減少は、13〜20週で鍼治療群のほうが有意に大きかった。つまり、鍼治療効果は早くから発生し、より大きく、そしてより長く続くということになる。

2016年に発表された最新のコクランメタアナリシスでは、鍼治療は、小さいながら統計的に有意な片頭痛発作数の減少をもたらすと結論付けられた[4]。今回の論文も、先述した本連載で紹介した論文も、このメタアナリシス後の研究である。Xuらによると、これら2つの研究をコクランの結果に加えると、鍼治療の効果量は、最新の片頭痛予防薬（フレマネズマブ・ガルカネズマブ）よりも大きかったようである。

Xuらの研究の特徴は、何といってもsham鍼との比較にある。皮膚を貫通しない刺激でも、脊髄での疼痛抑制系の活性化や、広汎性侵害抑制調節が起こるとされている。分節の異なる非経穴へ非貫通型のsham鍼を使用することで、sham鍼群の生理学的効果を最小限に抑える努力をしている。また、患者のブラインド化に成功している点も大きい。ブラインド化を確実に成功させるために、鍼治療を受けたことのない患者を募集し、鍼治療およびsham鍼治療群で可能な限り同じ手技を実行した。これらの要因により、sham鍼は真のプラセボに可能な限り近いものになっている。

片頭痛はとても治療に難渋する疾患である。かなりの数の患者が薬物治療にうまく反応せず、治療参加への能動性の低下、頭痛の慢性化、薬物乱用につながる可能性がある。今回の結果は、効果的な代替治療として鍼治療を推奨できることを示した。sham鍼でも片頭痛発作数の軽減をもたらしたが、手技による鍼治療とsham鍼との違いが明らかであり、鍼治療の特異的な効果を裏付けている。

改めて我々鍼灸師は、経穴、鍼の操作、得気感覚など、鍼特有の要素に注意を払う必要があることを認識するとともに、鍼灸治療の非特異的効果（鍼灸師のふるまい、鍼治療効果への期待）もまた、臨床診療において無視できるものではないことも教えてくれる結果だといえる。

【参考文献】
1) 建部陽嗣, 樋川正仁. 鍼灸ワールドコラム第73回. 今度は片頭痛のRCTだ 中国が発する鍼論文の飛躍. 医道の日本 2017. 76(6): 160-2.
2) 建部陽嗣, 樋川正仁. 鍼灸ワールドコラム第74回. 中国が発した片頭痛の鍼治療RCT 日本の臨床家はどう受け止める? 医道の日本 2017. 76(7): 146-8.
3) Xu S, Yu L et al. Manual acupuncture versus sham acupuncture and usual care for prophylaxis of episodic migraine without aura: multicentre, randomised clinical trial. BMJ 2020; 368: m697.
4) Linde K, Allais G et al. Acupuncture for the prevention of episodic migraine. Cochrane Database Syst Rev 2016; (6): CD001218.

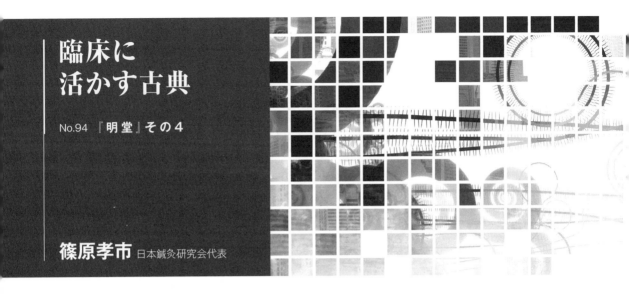

臨床に
活かす古典

No.94 『明堂』その4

篠原孝市　日本鍼灸研究会代表

楊上善注『明堂』復元の3つのポイント

『明堂』の復元においては、まず、いつの時代の『明堂』を復元するのかということが明らかでなくてはならない。

日本におけるこれまでの『明堂』復元は、楊上善注『明堂』（以下、「楊注『明堂』」）を目標として行われてきた。ただし、a.楊注『明堂』の経文、b.唐代の伝本『黄帝明堂経』三巻（佚亡。楊注『明堂』の底本とされる）、c.漢代頃成立の〈原『明堂』〉は、多くの場合、混同され、相互の違いは曖昧にされてきた。その結果、〈原『明堂』〉は、楊注『明堂』第一巻のように、①兪穴が十二経脈のもとに配当され、②その条文は兪穴名を主語として、その下に兪穴部位や鍼灸法、主治が並べられていたと、漫然と想定された。そして、楊注『明堂』自体の忠実な復元、あるいは楊注『明堂』を中心に据えた復元こそ、〈原『明堂』〉に至る道と考えられたのである。

この体例についての仮説を補強するものと見なされたのが、『外台秘要方』巻三十九であり、20世紀になって敦煌から発見された『明堂』

断簡の体例であった。ただ『外台秘要方』巻三十九の体例は①②の条件を満たすが、純然たる唐代の兪穴資料であり、それをそのまま〈原『明堂』〉の体例と文字とするには無理があった。他方、敦煌本『明堂』断簡は、兪穴を分類する枠組みが不明であるため、①については不明であるが、②の条件は満たしている。しかも、断簡の経文が楊注『明堂』のそれに類似していることから、研究者はこの無名の断簡を前記bの「黄帝明堂経」に擬したのである。しかし、本連載第91回で述べたように、敦煌本『明堂』断簡の成書年代は、研究者によって諸説があり、六朝頃のものとするには根拠が不十分で、概ね唐代頃のものとするのが穏当である。つまり前記abはともに唐代よりも古いものではない。

楊注『明堂』の復元は、〈原『明堂』〉の復元ではなく、〈原『明堂』〉の唐代における一伝本の復元である。しかし、本連載第92回と第93回で取り上げた復元書で、学問的に厳密な復元が実現されたとは到底いいがたい。それは以下のようなハードルを越えられていないからである。

十二経脈プラス奇経の十三巻構成である楊注『明堂』を復元しようとするなら、伝存する第一巻以外の、①第二巻以降の諸巻の経脈配当（経

脈の配列）、②第二巻以降の諸巻おける兪穴の配列、③第二巻以降の諸巻おける兪穴の主治の配列、この3点が根拠をもって確定できなくてはならない。しかし、従来の復元では、①②について、あっさりと後代の『十四経発揮』の体例を援用して済ませている。また特に臨床応用を考えるうえで重要である③については、楊注『明堂』の経文を軸に、諸本と校勘して一応の経文を復元しても、長文の主治の構造解析は困難で、結局、単なる症状の集積と見なすことに終わっている。

楊注『明堂』よりも古い〈原『明堂』〉の復元を志向する場合には、さらなる困難がある。それは①兪穴を所属させる枠組み、②枠組みのなかの兪穴の配列のほかに、③兪穴の部位・鍼灸法条文と主治条文は、楊注『明堂』のように一体であったのか、『甲乙経』『備急千金要方』『千金翼方』のように別々になっていたのか、この3点が根拠に基づいて決定されなくてはならない。特に③は臨床に直結する問題である。

私たちが〈原『明堂』〉に近づくには、どのような道があるのだろうか。私は黄龍祥とともに、『甲乙経』による復元の可能性に注目する。その理由は、私の独自の研究に基づく、次のような仮説による（仮説の論拠の詳細は、私の論文「明堂研究批判序説」全11回を参照。「鍼の会雑誌」第21号〜第34号）。①〜④は兪穴部位に関するもの、⑤〜⑥は主治に関するものである。

①『甲乙経』の部位表記は、『明堂』系資料のなかでは大枠で一致しており、大きな違いはない。この部位表記の構造を考えることが、『明堂』の構成を考える手がかりとなる。

②各兪穴の部位表記は、基本的に『甲乙経』の枠組みを前提として書かれている。あるいは枠組みを知っていなければ、部位表記は理解できない。

③枠組みのなかでは、概ね最初に置かれた兪穴部位をもとに、次の兪穴部位が決められている、

④『甲乙経』の兪穴の配列順序、部位表記は、すべて『甲乙経』の枠組みを前提に書かれたものであって、経脈の流注と流注の方向を意識した表記ではない。部位表記に「足少陽脈気所発」といった経脈交会の情報が付加されているのは、そのためと考えられる。

⑤『甲乙経』の巻之七から十二に散見する主治条文は、同じ穴についての主治であっても、それぞれが独立したものである。例えば、神庭の主治は「頭脳中寒。鼻衄。目泣出」「痎瘧」「寒熱頭痛。喘喝。目不能視」「風眩善嘔。煩満」「癲疾嘔沫」は、独立した5種の病態像を表したもので、軽度の風邪症状から「癲疾」のような重症まで、さまざまな病態の程度により神庭を使い分けることができることを示している。しかも、この各病態の枠は、後代の兪穴書でも基本的にそのまま継承されている。『甲乙経』の独立した条文の枠組みによらなければ、『明堂』系の兪穴書の主治条文も、宋元以降の鍼灸書の主治も、読解することはできない。

⑥後代の『明堂』系兪穴資料に見える主治で、『甲乙経』には見えないものがある（腎兪の場合など）。これは、『甲乙経』に脱落があるからではなく、唐代までの付加と考えられる。

『甲乙経』を基本に『明堂』の復元を考えるという点で、私と黄龍祥の考えは共通している。しかし、復元書の体例や主治について、決定的に対立する点もいくつかある。

『明堂』の臨床化、特に主治の臨床応用という問題は、『明堂』の復元者たちが必ず口にす

る言葉である。しかし、臨床応用は、〈現時点で行われている臨床〉を前提として考えられるべきものであると、私は考える。

　日本で『明堂』が注目されるようになったのは、1972年の藤木俊郎の論文からである。しかし、藤木の『明堂』研究には、1940年代以来、日本の復興伝統鍼灸の主流である経絡治療を相対化しようとする意図が含まれていることを忘れてはならない。

　そもそも、経絡治療は、全体をとらえるための手段としての〈経脈〉の判定を重要視する柳谷素霊とその門人らの〈経絡的治療〉という立場から派生したものである。六部定位脈診によって経絡の選定が可能となったあと、経絡治療は選経および選穴のための理論として『難経』の条文の一部、すなわち六十九難（時に七十五難や六十八難）を導入することで、主治によらず、自動的に選経選穴と補写の施術に移ることのできる体系、江戸時代の古方派にも似た診断即治療の体系をつくり上げた。これが巷間いわれるところの〈経絡治療は『難経』〉の実相である。

　戦後に経絡治療派の同伴者となった丸山昌朗も、経脈を重視する点では経絡治療派と変わらなかったが、陰陽五行説、特に五行説には最初から全く承服できなかったようである。経絡治療のなかで五行説の影響が最も強い分野は、手技手法ではなく、選経選穴論である。私はすでに本連載第32回で、「1970年代半ばに行われた、藤木の『明堂』復元や丸山の『銅人』の復刻には、『難経』流の陰陽五行的選穴から兪穴の主治病証への回帰という志向性があったと見られる」と書いたが、もう少し詳しく述べれば、丸山門下の藤木や島田隆司が志向したのは、経絡治療の診断治療体系を、五行説と無縁の兪穴主治治療へと変えようとすることであった。あけすけにいってしまえば、『難経』に基づく手足の選経選穴理論を、『明堂』以来の主治による全身の兪穴の運用に代えようとしたのである。

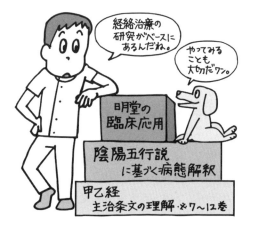

経絡治療の研究がベースにあるんだね。

やってみることも大切だワン。

明堂の臨床応用

陰陽五行説に基づく病態解釈

甲乙経　主治条文の理解・巻7〜12巻

［イラスト：上田英津子］

　藤木が『明堂』の復元をライフワークとし、島田が「臨床の中から穴を考える」と題したシリーズで、百会、中脘、三里など、兪穴の主治に関する論文を書き、復元された『黄帝内経明堂』に寄せた序で「鍼灸の原点はツボ体験である。その原典が、ほかならない─この『明堂経』である」と断じたのは、そうした意図をよく表している。

　しかし、私はこうした藤木・島田の志向に同意しない。『明堂』の主治の臨床化は、これまで経絡治療が行ってきた陰陽五行説に基づく病態把握や、親試実験を旨とする選経選穴論の上に達成されなくてはならないと考えるからである。

　『明堂』の兪穴を、そこに書かれた主治によって運用するには、何が必要かといえば、それははっきりしている。『甲乙経』巻之七から巻之十二に散在する主治条文一つ一つを独立した主治と見なしたうえで、各主治の示す病態像を明らかにすることである。それは「歯痛」「乳癰」のようなごく簡単な症状や病名の場合もあれば、構造的な病態の場合もある。主治の病態解釈には、主治が含まれる篇の篇題が役に立つこともある。この主治の病態と、私たちがこれまで行ってきた病証学（症状や脈状による病態把握）を結びつけることができるならば、手足の五兪穴と全身の兪穴の選穴が一元的に可能となると考えられる。

　次回は、『脈経』について述べる。

世界メディアが伝える「鍼灸」最新動向

❶ 米国鍼師が日本の小児鍼を活用する

【米国WVNS】

米国ウェストバージニア州のCBS・FOX系列テレビ局WVNSは3月5日付のニュースで、同州の鍼師が日本の小児鍼を用いて、子どもの夜泣きや体調不良を治療していることを紹介しました。

ニュースでは、新生児や乳児に鍼治療を行うことで夜泣きやぐずったりといった親を悩ますような症状がなくなると伝えています。そのうえで、乳幼児には刺鍼（刺入）を行うと刺激が大きいため、「日本のShonisin（筆者注：小児鍼）」を使って全身の経穴を刺激する方法を用いていると紹介。刺さない小児鍼で一般的な刺鍼による鍼治療と同じように全身の免疫力を回復させ、さまざまな不調を改善することができると伝えています。一方で、ニュースでは、この治療家が生後間もない乳児に微細な鍼を刺鍼（刺入）する治療法も用いていることを映像とともに紹介しています。

ニュース映像あり（2分19秒）

"Baby acupuncture? Local acupuncturist eases suffering and sleepless nights" WVNS-Mar 5, 2020
「小児鍼は子供の症状を緩和するだけでなく両親に快適な睡眠をもたらす」

https://bit.ly/3b308rT

❷ 研究結果：鍼治療に一過性片頭痛の予防効果がある

【米国UPI】

世界メディアにニュースを配信する米国UPIは、3月26日付の記事で、鍼治療によって一過性の偏頭痛を予防できる可能性を示唆した研究結果を紹介しました。

記事が取り上げたのは、医学誌「BMJ」に掲載された中国武漢の華中科技大学研究グループによる研究結果です。記事では、この研究結果だけでなく、神経医学における英国人有識者が書いた、この研究への論説も紹介しています。記事によると、この研究では147人の患者を鍼治療群、偽鍼治療群、通常の偏頭痛治療群にランダムに配分して全20回の治療による効果を比較したところ、鍼治療群が偽鍼治療群と通常の治療群に比較して、偏頭痛の起こる日数を減らすことが分かったということです。また、この結果に対する論説で「鍼治療が一過性の偏頭痛に対してエビデンスに基づいた有効な代替医療だと明らかにした」という評価を与えていることも伝えています。

一方で、記事では、頭痛治療の専門家である米国人医師のコメントとして「今回、鍼治療群と偽鍼治療群の比較対象となった鍼治療の刺鍼と手技の有無については、施術者の技術力に個人差が大きいのと、刺激量、刺鍼数、さらには刺激方法によって差が大きいので、一般化しにくい」との見解も取り上げています。

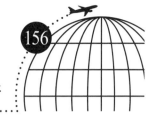

156

株式会社ラーカイラム 執行役員　日本伝統鍼灸学会 理事　**中田健吾**

記事 ···

"Acupuncture may help prevent migraines, trial shows"　UPI-Mar 26, 2020
「研究によって、鍼治療に偏頭痛の予防に効果の可能性が示唆される」

https://bit.ly/2RTCiYf

論文出典（全文閲読可） ···

Xu Shabei, Yu Lingling, Luo Xiang, Wang Minghuan, Chen Guohua, Zhang Qing et al. Manual acupuncture versus sham acupuncture and usual care for prophylaxis of episodic migraine without aura: multicentre, randomised clinical trial BMJ 2020; 368 :m697

https://bit.ly/34AoiYc

論説出典（一部閲読可） ···

Angus-Leppan Heather. Manual acupuncture for migraine BMJ 2020; 368 :m1096

https://bit.ly/2VvXMv0

③ 耳鍼治療でアレルギーを改善する

【米国WSET】

　米国ヴァージニア州のABC系列テレビ局WSETは3月27日のニュースで、耳鍼治療によるアレルギー治療について紹介しました。

　取り上げられたのは、ニュースの中の地域の生活情報コーナー。女性レポーターが治療院で、実際に鍼治療を受けながら、その治療法や効果などをレポートしています。鍼を行った治療家は、アレルギー専用の特別な耳鍼治療法の資格を持っているとのことです。

　レポートでは、実際に専用の機器を使って体内に微弱な電流を流しながら、電気的な抵抗力を計測。アレルゲン物質を判定しています。また、別の機器で探知した耳の刺鍼部位に実際に刺鍼して、アレルゲンによる電気抵抗力の変化を紹介。さらに、刺鍼によってアレルゲンによる体内の電気的な抵抗が変化することで、アレルギー症状が緩和されていくと解説しています。

ニュース映像あり（6分46秒） ···

"Allergies and Acupuncture. How Acupuncture can Help!"　WSET-Mar 27, 2020
「アレルギーと鍼治療　鍼治療がなぜ効果があるのか」

https://bit.ly/34N7u0x

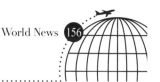

世界メディアの読み方

今回の

World News 156

日本式の小児鍼も登場
米国メディアの進化

新型コロナウイルス感染症の影響で、鍼灸の記事も大幅に減少しています。そんななか伝えられたニュースを、今回はお伝えしたいと思います。キーワードは「進化」です。

記事❶は、日本の小児鍼を使った小児鍼治療を伝える米国テレビニュースです。多くの乳幼児が経験する夜泣きや疳の虫が日本式の小児鍼（実際に「Shonisin」と発音しています）によって改善しているという話題を伝えています。映像では、いわゆる道具としての小児鍼や実際に日本式の使い方で新生児の治療を行っている様子を紹介。合わせて、子供の睡眠時間が伸びて喜んでいる新生児の親たちのコメントなどを取り上げています。

すでに10年以上にわたって掲載している本項ですが、小児鍼（日本式の道具を使った）を紹介するメディアを取り上げたのは初めてのことです。もともと小児領域の鍼灸治療を取り上げたメディア自体も数少なく（参考記事参照）、いずれも米国における学齢期の子供に対する鍼治療です。しかも、それは成人向けに行っている刺鍼を子供に行っただけのことで、日本で伝統的にはぐくまれてきたいわゆる小児鍼治療とは異なります。

鍼灸師も差別化を図らなければ生き残れない時代。米国も例外ではありません。ほんの1、2年のうちに日本式の小児鍼がテレビに取り上げられるくらい「進化」を遂げてきたことが分かります。もちろん、米国鍼灸師の進化はいうまでもありませんが、それを受け入れる米国市場（患者や家族、社会）の成熟という進化とい

う見方もできるでしょう。

記事❸は、耳鍼によってアレルギー治療をするという話題です。ニュースでは、体内の電気抵抗を測ることで、アレルゲンの特定や治療穴（耳鍼治療の）の選定を行う特殊な治療法について詳しく紹介しています。

鍼治療によってアレルギー治療を行うニュースや記事は、ある意味で、花粉症や鼻かぜが多くなる時期の定番と言えます。参考記事では、顔面への刺鍼という視覚的に刺激的（当時は）な映像とともに鍼治療によるアレルギー治療や、セルフケア治療法としての耳鍼治療によるアレルギー治療が取り上げられているのが分かります。また、耳鍼治療の話題は、昨今の米国オピオイド禍で痛み止めの有効な代替医療として、メディアで取り上げられることが多くなっています。

しかしながら、今回の耳鍼によるアレルギー治療のニュースではこれらの昨今の話題からより一層「進化」した状況が見て取れます。日本の鍼灸治療や専門医によるアレルギー治療としては一般的に知られている電気抵抗を活用したアレルギー症の診断や治療ですが、米国のニュースで取り上げられるまで米国鍼灸師の利活用が進んできたといえます。

記事❷は、鍼治療によって一過性の片頭痛を予防できる可能性を示唆した研究結果を紹介するUPIのニュースです。医学誌「BMJ」に掲載された点でもニュース価値が高い研究結果だったことは分かります。記事では、BMJに掲載されたこの研究に対する論評が「これまで定見のなかった片頭痛に対する鍼治療の効果についてのエビデンスだ」と高い評価をしていることで、そのことを裏付けています。

参考記事では、2019年度に米国テレビニュー

スで取り上げられた鍼の研究結果（エビデンス）を伝えるものを紹介しています。米国で鍼治療の効果についてメディアの注目が集まったのはオピオイド禍における鍼治療の効果を米国政府をはじめいわゆる米国医療のエスタブリッシュメント（主流派）が認めるという「進化」があったからにほかなりません。

しかしながら、今回の記事❷の取り上げ方（論調）を見る限り、最も重要な「進化」はそれを伝えるメディアにあることが分かります。前述のように、UPIは今回の研究結果は「今後、鍼治療は片頭痛の治療法として医療現場で活用されなければならないことを示唆するエビデンス」と伝える一方で、別の有識者のコメントで「鍼治療は術者によって手技、道具、方法、その結果である効果が異なるものであり、今回の結果は鍼治療全般に一般化できない」という主張を伝えています。

米国メディアは、もはや「鍼治療の多様性」を認識するまでに進化しています。参考資料で紹介している2019年度に本項で取り上げたメディアでは、今回の日本式の小児鍼と同じように、日本式の鍼灸道具は中国式や韓国式との違いがあることを認識しているものがありました。しかしながら、今回のUPIの論調からは、鍼治療の専門家ではなく神経医学の専門家（医師）ですら鍼灸治療の多様性を認識するという進化を遂げていることも含めて分かります。

世界メディアの論調やテーマをみることで「鍼灸を取り巻く環境、すなわち、鍼灸がどの程度受け入れられているのか」「将来、どうすればさらに鍼灸は受け入れられるのか」を読み解くのが、このコーナーのテーマです。

世界メディアの記事やニュースを見ることで、ほんの1年間でこの環境は大きく変化していることが分かります。そして、それは「進化」と呼ぶにふさわしい好意的な方向への変化だといえます。これは、日本を含めて世界の鍼灸師自身の進化の結果でもあり、それによって引き起こされた成果でもあります。

世界メディアの動向を知ることは、今後、日本の鍼灸（師）がどのように進化するのか、それをどう伝えて、世界をどのように進化させるのか考えるうえで重要な現在地を知る地図であり、行く末の羅針盤でもあります。

参考記事
（ニュース映像：4分5秒）
"Acupuncture as a Natural Alternative to Medication" WTNH | 2017-09-10
『鍼は薬の自然派の代替医療』
https://goo.gl/avwQbK
（ニュース映像：4分06秒）
"Acupuncture to treat depression and anxiety" WTNH | 2018-5-17
『鍼で鬱や不安を解消する』
https://goo.gl/9rQ3z2
（ニュース映像：1分24秒）
"Health Matters: Acupuncture for Allergies" WBBH-Oct 21,2019
『健康医療情報：鍼によるアレルギー治療』
http://bit.ly/2X0ZVz5
（ニュース映像：6分59秒）
"Acupuncture In Your Face" KXAN-Apr09,2019
『顔面への鍼治療』
http://bit.ly/2VWVpUa
（ニュース映像：1分48秒）
"Ear seeds are the easy, low-cost treatment that your wellness routine is missing" FOX49-Aug 31,2019
『耳ツボ刺激療法は、ほかの治療法に比べて簡便で安価な治療法』
http://bit.ly/2kyw8iC
（ニュース映像：2分2秒）
"Battlefield acupuncture reduces opioid use for civilians" KSAT-Jan 14,2019
『戦場で使われていた鍼治療法で一般向けのオピオイド治療薬の使用量を減らす』
https://goo.gl/6qBga1
（ニュース映像：2分25秒）
"Researchers Say That Acupressure May Relieve Chronic Back Pain" CBS Boston-Aug 22,2019
『研究結果で指圧治療が背部痛を改善する可能性が明らかになった』
https://cbsloc.al/2lCnU9k
（ニュース映像：1分12秒）
"4 Your Health: Pregnancy risks and acupuncture" KVOA-July 30, 2019
『健康情報：妊娠中毒症と鍼治療』
http://bit.ly/2OMFR3c

第28回あはき師国家試験正式解答

公益財団法人 東洋療法研修試験財団

●あん摩・マッサージ・指圧師試験

問1 − 4	問39 − 1	問77 − 2	問115 − 1
問2 − 3	問40 − 4	問78 − 4	問116 − 2
問3 − 4	問41 − 2	問79 − 4	問117 − 1
問4 − 4	問42 − 1	問80 − 2	問118 − 3
問5 − 1	問43 − 2	問81 − 3	問119 − 1
問6 − 1	問44 − 2	問82 − 2	問120 − 2
問7 − 4	問45 − 4	問83 − 1	問121 − 3
問8 − 4	問46 − 3	問84 − 1	問122 − 2
問9 − 1	問47 − 1	問85 − 4	問123 − 4
問10 − 2	問48 − 2	問86 − 1	問124 − 3
問11 − 3	問49 − 4	問87 − 2	問125 − 1
問12 − 3	問50 − 4	問88 − 2	問126 − 4
問13 − 3	問51 − 4	問89 − 4	問127 − 1
問14 − 4	問52 − 3	問90 − 3	問128 − 3
問15 − 1	問53 − 2	問91 − 4	問129 − 1
問16 − 3	問54 − 3	問92 − 4	問130 − 2
問17 − 2	問55 − 2	問93 − 3	問131 − 4
問18 − 4	問56 − 2	問94 − 1	問132 − 4
問19 − 1	問57 − 2	問95 − 3	問133 − 1
問20 − 1	問58 − 4	問96 − 2	問134 − 4
問21 − 2	問59 − 1	問97 − 3	問135 − 3
問22 − 4	問60 − 2	問98 − 4	問136 − 3
問23 − 3	問61 − 3	問99 − 4	問137 − 4
問24 − 3	問62 − 1	問100 − 2	問138 − 2
問25 − 4	問63 − 1	問101 − 4	問139 − 3
問26 − 2	問64 − 3	問102 − 1	問140 − 4
問27 − 2	問65 − 2	問103 − 2	問141 − 4
問28 − 2	問66 − 2	問104 − 2	問142 − 2
問29 − 1	問67 − 3	問105 − 2	問143 − 4
問30 − 3	問68 − 4	問106 − 1	問144 − 1
問31 − 4	問69 − 2	問107 − 3	問145 − 2
問32 − 4	問70 − 2	問108 − 4	問146 − 1
問33 − 3	問71 − 1	問109 − 4	問147 − 2
問34 − 1	問72 − 4	問110 − 1	問148 − 3
問35 − 2	問73 − 1	問111 − 3	問149 − 1
問36 − 1又は2又は3	問74 − 2	問112 − 2	問150 − 2
問37 − 3	問75 − 3	問113 − 2	
問38 − 2	問76 − 3	問114 − 4	

●はり師・きゅう師試験

問1 − 1	問41 − 2	問81 − 2	問121 − 4
問2 − 4	問42 − 1	問82 − 1	問122 − 2
問3 − 4	問43 − 1	問83 − 3	問123 − 4
問4 − 4	問44 − 4	問84 − 2	問124 − 4
問5 − 4	問45 − 4	問85 − 2	問125 − 3
問6 − 2	問46 − 4	問86 − 4	問126 − 2
問7 − 3	問47 − 3	問87 − 1	問127 − 3
問8 − 4	問48 − 1	問88 − 4	問128 − 2
問9 − 1	問49 − 2	問89 − 2	問129 − 1
問10 − 1	問50 − 2	問90 − 4	問130 − 2
問11 − 1	問51 − 2	問91 − 3	問131 − 1
問12 − 2	問52 − 1	問92 − 2	問132 − 4
問13 − 3	問53 − 2	問93 − 4	問133 − 4
問14 − 2	問54 − 1	問94 − 1	問134 − 3
問15 − 3	問55 − 2	問95 − 1	問135 − 4
問16 − 3	問56 − 4	問96 − 1	問136 − 2
問17 − 2	問57 − 1	問97 − 3	問137 − 2
問18 − 1	問58 − 3	問98 − 1	問138 − 3
問19 − 2	問59 − 4	問99 − 1	問139 − 4
問20 − 1	問60 − 1	問100 − 3	問140 − 1又は4
問21 − 3	問61 − 3	問101 − 1	問141 − 1
問22 − 4	問62 − 2	問102 − 4	問142 − 2
問23 − 1	問63 − 3	問103 − 3	問143 − 3
問24 − 2	問64 − 1	問104 − 4	問144 − 1
問25 − 4	問65 − 2	問105 − 2	問145 − 3
問26 − 3	問66 − 4	問106 − 4	問146 − 1
問27 − 3	問67 − 4	問107 − 2	問147 − 2
問28 − 2	問68 − 1	問108 − 3	問148 − 3
問29 − 4	問69 − 2	問109 − 2	問149 − 3
問30 − 3	問70 − 3	問110 − 2	問150 − 4
問31 − 4	問71 − 4	問111 − 3	問151 − 4
問32 − 3	問72 − 4	問112 − 4	問152 − 2
問33 − 1	問73 − 1	問113 − 4	問153 − 2
問34 − 3	問74 − 3	問114 − 1	問154 − 1
問35 − 1	問75 − 2	問115 − 4	問155 − 4
問36 − 1	問76 − 4	問116 − 3	問156 − 2又は3
問37 − 3	問77 − 4	問117 − 4	問157 − 1又は4
問38 − 3	問78 − 4	問118 − 3	問158 − 3
問39 − 1	問79 − 2	問119 − 1	問159 − 1
問40 − 4	問80 − 1	問120 − 3	問160 − 2

第28回柔道整復師国家試験正式解答

公益財団法人 柔道整復研修試験財団

●午前

問1 − 4	問44 − 2	問87 − 2
問2 − 2	問45 − 3	問88 − 3
問3 − 2	問46 − 4	問89 − 1
問4 − 2	問47 − 2	問90 − 3
問5 − 3	問48 − 4	問91 − 4
問6 − 2	問49 − 4	問92 − 4
問7 − 1	問50 − 2	問93 − 2
問8 − 4	問51 − 2	問94 − 4
問9 − 4	問52 − 4	問95 − 1
問10 − 1	問53 − 2	問96 − 4
問11 − 2	問54 − 2	問97 − 2
問12 − 4	問55 − 4	問98 − 4
問13 − 4	問56 − 3	問99 − 3
問14 − 2	問57 − 2	問100 − 3
問15 − 2	問58 − 4	問101 − 4
問16 − 3	問59 − 2	問102 − 1
問17 − 2	問60 − 4	問103 − 4
問18 − 3	問61 − 2	問104 − 3
問19 − 4	問62 − 1	問105 − 4
問20 − 1	問63 − 3	問106 − 4
問21 − 4	問64 − 2	問107 − 2
問22 − 1	問65 − 1	問108 − 3
問23 − 2	問66 − 1	問109 − 1又は2
問24 − 2	問67 − 4	問110 − 2
問25 − 2	問68 − 4	問111 − 1
問26 − 1	問69 − 3	問112 − 2
問27 − 3	問70 − 4	問113 − 3
問28 − 2	問71 − 3	問114 − 4
問29 − 3	問72 − 1	問115 − 4
問30 − 4	問73 − 4	問116 − 4
問31 − 3	問74 − 4	問117 − 4
問32 − 1	問75 − 3	問118 − 3
問33 − 3	問76 − 2	問119 − 1
問34 − 2	問77 − 4	問120 − 4
問35 − 3	問78 − 4	問121 − 3
問36 − 4	問79 − 2	問122 − 4
問37 − 2	問80 − 4	問123 − 2
問38 − 4	問81 − 4	問124 − 4
問39 − 3	問82 − 4	問125 − 3
問40 − 1	問83 − 1	問126 − 4
問41 − 4	問84 − 3	問127 − 3
問42 − 2	問85 − 1	問128 − 2
問43 − 4	問86 − 3	

●午後

問1 − 3	問42 − 1	問83 − 1
問2 − 4	問43 − 2	問84 − 3
問3 − 3	問44 − 4	問85 − 3
問4 − 1	問45 − 2	問86 − 4
問5 − 2	問46 − 3	問87 − 2
問6 − 1	問47 − 4	問88 − 2, 4
問7 − 3	問48 − 4	問89 − 3
問8 − 2	問49 − 4	問90 − 1
問9 − 1	問50 − 1	問91 − 4
問10 − 2	問51 − 2	問92 − 4
問11 − 3	問52 − 3	問93 − 3
問12 − 4	問53 − 1	問94 − 3
問13 − 3	問54 − 3	問95 − 2
問14 − 1	問55 − 4	問96 − 1
問15 − 2	問56 − 4	問97 − 1
問16 − 3	問57 − 1	問98 − 3
問17 − 2	問58 − 4	問99 − 3
問18 − 4	問59 − 1	問100 − 4
問19 − 1	問60 − 2	問101 − 3
問20 − 3	問61 − 2	問102 − 2
問21 − 3	問62 − 1	問103 − 2
問22 − 3	問63 − 4	問104 − 3
問23 − 4	問64 − 3	問105 − 3
問24 − 2	問65 − 4	問106 − 3
問25 − 1	問66 − 2	問107 − 4
問26 − 1, 4	問67 − 3	問108 − 4
問27 − 1	問68 − 3	問109 − 3
問28 − 3	問69 − 3	問110 − 4
問29 − 4	問70 − 3	問111 − 1, 4
問30 − 3	問71 − 1	問112 − 4
問31 − 1	問72 − 4	問113 − 3
問32 − 2	問73 − 4	問114 − 4
問33 − 3	問74 − 1	問115 − 4
問34 − 3	問75 − 4	問116 − 3
問35 − 2	問76 − 4	問117 − 1
問36 − 1	問77 − 3	問118 − 3
問37 − 2	問78 − 3	問119 − 1
問38 − 3	問79 − 4	問120 − 4
問39 − 1	問80 − 1	問121 − 4
問40 − 1	問81 − 2	問122 − 4
問41 − 2	問82 − 4	

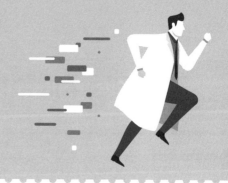

CATCH UP NEWS!

キャッチアップ！ 医療記事
HEADLINE

— HEADLINE NEWS —

NEWS 01
がん10年生存率57.2％
前立腺は97.8％
8万人分析 国立がん研

デジタル毎日 2020年3月18日

NEWS 02
認知症の原因タンパク質に
点鼻ワクチン
京大がマウスで抑制効果確認

産経ニュース 2020年3月26日

NEWS 03
新型コロナ
感染警戒でマッサージ離れ
視覚障害者の生計直撃

東京新聞Web版 2020年3月30日

NEWS 04
1月に中国から来日、
「軽症」で国が検査断る
実は陽性

朝日新聞デジタル 2020年4月6日

NEWS 05
看護師590万人不足
WHO報告、地域に偏りも

産経ニュース 2020年4月7日

NEWS 06
ICU必要なコロナ重症者、
5割に基礎疾患
感染研調査

朝日新聞デジタル 2020年4月7日

NEWS 07
経済対策、効果は
6兆円超の現金給付、柱
減収世帯30万円／中小企業200万円
／個人事業者100万円

朝日新聞デジタル 2020年4月8日

NEWS 08
手すり・ドアノブ
消毒は徹底したのに院内感染
盲点だった「タブレット」

読売新聞オンライン 2020年4月8日

NEWS 09
新型コロナ診療
診療報酬を上乗せ
感染者急増、対応を後押し

デジタル毎日 2020年4月8日

NEWS 10
コロナで「お断り」、
さまよう献血バス
医療へ影響懸念

朝日新聞デジタル 2020年4月12日

NEWS 11
オンライン診療、利用急増
「感染リスクなくすツール」
乱用や誤診の懸念

デジタル毎日 2020年4月12日

NEWS 12
消毒液の代わりに
アルコール高濃度の酒
使用認める 厚労省

NHK NEWS WEB 2020年4月13日

今月の読者の広場
The Reader's Information
学会・研究会・イベント、その他のお役立ち情報をピックアップして紹介します

🕐 **SCHEDULE** 開催予告

※新型コロナウイルスの感染拡大の状況をうけて、開催が延期もしくは中止となる可能性があります。最新情報につきましては、各学会のWebサイトなどを必ずご確認ください

東日本

▶ 漢法苞徳会
開催日 5月3日(日)
会場 東京都・目黒さつきビル
内容 「COVID-19への治療提案」、「汎用太鍼の実技運用、カルテ記入の実技、六気の治療の実技、当会テキストに基づく」、「難経精読」。
連絡先 事務局(宮地) TEL：090-8511-9021
E-mail：setsuyo_y.m.nishiogi-harikyu@ezweb.ne.jp

▶ 積聚会
開催日 5月10日(日)
会場 東京都・積聚会事務局
内容 「積聚治療について」(片山玲美、堀部耕平)。
連絡先 事務局 TEL/FAX：03-6659-9098
E-mail：office@shakuju.com

▶ 経絡按摩・関節運動法講習会
開催日 5月10日(日)
会場 東京都・連合会館 501号室
内容 「目の症状改善の実技と切診防止の研究」、「肩こりと側頭部の按摩」、「腰部の逆捻転と腰痛の関節運動法」。
連絡先 事務局(田中鍼灸指圧治療院内)
TEL：03-3475-4631
E-mail：hibiki@s2.dion.ne.jp

▶ 律動法研究会
開催日 ①5月10日(日) 基礎シリーズ全3回コース
②5月10日(日) 月例本科セミナー
会場 神奈川県・周気堂治療室
内容 「L5の律動現象の知覚と診断法」、「基本的検査手順」、「律動法による椎間板ヘルニアの診断と治療」。
連絡先 事務局 TEL：045-531-2716

▶ 中医臨床実力養成研修会
開催日 5月17日(日)
会場 東京都・GS第一伝統治療院
内容 「各病による痛みの本治と標治のコツ」、「鍼灸、漢方薬、薬膳の方法」、「第4講：腰痛(急性、慢性)」。
連絡先 GS第一伝統治療院
TEL：03-3446-5598
E-mail：gogeish9411@hotmail.com

▶ 半身症候鍼灸研究会
開催日 ①5月17日(日) 基礎シリーズ全3回コース
②5月17日(日) 月例本科セミナー
会場 神奈川県・新横浜はりセンター
内容 ①「鬱病」、「メニエール」、「難聴」、「アトピー性皮膚炎」、「婦人科疾患」、「良性・悪性腫瘍鑑別と治療」。②「臨床現場を想定した臨床技術の修得」。
連絡先 事務局 TEL：045-531-2716

▶ 古典鍼灸 青鳳会
開催日 5月24日(日)
会場 東京都・ハロー貸会議室 新宿曙橋
内容 「筋緊張性頭痛の鍼灸治療」(吉野久)、「刺絡による脈状の変化(扁桃炎を題材に)」(齋藤鳳観)。
連絡先 事務局(ニコス堂鍼灸院)
TEL：042-575-1054

西日本

▶ 氣鍼医術臨床講座
開催日 ①5月3日(日)、②5月9日(土)
③5月16日(土)、5月30日(土)
会場 ①②兵庫県・漢医堂三ノ宮分院
③オンライン
内容 ①「氣鍼医術臨床講座普通部」(葛野玄庵)。②「玄庵塾」(葛野玄庵)。③「福島弘道先生テープ講義を

聞く会」（葛野玄庵）。

連絡先　事務局（漢医堂三ノ宮分院内）

TEL：078-334-1589

▶ **経絡治療学会香川支部**

開催日　5月10日（日）

会　場　香川県・琴平商工会館3階

内　容　午前：「萬病回春脈法指南」、「初級・蔵象学 肺と肝」、午後：「池田太喜男先生講話集」、「実技研修」。

連絡先　琴平シマヤ鍼灸院　TEL：0877-75-3554

E-mail：tat_manabe89@yahoo.co.jp

▶ **柿田塾**

開催日　5月17日（日）

会　場　兵庫県・神戸 オテルド 摩耶

内　容　「特別講義・実技」。

連絡先　おのころ治療院　TEL：0799-62-0990

▶ **経絡治療学会　阪神部会**

開催日　5月17日（日）

会　場　大阪府・森ノ宮医療学園専門学校

内　容　講義「肺虚証」、「呼吸器の病」、要穴の取穴と解説、実技実習、古典輪読「難経真義」。

連絡先　事務局（小倉接骨院内）

TEL：0774-20-0665

E-mail：keiraku.hanshinbukai@gmail.com

▶ **漢方鍼灸臨床研究会**

開催日　5月17日（日）

会　場　大阪府・大阪駅前第3ビル オーティーシー

内　容　「ZERO理論解説」、「気血栄衛・4大病証」、「医療面接（初級編）」、「KACS鍼症例（膝関節）」。

連絡先　大樹鍼灸院　TEL：06-6192-2366

E-mail：nenoma1127@gmail.com

▶ **カササギ会**

開催日　5月24日（日）

会　場　兵庫県・病は気から気は病から（神戸元町）

内　容　「経絡治療の経験ゼロでも2時間で痛みがとれるようになる子午治療入門」。

連絡先　事務局　TEL：078-381-8455

E-mail：flyingkasasagi@gmail.com

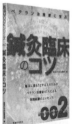

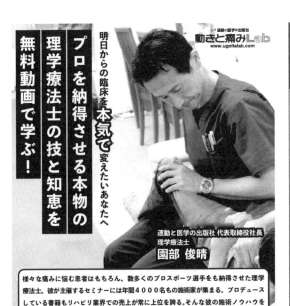

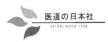

VOICE/THOUGHT/SUGGESTION
読者の声

1

普段は学校で読んでいるのですが、災害特集だったので購入しました。備えておいても足りるものじゃないと思っているので、こういう特集は意識づけにとても大事だな、と思います。毎年やってほしいです。

(岡山県・Y・T)

2

長く読ませていただき、情報を楽しみにしておりましたので、休刊は本当に残念です。不定期でも続けていただければうれしく思います。

(鹿児島県・H・K)

「読者の声」コーナーでは、皆さまからのご感想・ご意見をお待ちしております。本欄で紹介させていただいた方には、掲載誌と図書カード（500円分）をお贈りいたします。
【読者係メール宛先：toukou@idojapan.co.jp】

📖 BOOK 新刊紹介

※お問い合わせは各発行所にお願いいたします

◉ 骨を接ぐ者
柔道整復師ほねつぎ論

「ほねつぎ」の技はどのようにして身につき、また後世に伝えていくことができるのか――。ほねつぎの歴史を紐解く序章「柔道整復師とは何ぞや」や、医接連携などについて述べた第1章「ほねつぎと骨接ぎ」、熟練の柔道整復師2人のインタビューなどをもとに構成された、教育学的視点から熟練者の技の「習得」と「伝授」に迫る一冊。

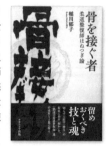

稲川郁子・著
ナカニシヤ出版
四六判・278頁
定価3,000円＋税

◉ カラダのために知っておきたい
漢方と薬膳の基礎知識

本書は漢方と薬膳の基本から、体質のセルフチェックと症状に合わせた一般的な生薬の説明を掲載。簡単につくれる薬膳レシピ、ルポマンガ「漢方相談に行ってみた！」なども収録した、漢方と薬膳の入門書となっている。

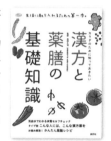

松田久司・監
淡交社
B5判・128頁
定価1,500円＋税

◉ 中国伝統医学による
食材効能大事典

本書は、『中薬大事典』『動物本草』をはじめ、さまざまな文献から植物類455種、魚介類156種、畜禽類ほか102種の分類学名・中国名・出典・種類・薬性・帰経・効能・注意事項・代表実例を収録。「食」を通した健康増進に役立つ一冊となっている。同社によると、日本人が常食する食材は、植物類470種、魚介類250種、畜禽類ほか120種余りとのこと。

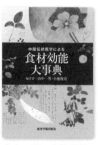

山中一男、小池俊治・編著
東洋学術出版社
B5判・516頁
定価5,800円＋税

NEWSLETTER 今月の会報

CLOSE UP!

中医研通信　4月号

関西中医
鍼灸研究会

新型コロナウイルス感染症の特集号。「中医学と新型コロナウイルスCOVID-19」のタイトルで同会の早川敏弘氏が、中国での感染の経緯や中国での鍼灸治療の情報をまとめた模様。同会世話人の藤井正道氏は3月11日、新型コロナウイルス感染症は腸にもいることに言及。「養生の基本はおへそを温めること。腸を健康にしておくことは、万一かかった時に軽症で済むためにも大切」と述べている。A4判26頁。同会HPにPDFファイルを公開。

学会誌　第43号　公益社団法人東洋療法学校協会
伝統鍼灸　第97号　日本伝統鍼灸学会
砭石　第517号　古典鍼灸研究会
季刊内経　第218号　日本内経医学会
東洋療法　第312号　公益社団法人全日本鍼灸マッサージ師会
東鍼会報　295号　公益社団法人東京都鍼灸師会
埼鍼報　第184号　公益社団法人埼玉県鍼灸師会
会報　第118号　公益社団法人京都府鍼灸マッサージ師会
日本指圧師会々報　第534号　日本指圧師会
漢方の臨床　3月号　東亜医学協会
人間医学　4月号　人間医学社
マクロビオティック　4月号　日本CI協会
短歌21世紀　4月号　短歌21世紀発行所
兵庫県保険鍼灸師会会報　4月号　協同組合兵庫県保険鍼灸師会
心・技・体　第319号　日本整体学会
鍼・温灸経絡按摩関節運動法　第162号　経絡按摩研究会
日本漢方協会通信　4月号　一般社団法人日本漢方協会
中医研通信　4月号　関西中医鍼灸研究会

［編集後記］

月刊誌で今度はこんな企画を組んでみてはどうか――。取材先で先生方からそんなアイデアを寄せられることが少なくない。情報は発信するところに集まる。年明けには、ある先生から「インバウンドとしての鍼灸」のご提案をいただいた。海外からの観光客が増えるなかで、日本の鍼灸を受けたいという人が増えているという。だが、全くそれどころではなくなってしまった。ほんの1、2カ月で社会情勢は激変したのだと改めて実感する。▶世界的に流行した感染病といえば、かつてはコレラの蔓延も深刻だった。日本では幕府が日米修好通商条約に調印して国交が始まった頃からコレラの感染が広がり、明治12年の時点で、コレラの患者数は16万人以上、死者数は10万人以上に及んだ。爆発的に流行したのは、清から来たドイツのヘスペリア号が検疫の要求を無視して、強引に入港したことがきっかけである。もはや鎖国の時代には戻れまい。国際感覚を磨かなければ、生き抜くことすらも難しくなってきている。コロナについては引き続きお送りしたい。【山口】

新型コロナウイルス感染症の拡大が深刻です。4月16日、安倍首相は緊急事態宣言を全国に拡大しました。不要不急の外出の自粛要請は5月6日まで続きます。今号が発刊される5月1日、事態はさらに悪化している可能性もあります。今号の緊急企画「新型コロナウイルス感染症と鍼灸治療」において世界、日本、鍼灸関連団体の動向を一覧にしました。巻末の愛読者はがきでは、読者への影響をお尋ねしています。ご参加いただければ幸いです。また、前号の「あはきの教育現場の今」に登場した木村辰典氏による「やわらかな澤田流 治ろうとする力を伸ばすお灸」のWeb連動コラムが始まりました。患者さんが取り組みやすい、自宅施灸の勧め方を紹介しています。簡単で、続けられる工夫。ご参考に。【由井】

［今月のおすすめ］

ちっちゃな頃からインドアで、15でオタクと呼ばれた私としては、まさか家にいるだけで褒められる時代がくるとは。「テレビゲームしてないで、外で遊んできなさい！」とよく母親に叱られたことを思い出しました。家でのテレビゲームは最高ですが、読書もおすすめです。活字いっぱいの参考書から、気軽に読めるマンガまで、豊富なラインナップを揃えています。また全力を出すその日のために、知識を蓄えておくのもよいかもしれません。最後に、医療現場で働く皆様に心から感謝申し上げます。【椚田】

医道の日本
VOL.79 NO.5 2020年5月

2020年（令和2年）5月号　Vol.79 No.5（通巻920号）
©IDO NO NIPPON SHA, Inc.
2020年5月1日発行（毎月1回1日発行）　定価 本体908円＋税　送料140円

発行人	戸部慎一郎	広告	岩花京太朗
編集長	山口智史		菅原満
編集	由井和美		
	兼平祐輔	デザイン	株式会社 dig
	小林篤子	デザイナー	成宮成
	椚田直樹		山崎綾子
	髙橋優果		峰村沙那
	島田潤		
	山本千津	組版	有限会社ナノネット
			株式会社アイエムプランニング
		印刷・製本	横山印刷株式会社

発行所　株式会社医道の日本社
http://www.idononippon.com

本社　〒237-0068
神奈川県横須賀市追浜本町1-105
TEL 046-865-2161
FAX 046-865-2707

東京支社　〒140-0014
東京都品川区大井町1丁目23番1号
カクタビル8F

広告受付　TEL 03-5718-3012
　　　　　FAX 03-5718-3013
編集部　　TEL 03-5718-3011
　　　　　FAX 03-3772-3200

医道の日本 次号予告 June 6月号 2020

ツボの選び方の向こう側 (仮)

小誌2020年1月号、2月号の連動企画「ツボの選び方」では、計42の研究会が一つの症例に挑みました。各研究会の多種多様な理論や方法が明らかになるとともに、各研究会の手の内がさらされた本企画に対して、読者から大きな反響が寄せられました。

次号では、この企画で浮き彫りになった、鍼灸と鍼灸界の課題をさらに掘り下げます。

巻頭座談会

経絡治療座談会 2020 (仮)

1月号、2月号の「ツボの選び方」には経絡治療を用いる研究会が複数登場しましたが、経絡治療の「多様性」として咀嚼できるものでしょうか。経絡治療学会と日本鍼灸研究会の重鎮と若手がその内容を検証し、「ツボの選び方」から派生する課題、経絡治療の50年の歩み、経絡治療の今後の展望を探ります。

特集

私の「ツボの選び方」 (仮)

「あの研究会の『ツボの選び方』が気になる!」「自分も書きたい!」のご要望にお応えして、1月号、2月号に登場しなかった研究会の「ツボの選び方」を掲載します。さらに、「新型コロナウイルス感染症」の症状に対するツボの選び方もリサーチする予定です。

緊急企画

新型コロナウイルス感染症と鍼灸治療 (続報)

＊予告した内容は変更になることがあります。

月刊「医道の日本」バックナンバー12カ月INDEX

2019年5月号
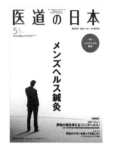
メンズヘルス鍼灸

2019年6月号
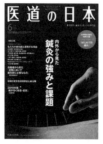
内外から見た鍼灸の強みと課題

2019年7月号
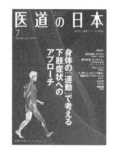
身体の「連動」で考える下肢症状へのアプローチ

2019年8月号
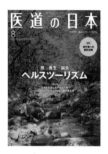
旅×養生×鍼灸　ヘルスツーリズム／旅行者への鍼灸治療

2019年9月号
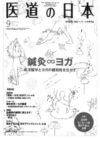
鍼灸∞ヨガ― 東洋医学とヨガの親和性を生かす―

2019年10月号
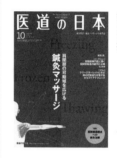
肩関節の可動域を広げる鍼灸マッサージ／肩関節周囲炎への鍼灸治療

2019年11月号
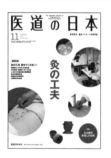
灸の工夫／灸治療が奏効した症例

2019年12月号
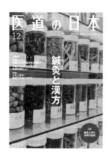
鍼灸と漢方／鍼灸と漢方 併用の症例

2020年1月号
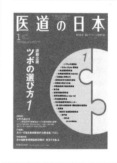
連動企画　ツボの選び方1

2020年2月号
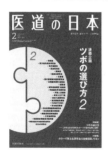
連動企画　ツボ選び方2

2020年3月号
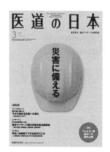
災害に備える／アレルギー性鼻炎への鍼灸治療

2020年4月号
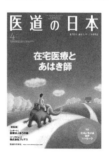
在宅医療とあはき師／在宅における鍼灸マッサージ

地域別 求人案内

JOB INFORMATION

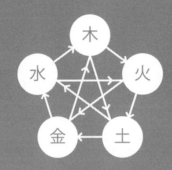

2020年6月号の求人広告申込締め切りは5月7日（木）になります。
以下の URL「医道の日本 Job サーチ」からもお申込みいただけます。

https://www.ido-jobsearch.com

8分の1枠以上でご出稿いただきますと、掲載誌発行月の5日〜（約
1ヶ月間）、「医道の日本 Job サーチ」にもサービス掲載されます。

医道の日本社広告係
TEL:03-5718-3012　FAX:03-5718-3013

全国版

東京23区

東京23区以外

埼玉

千葉

神奈川

北海道・東北

北関東

甲信越・北陸

東海・近畿

中国・四国

九州・沖縄

海外

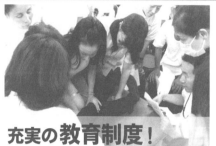
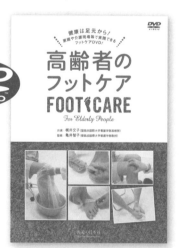

全国版

東京
23区

東京23区以外

埼玉

千葉

神奈川

北海道・東北

北関東

甲信越・北陸

東海・近畿

中国・四国

九州・沖縄

海外

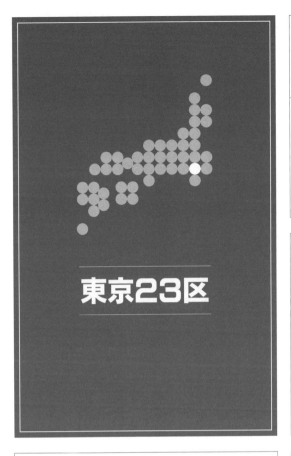

東京23区

株式会社　本間鍼灸研究所　本間治療院

東京都葛飾区亀有 5 − 15 − 6　　ＪＲ亀有駅徒歩 2 分
https://東京鍼灸師求人.com
☎03 − 5613 − 8484　FAX03 − 5613 − 8485

※接骨院や整形外科とは患者層が全く違います。※
　※　　鍼灸師なら鍼灸院で成長しませんか？　　※
給与：月給22〜48万円（2019年度実績）
待遇：社保完備、週休 2 日、有給、社員旅行、食事会。
地方から東京で頑張る鍼灸師には、生活準備金10万円分
をプレゼント！院長は鍼灸協会理事。スタッフは男性
4 名・女性 4 名。臨床未経験者大歓迎。女性が活躍中。
25才以下の教育に注力。マッサージ資格者優遇します。

タムスファミリークリニック豊洲

東京都江東区豊洲 2 丁目 2 番 1 号　三井ショッピング
パーク　アーバンドック　ららぽーと豊洲 3
☎03 − 5879 − 7712

資格：柔整師　鍼灸師（学生可　臨床未経験者可）
時間：平日 9 〜13／15〜19時　土曜 9 〜12／13〜15時
休日：日曜、祝日　シフト制（勤務日・時間相談可）
時給：1200円
待遇：交通費支給　社保完備　有給休暇制度あり
豊洲ららぽーと内に今年 4 月にオープンした新しい
クリニックです！臨床未経験の方も丁寧にご指導致し
ますのでご安心下さい。お気軽にお電話ください！

医療法人社団 平和島整形外科

東京都大田区大森北 6 − 17 − 13
京急平和島駅徒歩 2 分
☎03 − 3766 − 2870

資格：柔整師、あん摩マッサージ師
時間：9 時〜13時、15時〜19時、週40時間
休日：木土午後、日祝日、年末年始、夏季休暇
給与：22万円〜（＋歩合給）、賞与年2回、昇給あり
待遇：交通費支給、社保完備、有給休暇あり
3 階建てのビル、外傷症例多くレントゲン勉強可、短
時間通所リハビリを併設し、多方面の経験を積むこと
が出来ます。

医療法人社団 東品川クリニック

東京都品川区東品川 3 − 18 − 3　神興ビル 3 階
http://www.hs-clinic.com
☎03 − 3472 − 6684

資格：あん摩マッサージ指圧師・柔整師の有資格者
勤務：9 時〜18時30分（月・火・水・金）休憩あり
　　　9 時〜13時（木・土）
休日：日曜・祝日・木、土午後、年末年始、夏期休暇
給与：23万円〜、交通費・賞与・退職金
　　　住宅、家族手当・健康保険・厚生年金・雇用保
　　　険・労災
条件：要普通自動車免許、履歴書送付後面接

東十条きたもと整骨院

東京都北区東十条 4 − 6 − 18
ＪＲ京浜東北線・東十条駅（徒歩 3 〜 4 分）
☎03 − 5390 − 2187

柔整師、マッサージ師　学生・パート可
臨床未経験の方も大歓迎
9 時〜12時半、15時〜19時半、土曜 9 時〜14時
日曜祝祭日、年末年始、夏期休暇あり
20〜40万円、賞与年 2 回、昇給年 1 回、時給1100円〜
交通費支給、社会保険・厚生年金・雇用保険あり
カイロ、整体等の勉強会あり、向上心のある方待って
ます！　お電話下さい！　明るい職場です。

医療法人社団 岡田クリニック

杉並区上荻 2 − 36 − 4　　ＪＲ荻窪駅より徒歩12分
http://www.okada-cl.jp/
☎03 − 3301 − 3350

資格：あマ指師、常勤およびパート
勤務 8 :10〜12:30、14:30〜18:10、土曜午前のみ、週4.5日
休日：木・日・祝日、夏冬 1 週、健保・雇用・労災・厚生年
金・交通費有　給与：24〜35万円以上、パート1500円以上
機能回復、疼痛緩和、癒しを主体とし、解剖、生理学
的知識を用い、治療にあたります。外傷、スポーツ障
害、ロコモ症例も多く、ＸＰ、固定法を指導します。

全国版

東京23区

東京23区以外

埼玉

千葉

神奈川

北海道・東北

北関東

甲信越・北陸

東海・近畿

中国・四国

九州・沖縄

海外

武田整形外科

東京都世田谷区玉川 3 −39− 7
二子玉川駅徒歩10分　http://www.takeda-os.jp
☎03−3708−2250

理学療法士・鍼灸マッサージ師・柔道整復師、トレーナーなど、幅広い資格の方を募集しています。
勤務時間も相談に応じます。往診のみも可です。
研修制度も充実しており、新卒者歓迎です。
関連鍼灸接骨院・マッサージ院での勤務もできます。
給与：経験者25万円以上、経験考慮、賞与年 2 回
時間：平日 9 時〜13時、14時〜18時、土曜 8 時〜13時
休日：日曜、祝祭日　※交通費支給、社会保険完備

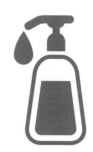

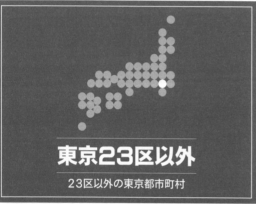

東京23区以外
23区以外の東京都市町村

府中駅前クリニック

東京都府中市宮町 1 丁目100番　ル・シーニュ 4 階
京王線・府中駅の駅ビル内
☎042−319−8383　　https://fuchu.towakai.com/

資格：柔整師、鍼灸師（学生、臨床未経験者可）
時間：平日 9 〜13／15〜19時、土曜 9 〜12／13〜15時
休日：水曜、日曜、祝日（シフト制・勤務日時応相談）
時給：1200円
待遇：交通費支給、社会保険完備、有給休暇制度あり
駅から直結して通いやすい環境です。様々な症状の患者様が来院していますので鍼灸師、柔整師どちらの方も活躍できます。詳細はお電話にて承ります。

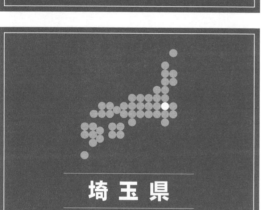

埼 玉 県

さくら整形外科

埼玉県幸手市上高野250− 6
東武日光線・杉戸高野台駅徒歩約15分
☎0480−42−0878

資格：柔道整復師（新卒歓迎、学生応相談）
時間：9：00〜12：30、14：30〜18：30、木・土12時半迄
休日：日・祝、木・土午後休。年末年始・夏期休暇。
給与：委細面談。社会保険完備、有給あり、車通勤可。
経験者・未経験者問いません！
外傷症例が多く、自己のスキルアップを目指す方を大募集！見学も可能なので、お気軽にお電話下さい。
詳しくは面談で話しましょう！

㈱元気　訪問マッサージ元気

埼玉県川越市砂新田 3 −20− 8
東武東上線・新河岸駅より徒歩10分
☎049−241−7700

資格：あマ指師、要車免許
23〜40万円＋歩合、昇給年 1 回
※研修（ 3 ヶ月）月給20万円
待遇：社保完、交支給、車通勤可
　　　退職金、服貸、車貸
休日：完全週休 2 日、日・祝、年
　　　末年始、夏季、有給
女性も多く、リハビリの勉強充実

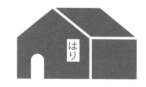

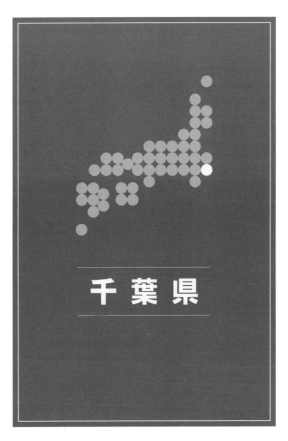

千葉県

訪問リハビリマッサージことほぎ

千葉市若葉区桜木３－13－23－１F
https://www.kotohogi.net
☎043－233－7722　　（担当：院長　田中）

ワークライフバランスの整った勤務環境と高額
保障給を高レベルで両立。女性が安心して勤務
資格：マ師国家資格、要普免or原付、新卒歓迎
年齢：不問（個人の人柄と能力で採用）
時間：９～18時（休憩約１H、自宅休憩可）
朝礼・夕方待機なく直行直帰、遅出・早退も有
休日：週休２日（日曜日＋１日）、年末年始
正社員週５日：月給28万円保障＋歩合
正社員週６日：月給34万円保障＋歩合
準社員週５日６H勤：月給21万円保障＋歩合
パート：日12500円or時1500円、週１日３H～
昇給：年１回、正社員平均約5000円の月給ＵＰ
賞与：年２回、正社員平均年19万円（18年実績）
待遇：社保（厚・健・雇・労）、法定健康診断
有給休暇法定日数（取得率104％）産休育休有
マイカー業務使用（ＥＴＣ・給油カード貸与）
マ師18名中、勤務３年以上14名、女性８名在籍
来院施術なし、デイ併設せず、訪問施術に専念
歩合ではない為、収入安定、患者取り合いなし
新卒未経験者には研修２ヶ月で懇切丁寧に指導

南行徳もみのて整骨院・鍼灸院

千葉県市川市幸２－１－１Ｃ棟103号室
東西線・妙典・行徳駅よりバス５分幸二丁目下車０分
☎047－711－0377

募集：柔道整復師
給与：月給25万円以上（歩合による昇給あり）
時間：９～12時30分／15～20時　土曜９～15時
休日：日曜・祝日
年末年始・夏季休暇あり　時短勤務相談可
臨床歴35年以上の元セミナー講師スタッフ在籍。
高精度診断法・整体術・鍼灸術等の技術が学べます。
電話連絡の上、履歴書ご持参下さい。

愛光クリニック　整形外科内科

千葉市美浜区高洲３－14－７１F
ＪＲ京葉線・稲毛海岸駅徒歩２分
☎043－303－1008

柔整師、鍼灸師、マッサージ師
正社員　25万円～㋑時給1200円～
待遇　㋐全額支給
時間　９時～12時／15時～19時
休日　応相談　年末年始　お盆
　　　臨床経験少ない方でも親切
に御指導します。元気でやる気の
ある方は、まずはお電話下さい。

全国版
東京23区
東京23区以外
埼玉
千葉
神奈川
北海道・東北
北関東
甲信越・北陸
東海・近畿
中国・四国
九州・沖縄
海外

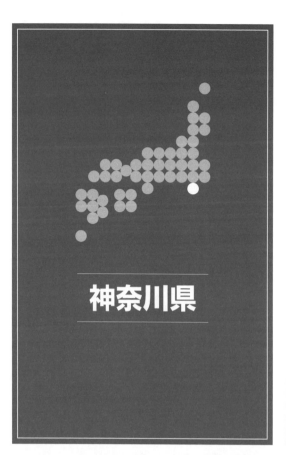

神奈川県

髙見整形外科

川崎市中原区今井南町21－35　ルミエール南Ⅱ１階
東横線武蔵小杉駅から徒歩３分
☎044－739－3511　hirotakami19@gmail.com

資格：マッサージ師、柔整師（学生可、男女歓迎）
　　　40歳以下の方も活躍中！
給与：21万円以上（応相談）
時間：８：30〜12：30、14：30〜18：30
休日：日曜祝祭日、木曜土曜午後、夏季、年末年始
待遇：賞与年２回、昇給年１回、社保完備
　　　有給休暇あり、交通費支給
電話連絡の上、履歴書をご持参ください。

匠整骨院

神奈川県相模原市緑区西橋本５－１－１
ラ・フロール４階　　最寄駅：橋本駅
☎042-772-9883　070-2186-4446　http://fukuju2016.com

○柔整師・鍼灸・指圧マッサージ師募集！○
給与：月給30万円以上（平均給与は43万円以上）
勤務：９時半〜20時又は14〜22時（休憩有・選択可）
　　　レセ残業等ありません。
休日：完全週休２日制　※３日間の場合は80％支給
待遇：雇用保険・交通費全給・車通勤ＯＫ
卒後臨床研修認定院です。受付も募集中！時給1110円
〜（20時以降1320円〜、日祭日1200円〜）学生可

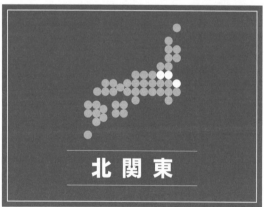

北 関 東

岳陽堂接骨院・鍼灸治療室
（がくようどう）

群馬県太田市藤阿久町432－５
http://www.gakuyoudou.com
☎0276－31－1148

資格：鍼灸師（柔整とのダブル免許優遇）
勤務地：群馬県太田市
時間：８：30〜20：30　休憩有
給与：20万円〜　昇給年１回　賞与年２回　諸手当
待遇：社保・厚生年金・労災・雇用保険・賠責保険
休日：日曜含む完全週休２日　夏期冬期ＧＷ　有給
自費の鍼治療の多い鍼灸接骨院です。鍼灸師が活躍で
きる職場です。詳しくはＨＰをご覧下さい。

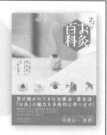

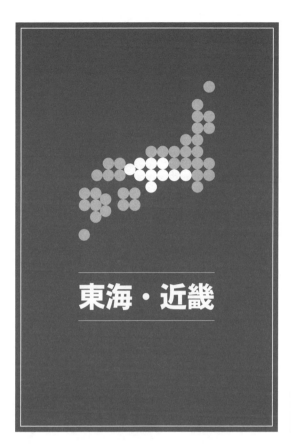

東海・近畿

温故療院

静岡県浜松市中区上島7－13－18
http://onkoryouin.jp
☎053－474－1302　担当：寺田

事業：治療院（施術管理者「実務経験」認定院）
　　　介護保険事業、プール
資格：鍼灸マッサージ師、鍼灸柔整師
給与：正社員　基本給23万円〜
手当：訪問手当（月1万〜2万）
　　　残業手当（月10時間以内）、通勤手当など
勤務：1日8時間・週40時間労働のシフト制
休日：週休2日（日曜日と他1日）
休暇：有給、リフレッシュ、年末年始など
業務：在宅リハビリマッサージ、治療室内の施術
　　　デイサービスの機能訓練指導員
応募：随時受付（郵送・電話・メール）
その他：社保完備、賠償責任保険加入、通勤困
　　　　難者賃貸補助制度、社用車貸与あり
メール：soumu-onko@onkoryouin.jp
職員数88名。3年〜5年当社で経験を積み、独
立開業している職員が多数います。また、会社
の一員として施術業務以外に、介護保険や経営・
管理業務など、経験と技術・知識を活かし新た
な場で活躍している職員も！

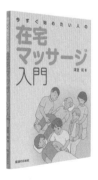
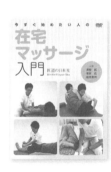
全国版
東京23区
東京23区以外
埼玉
千葉
神奈川
北海道・東北
北関東
甲信越・北陸
東海・近畿
中国・四国
九州・沖縄
海外

医道の日本 Job サーチは

鍼灸師・あん摩マッサージ指圧師・柔道整復師に特化した 求人サイト です。

スマホ対応

医道の日本 Job サーチ　　鍼灸師・あん摩マッサージ指圧師・柔道整復師などの求人情報サイト

| サイトマップ | Q&A |

毎月専門分野の求人特集をピックアップ！
在宅マッサージ
整形外科、他
特集掲載

掲載課金型
何人採用が決まっても
追加費用等
ありません

WEB検索上位表示
鍼灸師＋求人
マッサージ師＋求人
柔道整復師＋求人

🔄 Pick Up

クリニック特集
PICK UP！

医道の日本社はこれからも治療院・クリニックの採用活動をサポートいたします！

月刊医道の日本は本年7月号をもちまして定期刊行の休止をいたしますが、求人サイト「医道の日本 Job サーチ」にて今後も引き続き治療院・クリニックの採用活動をサポートしてまいります。

月刊誌求人広告では誌面スペースの関係上、文字数を調整いただいたり、特定の広告枠でしか画像を入れることができませんでしたが、「医道の日本 Job サーチ」では月刊誌求人欄よりも自由に、貴院の一押しポイントを表現していただけます。

また、料金プランはスタンダードな「WEBプラン」と上位の「Sプラン」の2種類をご用意。それぞれ14日間と28日間の期間がありますので、4通りのシンプルなプラン構成となっています。

さらに、メルマガ会員向けにゴールデンウィーク、夏季、年末年始など割引キャンペーンも定期的に開催しています。ぜひご活用ください！

医道の日本Jobサーチの特長

鍼灸師・あん摩マッサージ指圧師・柔道整復師に特化した求人サイトです。もちろんスマホにも対応！

長年にわたり鍼灸師・あん摩マッサージ師・柔道整復師などの国家資格保有者の求人を支援してきた当社サイトだからこそ、モチベーションの高い求職者が集まります。スマートフォンにも対応していますので、求職者は場所と時間を選ばずサイトをチェックしています。

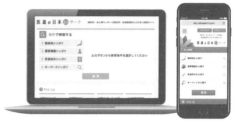

医道の日本Jobサーチの料金システムは、成果報酬型ではございません

当サイトの求人広告は掲載課金型です。
掲載時に何人採用が決まっても追加の費用などは一切かからないので、安心してご利用いただけます。
※成果報酬型では掲載コストは低い反面、採用決定時に内定者に支払う年収の10〜20%を支払うものが一般的です

掲載課金型
何人採用が決まっても追加費用等はありません

採用成果報酬＝0円

「鍼灸師 求人」「マッサージ師 求人」「柔道整復師 求人」という主要3ワードでいずれもWEB検索上位表示!!

「鍼灸師 求人」「マッサージ師 求人」「柔道整復師 求人」という主要3ワードでいずれもWEB検索上位表示をキープする施策を常に行っています。

検索上位表示

鍼灸師 + 求人	🔍
マッサージ師 + 求人	🔍
柔道整復師 + 求人	🔍

まずはサイトにアクセス・メルマガ会員登録をお願いします！
広告掲載料金・ご利用方法などお気軽にお問い合わせください。

http://www.ido-jobsearch.com/
医道の日本社 広告係
TEL：03-5718-3012　FAX：03-5718-3013

IDO NO NIPPON JOB SEARCH

◆医道の日本社図書◆取扱書店一覧

北海道

札幌市	三省堂書店札幌店	011-209-5600
	MARUZEN&ジュンク堂書店札幌店	011-223-1911
	紀伊國屋書店札幌本店	011-231-2131
	コーチャンフォー新川通り店	011-769-4000
小樽市	喜久屋書店小樽店	0134-31-7077
旭川市	ジュンク堂書店旭川店	0166-26-1120

青森県

青森市	戸田書店青森店	017-762-1815
弘前市	ジュンク堂書店弘前中三店	0172-34-3131
	紀伊國屋書店弘前店	0172-36-4511

岩手県

盛岡市	ジュンク堂書店盛岡店	019-601-6161

宮城県

仙台市	丸善仙台アエル店	022-264-0151
	アイエ書店	022-738-8670

秋田県

秋田市	ジュンク堂書店秋田店	018-884-1370

山形県

山形市	八文字屋本店	023-622-2150
	高陽堂書店	023-631-6001
	戸田書店山形店	023-682-3111
東田川郡	戸田書店三川店	0235-68-0015

福島県

郡山市	ジュンク堂書店郡山店	024-927-0440

茨城県

つくば市	ACADEMIAイーアスつくば店	029-868-7407

群馬県

前橋市	蔦屋書店前橋みなみモール店	027-210-0886
	紀伊國屋書店前橋店	027-220-1830
	戸田書店前橋本店	027-223-9011
	廣川書店前橋店	027-231-3077
高崎市	廣川書店高崎店	0273-22-4804
	戸田書店高崎店	027-363-5110
藤岡市	戸田書店藤岡店	0274-22-2469

埼玉県

さいたま市	紀伊國屋書店さいたま新都心店	048-600-0830
	三省堂書店大宮店	048-646-2600
	ブックデポ書楽	048-852-6581
	紀伊國屋書店浦和パルコ店	048-871-2760
熊谷市	戸田書店熊谷店	048-599-3232

千葉県

千葉市	志学書店	043-224-7111
	三省堂書店そごう千葉店	043-245-8331
流山市	紀伊國屋書店流山おおたかの森店	04-7156-6111
柏市	ジュンク堂書店柏モディ店	04-7168-0215
船橋市	ジュンク堂書店南船橋店	047-401-0330
習志野市	丸善津田沼店	047-470-8313
印西市	宮脇書店印西牧の原店	0476-40-6325

東京都

千代田区	三省堂書店神保町本店	03-3233-3312
	三景書店	03-3252-2149
	いざわ書林	03-3261-3311
	亜東書店	03-3291-9731
	新樹社書林	03-3293-5691
	東方書店	03-3294-1001
	燎原書店	03-3294-3445
	書泉グランデ	03-3295-0011
	丸善お茶の水店	03-3295-5581
	丸善丸の内本店	03-5288-8881
中央区	八重洲ブックセンター	03-3281-8203
	丸善日本橋店	03-6214-2001
中野区	ブックファースト中野店	03-3319-5161
新宿区	紀伊國屋書店新宿本店	03-3354-0131
	ブックファースト新宿店	03-5339-7611
江東区	紀伊國屋書店ららぽーと豊洲店	03-3533-4361
大田区	東邦稲垣書店	03-3766-0068
品川区	医学堂書店	03-3783-9774
文京区	文光堂書店本郷店	03-3815-3521
豊島区	たにぐち書店	03-3980-5536
	ジュンク堂書店池袋本店	03-5956-6111
渋谷区	MARUZEN&ジュンク堂書店渋谷店	03-5456-2111
武蔵野市	ジュンク堂書店吉祥寺店	0422-28-5333
国分寺市	紀伊國屋書店国分寺店	042-325-3991
多摩市	丸善多摩センター店	042-355-3220
立川市	ジュンク堂書店立川高島屋店	042-512-9910
	オリオン書房ノルテ店	042-522-1231

神奈川県

横浜市	有隣堂伊勢佐木町本店	045-261-1231
	有隣堂横浜駅西口店	045-311-6265
	紀伊國屋書店横浜店	045-450-5901
	ACADEMIA港北店	045-914-3320
	紀伊國屋書店ららぽーと横浜店	045-938-4481
	ブックファースト青葉台店	045-989-1781
川崎市	丸善ラゾーナ川崎店	044-520-1869
厚木市	有隣堂厚木店	046-223-4111
藤沢市	ジュンク堂書店藤沢店	0466-52-1211

新潟県

新潟市	考古堂書店	025-229-4050
	紀伊國屋書店新潟店	025-241-5281
	戸田書店新潟南店	025-257-1911
	ジュンク堂書店新潟店	025-374-4411
長岡市	戸田書店長岡店	0258-22-5911

富山県

富山市	紀伊國屋書店富山店	076-491-7031
	BOOKSなかだ掛尾本店	076-492-1197

山梨県

甲府市	ジュンク堂書店岡島甲府店	055-231-0606
中巨摩郡	明倫堂書店甲府店	055-274-4331
中央市	戸田書店山梨中央店	055-278-6811

長野県

松本市	丸善松本店	0263-31-8171

岐阜県

岐阜市	郁文堂支店	058-246-1722
	丸善岐阜店	058-297-7008

静岡県

静岡市	MARUZEN&ジュンク堂書店新静岡店	054-275-2777
浜松市	ガリバー浜松店	053-433-6632

掛川市	戸田書店掛川西郷店	0537-62-6777

愛知県		
名古屋市	丸善名古屋本店	052-238-0320
	ジュンク堂書店ロフト名古屋店	052-249-5592
	大竹書店	052-262-3828
	三省堂書店名古屋本店	052-566-6801
	ジュンク堂書店名古屋店	052-589-6321
西春日井郡	紀伊國屋書店名古屋空港店	0568-39-3851

滋賀県		
草津市	ジュンク堂書店滋賀草津店	0568-39-3851

京都府		
京都市	丸善京都本店	075-253-1599
	アバンティブックセンター京都店	075-671-8987
	大垣書店イオンモールKYOTO店	075-692-3331
	ガリバー京都店	075-751-7151

大阪府		
大阪市	ジュンク堂書店大阪本店	06-4799-1090
	MARUZEN&ジュンク堂書店梅田店	06-6292-7383
	紀伊國屋書店グランフロント大阪店	06-6315-8970
	紀伊國屋書店梅田本店	06-6372-5821
	ジュンク堂書店近鉄あべのハルカス店	06-6626-2151
	ジュンク堂書店難波店	06-6635-5330
	旭屋書店なんばCITY店	06-6644-2551
東大阪市	ヒバリヤ書店本店	06-6722-1121
堺市	紀伊國屋書店泉北店	072-292-1631
高槻市	紀伊國屋書店高槻店	072-686-1195
	ジュンク堂書店高槻店	072-686-5300

兵庫県		
神戸市	ジュンク堂書店三宮駅前店	078-252-0777
	ジュンク堂書店三宮店	078-392-1001
	神陵文庫本店	078-511-5551
	紀伊國屋書店西神店	078-990-3573
姫路市	ジュンク堂書店姫路店	0792-21-8280

奈良県		
奈良市	ジュンク堂書店奈良店	0742-36-0801
橿原市	奈良栗田書店	0744-22-8657

和歌山県		
和歌山市	宮脇書店ロイネット和歌山店	073-402-1472

岡山県		
岡山市	神陵文庫岡山営業所	086-223-8387
	泰山堂書店鹿田本店	086-226-3211
	丸善岡山シンフォニービル店	086-233-4640
倉敷市	喜久屋書店倉敷店	086-430-5450

広島県		
広島市	紀伊國屋書店広島店	082-225-3232
	神陵文庫広島営業所	082-232-6007
	井上書店	082-254-5252
	丸善広島店	082-504-6210
	ジュンク堂書店広島駅前店	082-568-3000
安芸郡	フタバ図書TERA広島府中店	082-561-0770

山口県		
宇部市	井上書店宇部店	0836-34-3424

徳島県		
徳島市	紀伊國屋書店徳島店	088-602-1611
	久米書店	088-623-1334
	久米書店医大前	088-632-2663

香川県		
高松市	宮脇書店総本店	087-823-3152
	ジュンク堂書店高松店	087-832-0170
	宮脇書店本店	087-851-3733
丸亀市	紀伊國屋書店丸亀店	0877-58-2511

愛媛県		
松山市	ジュンク堂書店松山店	089-915-0075
	新丸三書店	089-955-7381

福岡県		
福岡市	紀伊國屋書店福岡本店	092-434-3100
	九州神陵文庫本社	092-641-5555
	紀伊國屋書店ゆめタウン博多店	092-643-6721
	ジュンク堂書店福岡店	092-738-3322
	丸善博多店	092-738-3322
北九州市	井上書店小倉店	093-533-5005
久留米市	紀伊國屋書店久留米店	0942-45-7170

佐賀県		
佐賀市	紀伊國屋書店佐賀店	0952-36-8171

長崎県		
長崎市	紀伊國屋書店長崎店	095-811-4919

熊本県		
熊本市	紀伊國屋書店熊本はません店	096-377-1330
菊池郡	紀伊國屋書店熊本光の森店	096-233-1700

大分県		
大分市	紀伊國屋書店アミュプラザおおいた店	097-515-5050
	ジュンク堂書店大分店	097-536-8181
	紀伊國屋書店大分店	097-552-6100

宮崎県		
宮崎市	蔦屋書店宮崎高千穂通り店	0985-61-6711

鹿児島県		
鹿児島市	ジュンク堂書店鹿児島店	099-239-1221
	ブックスミスミオプシアミスミ店	099-813-7012

沖縄県		
那覇市	ジュンク堂書店那覇店	098-860-7175
豊見城市	戸田書店豊見城店	098-852-2511
中頭郡	琉球光和考文堂メディカルブックセンター	098-945-5050

ご希望の本が店頭にない場合は書店にご注文下さい。

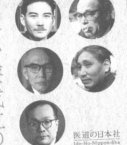
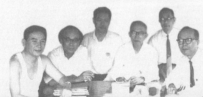

ＦＡＸ番号
046-865-2707

● FAXによるご注文は、裏面に送付先をご記入ください。

● 受注の間違いを防ぐために、ハガキの投函や２回の送信など重複したご注文はお避けください。

┌ハガキでのご注文はここから切り取ってご使用ください。

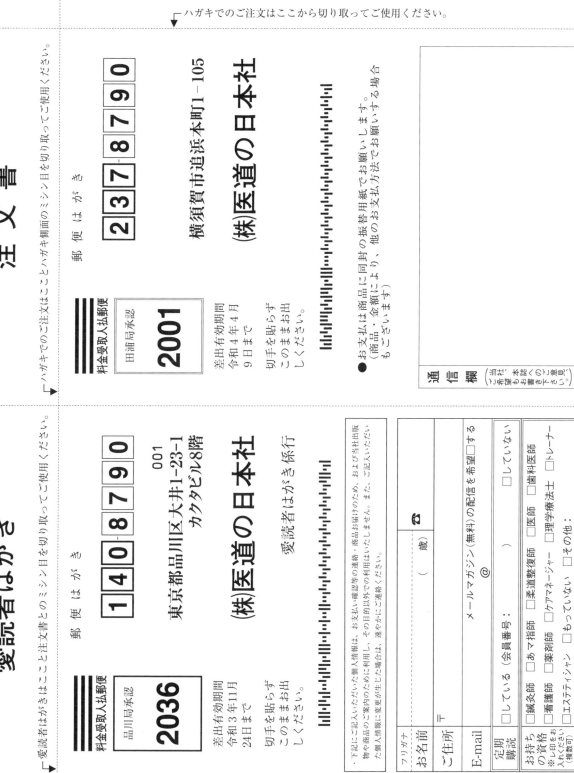

注文書

┌ハガキでのご注文はこことと注文書とのハガキ側面のミシン目を切り取ってご使用ください。

郵便はがき

２３７−８７９０

横須賀市追浜本町1−105

(株)医道の日本社

料金受取人払郵便

田浦局承認

2001

差出有効期間
令和4年4月
9日まで

切手を貼らず
そのままお出
しください。

● お支払は商品に同封の振替用紙でお願いします。(商品・金額により、他のお支払方法でお願いする場合もございます)

通信欄
（ご当社「本誌へのご希望」も「お書くのご意見」もお書き下さい。）

愛読者はがき

┌愛読者はがきはこことと注文書とのミシン目を切り取ってご使用ください。

郵便はがき

１４０−８７９０

001

東京都品川区大井1−23−1
カクタビル8階

(株)医道の日本社

愛読者はがき係行

料金受取人払郵便

品川局承認

2036

差出有効期間
令和3年11月
24日まで

切手を貼らず
そのままお出
しください。

・下記にご記入いただいた個人情報は、お支払い確認等の連絡・商品お届けのため、おまび当社出版物や商品のご案内のために利用し、その目的以外での利用はいたしません。また、ご記入いただいた個人情報に変更が生じた場合は、速やかにご連絡ください。

フリガナ	
お名前	（　　歳）
ご住所	〒
	☎
E-mail	＠
	メールマガジン（無料）の配信を希望 □する　□していない
定期購読	□している（会員番号：　　　）　□もっていない
お持ちの資格（差し支えなければお入れください）（複数可）	□鍼灸師　□あマ指師　□医師　□柔道整復師　□歯科医師 □看護師　□薬剤師　□ケアマネージャー　□理学療法士　□トレーナー □エステティシャン　□もっていない　□その他：

資格欄は以前にお答え頂いている場合は未記入でも結構です。

FAXでのご注文（医道の日本社行　FAX 046-865-2707）

● FAXでのご注文は、下のミシン目を切り離さず、側面のミシン目とアンケートとのミシン目を切り離してご使用ください。

〈通信欄〉

注　文　書

年　　月　　日

商品コード	品　名	サイズ	数量	金　額
				千　　　　　円
合　計				

フリガナ

お名前

ご住所　〒　　　－

☎　　　　　　　　FAX

※お電話番号は必ずご記入ください。

E-mail　　　　　　　　　　　　　　　　　　　　　　@

メールマガジン（無料）の配信を希望□する

お持ちの資格
※し印をお入れください（複数可）

□鍼灸師　□あマ指師　□柔道整復師　□医師　□歯科医師
□看護師　□薬剤師　□ケアマネジャー　□理学療法士　□トレーナー
□エステティシャン　□もっていない　□その他：

※資格欄は以前にお答え頂いている場合は未記入で結構です。

● アンケートにご協力ください。
（5月号で面白かった記事の名前をご記入ください※5つまで。プレゼント希望の場合は□に✓印をつけて下さい。）
プレゼントを希望する⇒□

■新型コロナウイルス感染症の影響についてお答えください。
1-1. 患者数は変化しましたか。
　①増加した　②減少した　③変化ない
1-2. 1-1で②を選んだ方は、その人数と時期を教えてください。（開業している地域で緊急事態宣言が出ている方へ）治療院

2-1.（開業している方へ）治療院を休業しましたか。
　①休業した　②休業していない　③休業を検討中
2-2. 2-1で②を選んだ方は、その時期と理由を教えてください。

3-1. 新型コロナウイルス感染症について、患者へどのような対応をしていますか。
　①特にしていない　②セルフケアを勧めている　③その他
3-2. 3-1で②③を選んだ方は、その内容を教えてください。

4. 消毒剤、マスクなどの衛生備品はどのように調達していますか。
　①県薬会から　②近隣のドラッグストアなど　③インターネット
　④そのほか

5. 新型コロナウイルス感染症に関する情報はどこで確認していますか。

6. あなたが考えるこの新型コロナウイルス感染症の東洋医学的な証と対策を教えてください。

※回答を匿名にて誌面掲載、追加取材などさせていただく場合があります。

2020.5

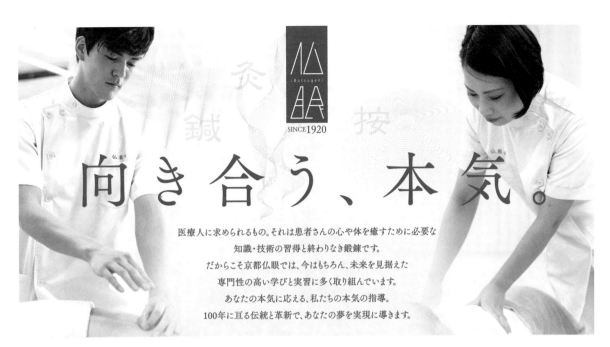

向き合う、本気。

医療人に求められるもの。それは患者さんの心や体を癒すために必要な
知識・技術の習得と終わりなき鍛錬です。
だからこそ京都仏眼では、今はもちろん、未来を見据えた
専門性の高い学びと実習に多く取り組んでいます。
あなたの本気に応える、私たちの本気の指導。
100年に亘る伝統と革新で、あなたの夢を実現に導きます。

新卒も、セカンドキャリアも、スキルアップにも、

全ての人と、本気で向き合う京都仏眼。

京都仏眼はこんな方々に選ばれています。

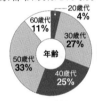

年齢
- 20歳代 4%
- 30歳代 27%
- 40歳代 25%
- 50歳代 33%
- 60歳代 11%

社会人経験
- 経験なし 4%
- 経験あり 87%

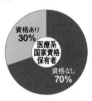

医療系国家資格保有者
- 資格あり 30%
- 資格なし 70%

充実の**臨床実習** 他校に比べて授業の単位数 **2.5倍以上**

資格取得率90%超

安心の**就職サポート&開業アドバイス**

奨学金をはじめとした学費支援

取得したい医療技術を自分に合った時間で学べる4学科。

3種類の資格を取得し、総合的な治療を行う医療人をめざす。	手当てのぬくもりにより、心まで癒せる医療人に。
本 科 あマ指 鍼 灸 昼間部 3年制	**選 科** あマ指 夜間部 3年制
人体のツボ（経穴）を知り尽す、深い学びの3年間。	効率的に、より実践的に鍼灸を学び、医療人としての道をめざす。
第1鍼灸科 鍼 灸 昼間部 3年制	**第2鍼灸科** 鍼 灸 夜間部 3年制

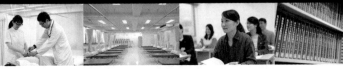

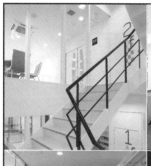
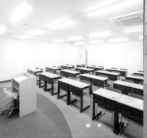
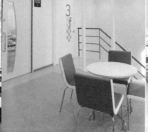
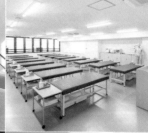
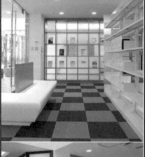
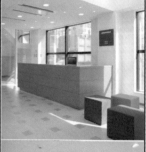
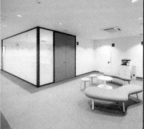
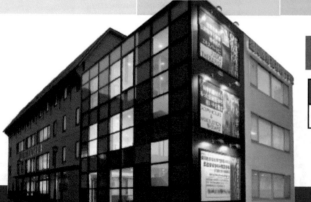

「ゲンキ」をつくる仕事

1957 年創立の本校には 6000 名を超える卒業生がいます。
体験入学では臨床家や指導者としてご活躍中の先生方をお迎えし、「本物の技と心」を伝えていただきます。「はり」「灸」の治療体験、施設見学、個別相談会も行いますので、この機会にぜひお越しください。

願書受付中！！

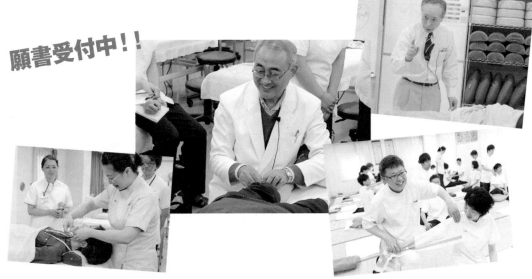

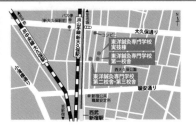

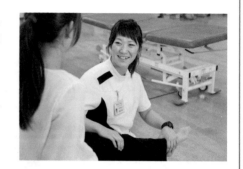

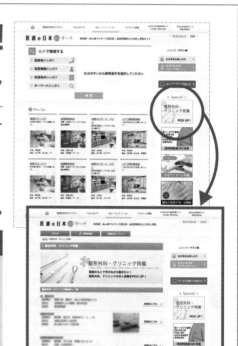

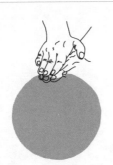
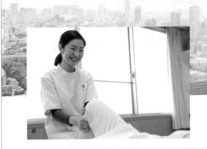
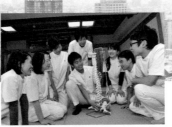
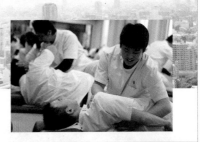

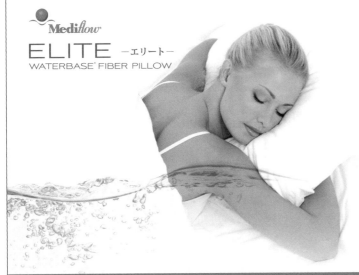
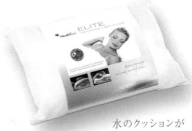

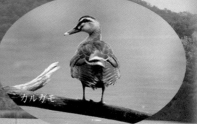
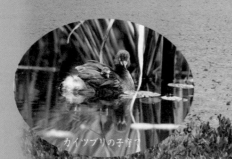

ユニコディスポ鍼

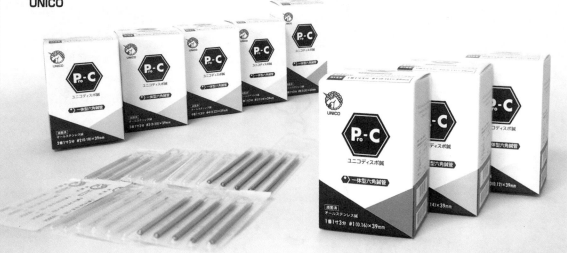

■製品の特長

鍼管と鍼柄は片手で簡単に取り外せます。

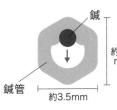

一体型六角鍼管は、鍼管内側に鍼を固定。クサビがないのでゴミが出ません。

約3.8mm
約3.5mm
鍼
鍼管

持ちやすい六角鍼管。

- ●指先にフィットする形
- ●転がりにくい
- ●皮膚との接触面は丸く加工済

鍼体と鍼柄はステンレス製。

材質を同じにすることで運鍼時の繊細な感覚が術者の指に正確に伝わります。
また、灸頭鍼としてもご利用いただけます。

鍼先は刺入しやすく痛みが少ない松葉型。

挿入のしやすさ、患者様の切皮痛の軽減を考えた結果、松葉形に近い、なだらかなカーブ（30〜35度）をユニコ鍼の基準にしております。

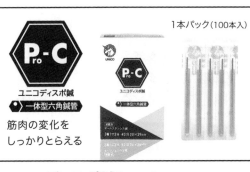

筋肉の変化をしっかりとらえる

刺入抵抗が少ない、なめらか刺入タイプ

ユニコディスポ鍼Pro-C

- ●鍼柄：材質 ステンレス　長さ20mm 直径1.2mm
- ●鍼体：材質 ステンレス
- ●鍼管：六角鍼管
- ●入数：1本パック（100本入）
- 希望小売価格 ¥1,000（税別）

ユニコディスポ鍼 S-C

- ●鍼柄：材質 ステンレス　長さ20mm 直径1.2mm
- ●鍼体：材質 ステンレス（コーティング加工）
- ●鍼管：六角鍼管
- ●入数：1本パック（100本入）
- 希望小売価格 ¥1,000（税別）

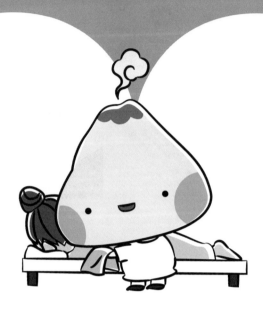

Clap for Carers

すべての 医療従事者 に 感謝 と エール を おくります

院内掲示用ポスター
ご活用ください！

院内に掲示するお灸や鍼のポスターを、ご希望の
先生方に差し上げております。

詳細は弊社公式ホームページにて
ご確認ください。

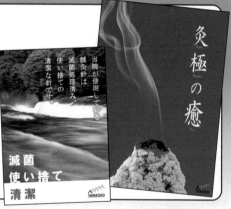

滅菌
使い捨て
清潔

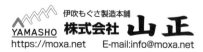

伊吹もぐさ製造本舗 **株式会社 山正**
YAMASHO
https://moxa.net　　E-mail:info@moxa.net

本　社　〒526-0244 滋賀県長浜市内保町 238 番地 2
　　　　TEL 0749-74-0330 (代)　FAX 0749-74-0466
東京営業所　〒180-0004 東京都武蔵野市吉祥寺本町 1-20-1 吉祥寺永谷シティプラザ 917 号室
　　　　TEL 0422-23-7881　　　FAX 0422-23-7882

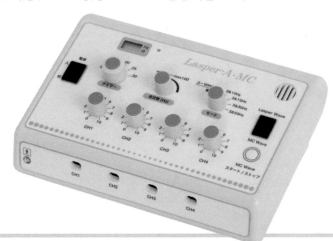

NEW ARRIVAL 2020 新商品情報

CIANA

CIANA THUMB SAVER

母指（サム）の救世主
指の負荷にお悩みの方に

CIANA サムセーバー `通年割引`

商品コード **IJA-634**

本体価格（税別）
2,400円 ⇒ **1,920円** `20%OFF`

製造国：中国　材質：ABS　サイズ；長さ14cm×幅4cm
重さ：100g
※オイルがついたら、石鹸、水、またはアルコールで洗浄します

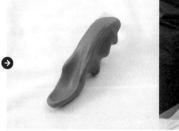
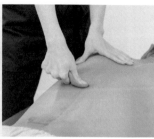

CIANA CLAY PACK

「温める」と「冷やす」
どちらも使える
自然の粘土で作られた
再利用可能なパック

CIANA クレイパック `通年割引`

商品コード **IJA-636** CIANA クレイパック　ホット＆クール Mサイズ
本体価格（税別）
2,400円 ⇒ **1,920円** `20%OFF`

商品コード **IJA-637** CIANA クレイパック　ホット＆クール Lサイズ
本体価格（税別）
3,000円 ⇒ **2,400円** `20%OFF`

商品コード **IJA-638** CIANA クレイパック　ホット＆クール 2Lサイズ
本体価格（税別）
4,200円 ⇒ **3,360円** `20%OFF`

商品コード **IJA-639** CIANA クレイパック　ホット＆クール 首、肩用
本体価格（税別）
3,000円 ⇒ **2,400円** `20%OFF`

M（25×12.5cm）320g　L（30×18cm）700g
2L（35×27.8cm）1700g　首・肩（58×15cm）850g
カバー素材：PVC、ポリエステル　内部素材：ナチュラルクレイ　製造国：中国

FACE DISPOSABLE COVER

ローコストハイクオリティで
衛生的なおもてなしを実現

CIANA フェイスディスポカバー
1000枚（1パック100枚入り、10パック） `通年割引`

商品コード **IJA-635**

本体価格（税別）
10,000円 ⇒ **8,000円** `20%OFF`

大きさ：30×41cm　厚さ：50g/㎡
箱サイズ：42×31×44 cm　製造国：中国

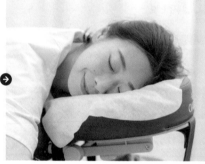
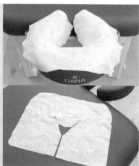

SILICONE CUPPING

ワンタッチでぴったり密着・
しっかり吸引
シンプルな操作法とデザインの
カッピングシリーズ

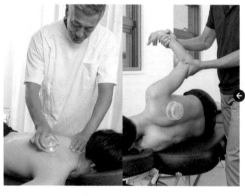

CIANA シリコーンカッピング　4個入 `通年割引`

商品コード **IJA-640** XS（接触側内径3cm）
本体価格（税別）
2,000円 ⇒ **1,600円** `20%OFF`

商品コード **IJA-641** S（接触側内径4cm）
本体価格（税別）
3,000円 ⇒ **2,400円** `20%OFF`

商品コード **IJA-642** M（接触側内径5cm）
本体価格（税別）
4,200円 ⇒ **3,360円** `20%OFF`

商品コード **IJA-643** L（接触側内径7cm）
本体価格（税別）
10,000円 ⇒ **8,000円** `20%OFF`

製造国：中国　材質：シリコーン

CIANA オフィシャルホームページ
http://ciana.jp/

CIANA Instagram
http://www.instagram.com/ciana_bodywork/

お問い合わせ ☎ 0120-2161-02
ネットショッピング http://www.ido-netshopping.com/

FAX受注受付 046-865-2707

WEBでの販売価格は、カタログ掲載の割引販売価格と異なる商品もございます。

CIANA

(株)医道の日本社オリジナルブランド

CIANAに、アロマオイルが新登場!!

日本アロマ環境協会認定の

100%ピュアエッセンシャルオイルです。

サロン、治療院、ご自宅で心と体をリラックス。

至福の時間をご体験下さい。

100%ピュアエッセンシャルオイル

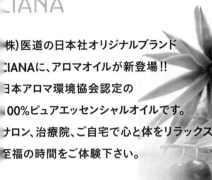

※画像はイメージです

容量：10ml
原産国：イタリア

商品名：ベルガモット
商品コード：IBB-100
価格（税抜）：2,570円

ビターな柑橘系の香り。大人のシトラスオイル。爽やかな香り。

容量：10ml
原産国：フランス

商品名：グレープフルーツホワイト
商品コード：IBB-101
価格（税抜）：1,540円

さっぱりとした爽やかな香り。気分をリフレッシュしてくれます。

容量：10ml
原産国：イタリア

商品名：レモン　コールドプレスト
商品コード：IBB-102
価格（税抜）：1,540円

柑橘系ベーシックな精油。フレッシュな搾りたてのレモンの香り。

容量：10ml
原産国：オーストラリア

商品名：スイートオレンジ
商品コード：IBB-103
価格（税抜）：1,540円

人気が非常に高い精油。甘く爽やかなジューシーな香りです。

容量：10ml
原産国：中国

商品名：ペパーミントアヴェンシス
商品コード：IBB-104
価格（税抜）：1,540円

薄荷種（ハッカ）です。抗菌、抗細菌作用に優れ清々しい爽さっぱりした香り。

容量：10ml
原産国：フランス

商品名：ローズゼラニウム
商品コード：IBB-105
価格（税抜）：2,570円

とても人気が高い精油。甘く上品な香りは多くの女性を魅了します。

容量：10ml
原産国：スペイン

商品名：ローズマリー
商品コード：IBB-106
価格（税抜）：1,540円

幅広い効用があり温かみのあるハーブの香り。

容量：10ml
原産国：ブラジル

商品名：ローズウッド
商品コード：IBB-107
価格（税抜）：2,570円

非常に人気の高い精油。甘く、ウッディーでとてもよい香り。

容量：5ml
原産国：インド

商品名：ジャスミンアブソリュート
商品コード：IBB-108
価格（税抜）：18,510円

濃厚で甘い上品なフローラルな香り。感情のバランスをとってくれます。

容量：5ml
原産国：オーストラリア

商品名：サンダルウッド
商品コード：IBB-109
価格（税抜）：6,170円

生命の根幹から香るような、ビャクダンの材を用いたスパイシーな精油。

容量：10ml
原産国：オーストラリア

商品名：ティートゥリー
商品コード：IBB-110
価格（税抜）：2,570円

自然の恵みを感じる、透き通る渋みと甘さが特徴。抗菌作用があります。

容量：10ml
原産国：フランス

商品名：イランイラン（1st Grade）
商品コード：IBB-111
価格（税抜）：4,110円

エキゾチックな甘いフローラルな香り。

容量：5ml
原産国：イタリア

商品名：ネロリ
商品コード：IBB-112
価格（税抜）：13,800円

大変希少な精油です。高貴な華々しさとほろ苦さを併せ持っています。

容量：10ml
原産国：中国

商品名：ユーカリ　グロブルス
商品コード：IBB-113
価格（税抜）：1,540円

シトラス調でフローラル。フレッシュな香りが強く人気があります。

容量：10ml
原産国：フランス

商品名：ラベンダー
商品コード：IBB-114
価格（税抜）：2,570円

古くから愛されるハーブの代表。ハーブの香りの最も人気が高い精油。

医道の日本社
オリジナルブレンド
眠りブレンド
容量：10ml

商品名：NEMURI BREND
商品コード：IBB-115
価格（税抜）：2,570円

ラベンダー、マジョラム、ベルガモット、クラリセージ、ローズアブソリュート。

医道の日本社
オリジナルブレンド
麗しブレンド
容量：10ml

商品名：URUWASHI BREND
商品コード：IBB-116
価格（税抜）：2,570円

ラベンダー、マンダリン、ローズゼラニウム、フランキンセンス、ネロリ。

17本
set

医道の日本社
アロマ17本セット
容量：5ml～10ml

商品名：AROMA SET
商品コード：IBB-130
価格（税抜）：69,820円

弊社のオリジナルオイル含め全ての精油17種類のセット。

配合主な成分

 ホホバ種子油
 アーモンド油
 ヒマワリ種子油

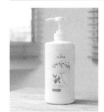

商品名：CIANAベーシックマッサージオイル
商品コード：IOE-3007
価格（税抜）：5,700円

安心の国産原料なのに低価格。
精油を混ぜて使えるキャリアオイル

容量：1L
国産

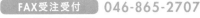

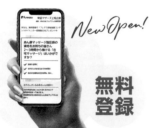
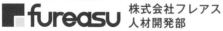